U0384210

正畸治疗中的临时支抗装置

Temporary Anchorage Devices in Orthodontics

第2版

正畸治疗中的临时支抗装置

Temporary Anchorage Devices in Orthodontics

第2版

（美）罗维尔·南达（Ravindra Nanda）
（美）弗拉维奥·乌里韦（Flavio Uribe） 编著
（美）萨米特·亚达夫（Sumit Yadav）

金作林 主审

孟 勇 蔡 川 杨 楠 许一起 主译

北方联合出版传媒（集团）股份有限公司

辽宁科学技术出版社

沈 阳

图文编辑

杨　帆　刘　娜　张　浩　刘玉卿　肖　艳

图书在版编目（CIP）数据

正畸治疗中的临时支抗装置 /（美）罗维尔·南达
（Ravindra Nanda），（美）弗拉维奥·乌里韦（Flavio
Uribe），（美）萨米特·亚达夫（Sumit Yadav）编著；孟勇
等主译. —2版. —沈阳：辽宁科学技术出版社，2022.1
　　ISBN 978-7-5591-2123-3

　　Ⅰ.①正…　Ⅱ.①罗…②弗…③萨…④孟…　Ⅲ.①口
腔正畸学　Ⅳ.①R783.5

中国版本图书馆CIP数据核字（2021）第128236号

出版发行：辽宁科学技术出版社
　　　　　（地址：沈阳市和平区十一纬路25号　邮编：110003）
印 刷 者：凸版艺彩（东莞）印刷有限公司
经 销 者：各地新华书店
幅面尺寸：210mm×285mm
印　　张：21
插　　页：5
字　　数：420千字
出版时间：2022年1月第1版
印刷时间：2022年1月第1次印刷
策划编辑：陈　刚
责任编辑：金　烁　殷　欣　苏　阳
封面设计：袁　舒
版式设计：袁　舒
责任校对：李　霞

书　　号：ISBN 978-7-5591-2123-3
定　　价：398.00元

投稿热线：024-23280336
邮购热线：024-23280336
E-mail:cyclonechen@126.com
http://www.lnkj.com.cn

ELSEVIER

Elsevier (Singapore) Pte Ltd.

3 Killiney Road, #08–01 Winsland House I, Singapore 239519

Tel: (65) 6349–0200; Fax: (65) 6733–1817

TEMPORARY ANCHORAGE DEVICES IN ORTHODONTICS, 2E

Copyright © 2021 Elsevier. All rights reserved.

First edition 2009

ISBN: 97803236093333

This Translation of TEMPORARY ANCHORAGE DEVICES IN ORTHODONTICS, 2E by Ravindra Nanda, Flavio Uribe and Sumit Yadav was undertaken by Liaoning Science and Technology Publishing House Ltd and is published by arrangement with Elsevier (Singapore) Pte Ltd.

TEMPORARY ANCHORAGE DEVICES IN ORTHODONTICS, 2E by Ravindra Nanda, Flavio Uribe and Sumit Yadav由辽宁科学技术出版社进行翻译，根据辽宁科学技术出版社与爱思唯尔（新加坡）私人有限公司的协议约定出版。

正畸治疗中的临时支抗装置（第2版）（孟勇 蔡川 杨楠 许一起 主译）

ISBN：9787559121233

Copyright © 2021 by Elsevier (Singapore) Pte Ltd. and Liaoning Science and Technology Publishing House Ltd.

All rights reserved. No part of this publication may be reproduced or transmitted in any form or by any means, electronic or mechanical, including photocopying, recording, or any information storage and retrieval system, without permission in writing from Elsevier (Singapore) Pte Ltd. and Liaoning Science and Technology Publishing House Ltd.

注 意

本译本由Elsevier (Singapore) Pte Ltd.和辽宁科学技术出版社完成。相关从业及研究人员必须凭借其自身经验和知识对文中描述的信息数据、方法策略、搭配组合、实验操作进行评估和使用。由于医学科学发展迅速，临床诊断和给药剂量尤其需要经过独立验证。在法律允许的最大范围内，爱思唯尔、译文的原文作者、原文编辑及原文内容提供者均不对译文或因产品责任、疏忽或其他操作造成的人身及/或财产伤害及/或损失承担责任，亦不对由于使用文中提到的方法、产品、说明或思想而导致的人身及/或财产伤害及/或损失承担责任。

Printed in China by Liaoning Science and Technology Publishing House Ltd under special arrangement with Elsevier (Singapore) Pte Ltd. This edition is authorized for sale in the People's Republic of China only, excluding Hong Kong SAR, Macau SAR and Taiwan. Unauthorized export of this edition is a violation of the contract.

著作权登记号：06–2021年第06–2020–155号

前言 Preface

随着临时支抗装置（TAD）的出现，正畸学在2000年进入了新时代。过去只能通过正颌手术来纠正的错殆畸形，现在可以通过在正畸治疗中植入微种植体和微钛板来实现，且更加经济有效。临床医生很快对这种新方法产生了兴趣，并且骨支抗的精确使用开始成形。《正畸治疗中的临时支抗装置》（第1版），是在骨支抗出现早期编写的，这是一本非常及时的书，介绍了这种新方法的很多方面。第1版书的章节中描述了微钛板和微种植体的使用，重点描述了上下颌多个植入位置，以及大量的微种植体系统和装置，也详细阐述了新型骨支抗装置所涉及的生物力学机制，并通过大量的病例报告说明这种新方法提高了纠正复杂错殆畸形和改善微笑美学的可能性。

第1版出版至今已有10多年，这项技术与矫治器已经发生了显著的改进。在第2版中，我们想通过骨支抗开发早期就耕耘在该领域前沿的多位研究者的工作，突出体现该领域最新进展。这一版的第一部分回顾了生物学及钛和骨组织的相互作用，以及使用骨支抗的基本生物力学机制，深度剖析了微种植体支抗在间隙关闭、远中移动、腭侧磨牙整体控制装置中的应用。在本书后半部分，通过多位作者展示的高难度病例体现了微钛板和颊牙槽嵴微种植体的多样化应用。最后，一一阐述了骨支抗对前后向和矢状向问题的管理，例如Ⅲ类错殆的治疗、第二磨牙的前移、前牙开殆和多学科联合治疗中TAD的力学优点。

在第2版中非常令人感兴趣的骨支抗的进展，是三维（3D）技术整合应用于微种植体的植入与TAD支持式矫治器的制造。随着3D打印技术的发展，现在可以加工出精确的腭侧矫治器，如本书描述的MAPA矫治器。总体上，这项新技术引领了一个趋势，3D打印的应用使微种植体的植入和力学效应的传递在一次复诊中能够以非常精确与可预测的方式得以实现。另一个新的令人感兴趣的方向是透明矫治器与骨支抗的结合。透明矫治器正日益成为更多成人的选择，本书描述了透明矫治器与TAD协同应用，治疗那些要求隐形矫治的、更加复杂的错殆畸形患者。

感谢所有投入时间和精力以增加我们在骨支抗领域知识的贡献者。我们也感谢许多个人的贡献，他们不是这本书的参编者，但他们出版的学术著作影响了我们所有人。我们希望读者会喜欢本书，并且书中展示的骨支抗的各种使用方法将有助于高效治疗患者。

Ravindra Nanda

Flavio Uribe

Sumit Yadav

Farmington, Connecticut, USA

中文版序 Foreword

多年来，正畸微种植体支抗技术广泛应用于正畸疑难病例，不仅扩大了正畸适应证，也产生了良好的矫治效果。对于微种植体支抗的研究与应用从未间断，Ravindra Nanda教授等编著的《正畸治疗中的临时支抗装置》对种植支抗技术进行了详细的阐述，包括种植支抗的生物力学机制及其在正畸中的应用，目前出版的第2版，内容更加深入翔实，例如微种植体支抗在三维（3D）方向错𬌗畸形的多样化应用以及微种植体支抗与隐形矫治器的联合应用等。

本书的翻译工作由多位第四军医大学（现空军军医大学）毕业的正畸专业博士共同完成，他们均具有10年以上正畸临床经历，既有较为厚实的正畸理论基础又积累了丰富的正畸临床经验。著作的翻译既忠实于原著又符合中文阅读习惯，将当今世界正畸微种植体支抗领域最新理念、最新技术和生物力学原理客观、准确地呈现给广大口腔正畸临床工作者。

主译孟勇博士是我校优秀的博士研究生，在校培养期间努力钻研正畸专业理论，不断提升临床矫治技术，毕业后始终没有放松对正畸业务水平的自我提升和高标准要求，凭着对正畸专业和矫治技术的满腔热情，积极探索正畸新技术、新领域，并结合临床实际勇于创新，已经获得了多项正畸专利成果。

本书汇集了正畸种植支抗领域的多位国外权威专家，详细介绍了微种植体支抗在正畸中的前沿应用和最新进展，相信一定能为国内正畸种植支抗技术的广泛应用提供与时俱进的帮助和指导。

中华口腔医学会正畸专业委员会主任委员
空军军医大学正畸科主任、教授、博士生导师

译者前言 Preface

正畸微种植体支抗技术问世后，以微创高效的方式，简化了复杂错𬌗畸形的治疗，进而在正畸领域广泛应用。在微种植体支抗辅助正畸技术快速发展的背景下，美国康涅狄格大学正畸系主任Ravindra Nanda教授于2009年出版了《正畸治疗中的临时支抗装置》一书。自第1版发行以来已有10多年的时间，在此期间，世界正畸临时支抗领域发生了日新月异的变化和发展，诞生了大量新理念、新技术和新方法，故Ravindra Nanda教授于2020年出版了《正畸治疗中的临时支抗装置》第2版，其编者团队汇集了全世界正畸临时支抗领域的权威专家，可以说全书从理论到临床每一部分内容都反映了当今世界微种植体支抗领域的最新成果和最高水平。

《正畸治疗中的临时支抗装置》涵盖了微种植体支抗驱动的正畸生物力学、微种植体植入位置的三维评估和植入成功率及相关危险因素，颊/腭侧微种植体、微钛板、颧牙槽嵴微种植体的多样化应用等，更新了正畸临时支抗与3D打印技术和隐形矫治技术相结合的最新进展。本书通过各种类型的丰富临床病例，并配以1500多张全彩色照片和线条图，全方位展示了微种植体支抗在正畸三维方向的临床矫治应用。

我们将本书的最新版本翻译成中文，其目的就是将世界微种植体支抗领域的最新理念与最新技术成果介绍给正畸临床医生和读者，帮助他们提高正畸理论与技术水平，并惠及广大的正畸患者。由于我们的水平有限，在翻译工作中难免会有一些缺陷和不足之处，敬请各位正畸同道和广大读者提出宝贵意见。

孟勇

2021年7月

于山东青岛

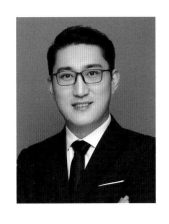

孟勇，主任医师，博士毕业于第四军医大学（现空军军医大学）口腔医学院，后在四川大学华西口腔医学院师从赵志河教授进行博士后研究工作。原空军口腔医学中心主任，青岛大学口腔医学院硕士研究生导师，教育部医学学位授予评审专家，中国正畸学会（COS）、世界正畸联盟（WFO）专科会员，山东省医师协会口腔正畸学专业委员会委员，青岛市口腔医学会理事、正畸专业委员会委员，达芬奇、隐秀、Ormco认证讲师，Finder国际牙科教育机构（FID）执行委员，正畸教育研究院首席导师，国家口腔执业医师技能考试考官，沪鸽数字化正畸医疗总监，南京金陵口腔医院特聘专家。

擅长青少年及成人各类复杂牙颌面畸形的正畸矫治。第一作者发表收录SCI论文2篇，核心期刊论文10余篇。获得国家专利4项，全军医学科技青年培育项目1项。参编口腔正畸专著2部。同时还主持"正畸医师系统培训班"，在全国各地巡讲100多场，以清晰系统的正畸思维、标准细致的临床操作，毫无保留地传授分享，深受广大牙医好评。

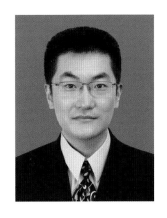

蔡川，口腔医学博士，毕业于第四军医大学（现空军军医大学）口腔医学院正畸科。现任解放军总医院第一医学中心口腔科副主任医师，中国卫生信息和健康医疗大数据学会口腔医学专业委员会委员，北京口腔医学会口腔正畸专业委员会委员。主持国家自然科学基金项目1项、院级课题1项，参与国家和省部级课题5项。发表论文20余篇，其中第一作者发表收录SCI论文5篇。参译口腔正畸学英文专著3部。从事口腔正畸临床工作10余年，擅长使用种植体支抗技术矫治复杂牙颌畸形。

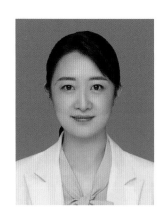

杨楠，解放军总医院第八医学中心口腔科副主任医师。2012年毕业于第四军医大学（现空军军医大学），获口腔正畸学博士学位。北京口腔医学会口腔正畸专业委员会委员，北京口腔医学会美学专业委员会委员，北京口腔医学会种植专业委员会青年委员，主持参与国家自然科学基金项目4项。发表收录SCI论文4篇，统计源期刊4篇。参编参译专著3部。曾赴日本朝日大学、明海大学交流学习。

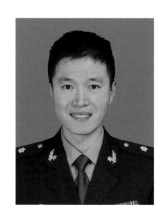

许一起，2003年本科毕业于第四军医大学（现空军军医大学）口腔医学系，同年分配至解放军第950医院口腔科工作。后于空军军医大学口腔医学院正畸科师从丁寅教授继续深造，并于2008年和2012年分别获得硕士及博士学位。2013年至新疆军区总医院口腔颌面外科工作至今。主要从事错𬌗畸形及颅颌颜面畸形的临床、教学和科研工作。现任石河子医学院讲师，中华口腔医学会正畸专业委员会委员，中国整形美容协会牙颌颜面医疗美容分会青年理事，新疆口腔正畸专业委员会常委。在中外学术期刊发表论文20余篇，并参与翻译了2部正畸专著。2003年荣立三等功1次，2014年以来连续获嘉奖并获"优秀党员"及"优秀医务工作者"称号。

译者名单（按姓氏笔画排序）

王　光　博士（和尔佳口腔门诊部）	孟　勇　博士后（空军口腔医学中心）
王　欣　学士（海军青岛特勤疗养中心）	姜　楠　硕士（青岛开放大学）
王　婧　博士（解放军总医院第一医学中心）	倪丽英　硕士（海军青岛特勤疗养中心）
龙　娟　学士（新疆军区总医院）	高　峰　硕士（高峰口腔诊所）
刘　倩　博士（空军军医大学口腔医院）	唐　亮　博士（中国科技出版传媒股份有限公司）
许一起　博士（新疆军区总医院）	梁　莉　博士（解放军总医院第八医学中心）
李　萍　博士后（解放军总医院第八医学中心）	蔡　川　博士（解放军总医院第一医学中心）
杨　楠　博士（解放军总医院第八医学中心）	霍　娜　博士（解放军总医院第一医学中心）

编者名单 Contributors

The editor(s) would like to acknowledge and offer grateful thanks for the input of all previous editions' contributors, without whom this new edition would not have been possible.

Brent Allan, BDS, MDSc, FRACDS, FFD RCS (Ireland), FDS RCS (England)
Oral and Maxillofacial Surgeon
Department of Orthodontics
The University of Western Australia
Nedlands, Western Australia, Australia;
Private Practice
Leederville, Western Australia, Australia

Marcio Rodrigues de Almeida, DDS, MSc, PhD
Unopar
Orthodontics
UNOPAR
Londrina, Parana, Brazil

Un-bong Baik, DDS, MS, PhD
Second Molar Protraction and Third Molar Uprighting
Head
Smile-with Orthodontic Clinic
Seoul, Republic Of Korea

John Robert Bednar, BA, DMD
Assistant Clinical Professor in Orthodontics (Ret)
Department of Orthodontic
Boston University Henry M. Goldman School of Dental Medicine
Boston, Massachusetts, USA

Kyu-Rhim Chung, DMD, MSD, PhD
Clinical Professor
Department of Orthodontics
Graduate School, Kyung Hee University
Seoul, Republic of Korea

Toru Deguchi, DDS, MSD, PhD
Associate Professor
Orthodontics
The Ohio State University
Columbus, Ohio, USA

Nejat Erverdi, DDS, PhD
Professor
Faculty of Dentistry
Department of Orthodontics
Okan University
Istanbul, Turkey

Bettina Glasl, MD
Orthodotics
Praxis Dr. Ludwig Dr. Glasl
Traben-Trarbach, Germany

Mithran Goonewardene, BDSc, MMedSc
Orthodontics
The University of Western Australia
Nedlands, Western Australia, Australia

Yasuhiro Itsuki, PhD, DDS
Private Practice
Jingumae Orthodontics
Tokyo, Japan

Seong-Hun Kim, DMD, MSD, PhD
Professor and Head
Department of Orthodontics
Graduate School, Kyung Hee University
Seoul, Republic Of Korea

Eric JW. Liou, DDS, MS
Associate Professor
Department of Craniofacial Orthodontics
Chang Gung Memorial Hospital
Taipei, Taiwan

Luca Lombardo, DDS
Associate Professor
Postgraduate School of Orthodontics
Ferrara University
Ferrara, Italy

Bjöern Ludwig, PhD
Orthodontics
Praxis Dr. Ludwig Dr. Glasl
Traben-Trarbach, Germany

Giovanna Maino, DMD
Dentistry
Adjunct Professor
Postgraduate School of Orthodontics

Ferrara University;
Private practice
Vicenza, Italy

B. Giuliano Maino, MD, DDS
Postgraduate School of Orthodontics
Ferrara University and Insubria University;
Private Practice
Vicenza, Italy

Hiroshi Nagasaka, DDS, PhD
Chief
Department of Oral and Maxillo-facial Surgery
Sendai Aoba Clinic
Sendai, Japan

Ravindra Nanda, BDS, MDS, PhD
Professor Emeritus
Division of Orthodontics
Department of Craniofacial Sciences
School of Dental Medicine
University of Connecticut
Farmington, Connecticut, USA

Gerald Nelson, DDS
Clinical Professor
Orofacial Sciences
UCSF School of Dentistry
San Francisco, California, USA

Kenji Ojima, DDS, MDSc
Smile Innovation Orthodontics
Hongo Bunkyo-ku
Tokyo, Japan

Emanuele Paoletto, SDT
Certified Orthodontic Technician (COT)
Teacher
Postgraduate School of Orthodontics
Ferrara University
Ferrara, Italy;
Private practice
Thiene, Italy

Çağla Şar, DDS, PhD
Associate Professor
Private Practice
Istanbul, Turkey

Nor Shahab, MSc Orthodontics
Faculty of Dentistry
Department of Orthodontics
Istanbul Aydın University
Istanbul, Turkey

Bradley Shepherd, BDSc, MDSc, FRACDS
Prosthodontist
Department of Prosthodontics

The University of Western Australia
Nedlands, Western Australia, Australia;
Private Practice
Leederville, Western Australia, Australia

Giuseppe Siciliani, DDS
Chairman
Postgraduate School of Orthodontics
Ferrara University
Ferrara, Italy

Junji Sugawara, DDS, DDSc
Sendai Aoba Clinic
Orthodontics
Dentistry
Sendai, Japan

Aditya Tadinada, DDS, MS, MDS
Director of Student Research, Program Director of the
    Residency Program
Oral and Maxillofacial Radiology
UCONN School of Dental Medicine
Farmington, Connecticut, USA

Madhur Upadhyay, BDS, MDS, MDentSc
Associate Professor
Orthodontics
UCONN Health
Farmington, Connecticut, USA

Flavio Uribe, DDS, MDentSc
Burstone Professor of Orthodontics
Graduate Program Director
Division of Orthodontics
Department of Craniofacial Sciences
School of Dental Medicine
University of Connecticut
Farmington, Connecticut, USA

**Sivabalan Vasudavan, BDSc, MDSc, MPH, M Orth,
    RCS, FDSRCS, MRACDS (Orth)**
Certified Craniofacial and Cleft Lip/Palate Orthodontics
Specialist Orthodontist
Orthodontics on Berrigan
Orthodontics on St Quentin
Perth, Western Australia, Australia

Keiichiro Watanabe, DDS, PhD
Postdoctoral Researcher
Orthodontics
The Ohio State University
Columbus, Ohio, USA;
Assistant Professor
Orthodontics and Dentofacial Orthopedics
Tokushima University Graduate School
Tokushima, Japan

Benedict Wilmes, DDS, DMD, PhD
Professor
Department of Orthodontics
University of Duesseldorf
Duesseldorf, Germany

Sumit Yadav, DDS, DMD, PhD
Associate Professor
Division of Orthodontics
Department of Craniofacial Sciences
School of Dental Medicine
University of Connecticut
Farmington, Connecticut, USA

Satoshi Yamada, DDS, PhD
Chief
Department of Orthodontics
Sendai Aoba Clinic
Sendai, Japan

So Yokota, DDS, PhD
Sendai Aoba Clinic
Department of Oral and Maxillo-facial Surgery
Sendai Aoba Clinic
Sendai, Japan

致谢 Acknowledgements

我们要感谢康涅狄格大学健康学院所有的住院医师和全体教职员，他们对我们章节中列出的病例给予了细致的关注。

此书献给我们的父母，为我们拥有的一切和我们所做的一切。

目录 Contents

第一部分

骨支抗的生物学和生物力学
Biology and Biomechanics of Skeletal Anchorage

第1章
微种植体驱动的正畸治疗中的生物力学原则

Biomechanics Principles in Mini-Implant Driven Orthodontics

MADHUR UPADHYAY, RAVINDRA NANDA

引言

力学的概念形成了正畸生物力学的基础，是理解正畸矫治器如何发挥作用的关键，并且在设计治疗方案及选择矫治器中起到了重要作用。

力学：是物理学中的一个分支，研究物质机械运动规律的科学。可以分为两个部分：

静力学：研究不动（坚固）系统的力学相关性因素。

动力学：研究运动系统的力学相关性因素，例如移动的汽车、飞机等，当力学的知识或者方法运用到活体的结构和功能中（例如一颗牙齿及其相关的口腔结构），就被称作生物力学。我们认为，研究牙齿移动的生物力学可以帮助研究者及临床医生优化施加在牙齿上的力学系统，以在临床、组织、细胞或分子水平获得更好的牙齿移动反应。

牙齿移动的研究方法

有两种方法用来研究牙齿移动中的生物学和力学——定量方法和定性方法。定量方法是以数量术语来描述牙齿或相关骨骼结构的运动。我们对于3mm的尖牙内收及15°的切牙唇倾这些术语都非常熟悉。然而，仅仅从数量上描述牙齿的移动不能描述运动的完整性质。同样重要的是，要了解牙齿运动的类型或性质。

定性方法：利用非量化的方法来描述运动（即不进行测量或计数）。这种方法常常运用在临床中或者根据X线和/或石膏模型来描述牙齿移动，如倾斜、平移等。

定性和定量分析为描述一个运动均提供了有价值的信息；但是，定性的评估是正畸医生在分析牙齿移动时使用的主要方法。定性分析获得的印象，可以用定量的数据证实，并且许多研究计划中的假设就是以这种方式制订的。

基本的力学概念

力

我们对于力在日常生活中的作用是很熟悉的。的确，试图定义力这种不言而喻的概念似乎是多余的。简而言之，力可以被认为是对物体推或拉的测量。但是，牙齿移动的力学研究需要精确定义力。力是导致物体改变运动状态或者形变的外因。换句话说，力导致物体加速或减速。它以牛顿（N）为单位，但是在正畸学中，几乎总是以克（g）为单位测量力。1N= 101.9g（≈102g）。

力具有4个特性，如图1.1所示，力以一定角度作用在中切牙上：

- 大小：施加了多少力（例如，1N、2N、5N）。
- 方向：施加力的方式或其方向（例如，向前、向上、向后）。
- 力的作用点：力施加在物体或系统上的位置（例

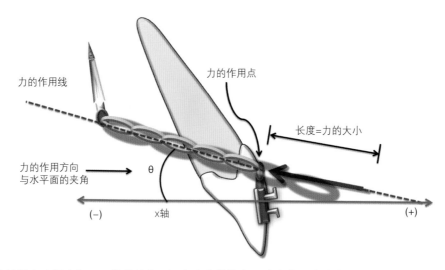

• 图1.1   通过橡皮链挂在上颌中切牙及微种植体之间产生内收的力量（或者远移的力），来说明施加到牙齿上的外力的4个特性。

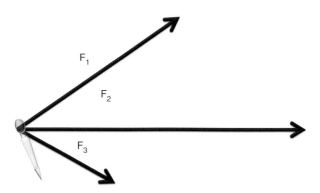

• 图1.2   力是矢量，线段的长度代表了力的大小。例如 F_1=2N；F_2=3N；F_3=1N。

如，在中心、在底部、在顶部）。

• 力的作用线/力线：就是力的方向所在的直线。

力的示意图和矢量

物理特性（例如，距离、重量、温度和力）在数学上被视为标量或矢量。标量（包括温度和重量）只有数值大小，没有方向。而矢量既有大小又有方向。力可以用矢量表示。

为了可预测地移动牙齿，需要施加一个最适大小的力，作用在想要的位置上，并且在牙齿上有正确的作用点。改变力的任何特性将影响牙齿移动的质量。一个力可以在纸上用箭头表示。它的4个特性都可以用箭头表示，力的大小可以用线段的长度表示，通过选择比例尺来代表力的大小。例如1cm=1N或2cm=2N等（图1.2）。箭头的方向代表力的作用方向。箭头的尾部是力的作用点。力的作用线可以想象为在两个

方向（头部和尾部）上无限延长的直线，但是按比例绘制实际的箭头必须保持给定的长度。如图1.1所示，一个1N的力以与水平面成30°角作用在中切牙上。

力的可传递性原则

这个概念对于矢量力学非常重要，尤其是在理解将在后面看到的平衡和等效力系统。这意味着作用在刚体上的力，只要力的作用线一致，会产生相同的效果。

两个或多个力对一个系统的影响：矢量加法

牙齿经常受到不止一种力的作用。净效应或作用在牙齿上的多个力的合力，可以通过矢量合并来确定。合并所有力的过程可以通过矢量加法或者矢量合成的几何规则完成。将矢量头尾相接放置，保持其大小和方向，合力是从第一个矢量的尾部到最终一个矢量的头部画一条线段。矢量加法可以通过使用标尺绘制图形并进行测量来完成，或使用三角函数来计算。图1.3显示了如何将两个力可视化为平行四边形的两条边以及如何绘制相对的边，形成整个平行四边形。合力R可以用两个力矢量的尾部形成的平行四边形的对角线来表示。

力的方向效应：矢量分解

通常情况下，需要依据分力的方向来分析一个运动或者单个力作用在一个系统后产生的运动。在这种情况下，给定的单个合力会分为两个分力：水平分力和垂直分力。这些分力的方向是相对于某个参

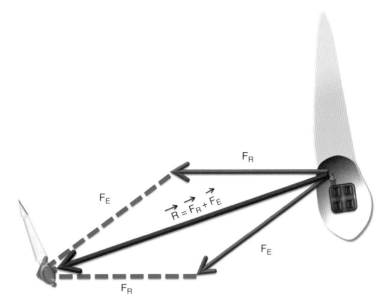

•图1.3 通过平行四边形法则显示矢量加法的示意图。在这里，F_R可以被认为是切牙上的内收力，而F_E是来自Ⅱ类弹性牵引的力。这两个力的净效应由合力R表示。

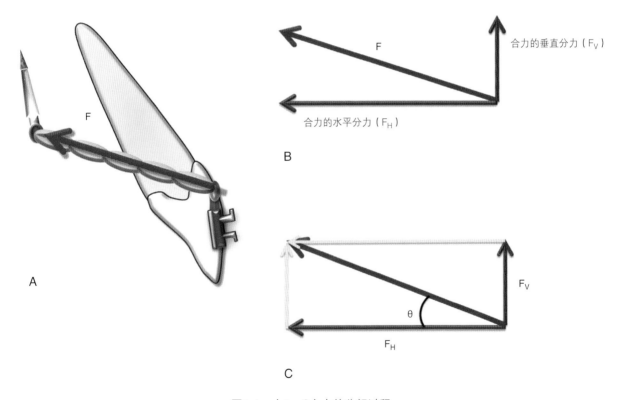

•图1.4 （A~C）力的分解过程。

考系，例如，殆平面或眶耳平面（Frankfort Horizontal Plane，FHP），或系统本身一些轴面。水平分力和垂直分力通常彼此垂直。这样的过程可能被认为是力的合成的逆向过程，这一过程叫作**矢量分解**，这也是通过给定的矢量确定两个分矢量的方法。

如图1.4A所示，一个微种植体用来内收前牙。这个合力可以分解为平行于殆平面及垂直于殆平面的两

个分力，并且可以确定出两个分力的大小。力分解的步骤如下（图1.4B和C）：①根据最初选定的标尺绘制矢量。②从矢量的尾部，在需要方向上绘制垂直的两个分量；③从矢量的头部，绘制平行于两条方向线的线段形成一个长方形。注意：新形成的平行线的大小和方向与相对应的对侧的长方形的边一致。

重点需要注意，如果需要估计分力的大小，简单

的三角函数就可以解决。正弦和余弦在计算水平与垂直方向分力时特别有用。例如，在这种情况下，如果水平分力（F_H）与合力（F）形成一个θ角，可以使用正弦和余弦的定义来计算水平分力及垂直分力：

水平分力（F_H）：$F_H / F = \cos\theta$；$F_H = F\cos\theta$

垂直分力（F_V）：$F_V / F = \sin\theta$；$F_V = F\sin\theta$

稍加练习，即可轻松掌握计算分力的方法。当已知直角三角形的斜边，可以将sinθ和cosθ视为分数来计算直角边。直角边总是小于斜边，并且正弦和余弦始终小于1。计算角相对应的边，用斜边乘以正弦。计算角相邻的边，用斜边乘以余弦。

阻抗中心、阻力中心和质心

系统的质心可以认为是物体所有质量的集中点（即如果施加通过该点的力，那么系统或物体会沿直线移动）。与此类似的是，地球对一个系统的每个部分上施加力与每个部分的质量成正比。重力作用在整个物体或者系统上的总效果，就好像重力集中作用在一个点上，这个点称为重心。同样，如果通过这点施加力，那么物体将沿直线运动，没有任何旋转。质心与重心之间的差异在于后者是"受约束的系统"（受制于重力）。

牙齿也是约束系统的一部分。除了重力，它们主要受到牙周结构的约束，并且这种约束并不是一致的（仅包括牙根但不包括牙冠）。因此，如果施加通过质心或者重心的力，不会产生直线运动，因为牙齿周围结构及其组成改变了这个点。那么需要一个类似于重心的点，通过该点牙齿会产生直线运动，这个点就是所谓的阻抗中心（C_{RES}）（图1.5）。

阻抗中心也可以通过其与力的关系来定义：通过阻抗中心的力会产生单纯的平动。必须注意，对于给定的牙齿，该运动可能是近远中、颊舌向、压低或伸长。阻抗中心的位置直接取决于牙齿的"临床牙根"。这个概念需要考虑到根部体积，包括牙槽骨（即牙槽嵴顶到根尖的距离），这个值会随着牙根厚度（也就是牙根表面积）递增[1]。

因此，阻抗中心的位置也与牙周组织结构的功能性质、牙槽骨的密度和牙周膜的弹性相关，以及与牙周膜的弹性与患者的年龄密切相关[2-4]。这些影响因

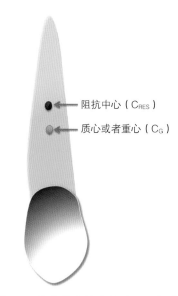

阻抗中心（C_{RES}）

质心或者重心（C_G）

• **图1.5** 牙齿的阻抗中心（C_{RES}）常常位于重心（C_G）的稍偏根方。牙周组织结构导致阻抗中心向根方迁移。

素使我们在提及这个概念时，称作牙齿相关的阻抗中心，而不是牙齿的阻抗中心。

力矩（转矩）

外力作用于物体的重心（C_G）时，它会使该物体产生线性运动。这种作用线通过物体重心或者阻抗中心的力称为中心力。同样，偏心力作用在阻抗中心之外。这些力会产生什么样的效应？

除了引起物体直线运动外，它会使物体发生转动作用称为转矩，或者换句话说，力也会在物体上产生一个"矩"。支点到力的作用线的距离称作力臂（或有时是力矩臂、杠杆臂或转矩臂）。力臂越大，力产生的转矩越大。力臂的定义是至关重要的。力臂是指从旋转中心到力的作用线的最短距离。最短的距离总是垂直于力的作用线的垂线的长度（d⊥）。符号"⊥"表示垂直。力臂对于确定作用在系统上的矩的大小至关重要。

旋转一个系统的矩（M）的量等于施加力的大小（F）乘以力臂的距离（d⊥）：M = F（d⊥），其中F以牛顿（N）为单位，d⊥以毫米（mm）为单位（图1.6A）。因此，在正畸中使用的力矩的单位为牛顿毫米（Nmm）。如前所述，经常用克（g）来代替牛顿（N），因此力矩的单位变成克毫米（gm-mm）。力越大且/或力臂越长，矩越大。因为矩与力的内在联

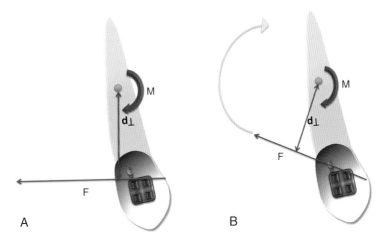

• 图1.6　（A）力矩等于力的大小乘以力的作用线到阻抗中心的垂直距离。（B）力矩的方向可以通过延长围绕阻抗中心力的作用线确定。

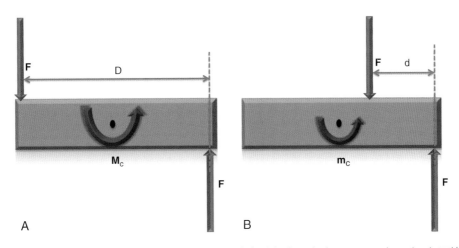

• 图1.7　（A）力偶产生的力矩总是围绕着阻抗中心（C_{RES}）或者重心（C_G）（$M_c=F×D$）。（B）不管这对力在哪里施加，力偶总是围绕C_{RES}或C_G。两个力之间的距离减小（d<D），力矩也随之变小（$m_c<M_c$）。

系，矩也被称作力矩（M_F）。

　　如果力用直箭头指示，则力矩可以用弯的箭头表示。在二维图上，顺时针力矩被人为定义为正，逆时针为负，反之亦然。在计算牙齿上某个特定点（例如，C_{RES}）的力矩时，可以将力矩的值相加获得一个净力矩。

　　力的作用点和作用线是不需要的，图形化的加法也不需要。力矩的方向是通过延长围绕阻抗中心力的作用线来确定（图1.6B）。

力偶（力矩的一种）

　　力偶是力矩的一种形式。它是由一对大小相等、方向相反的不共线力（平行力）产生的。因为力的大小相等但方向相反，这种特殊的力学系统作用在物体

上净趋势是没有平动，只有转动。

　　如图1.7A所示为典型的力偶。虽然这对力偶矢量在图中画在两个力中间，但是力偶矢量没有特定的作用线位置，并且可能会画在力偶平面上的任何一点。因此，力偶也称为自由矢量。力偶的这种自由性，在临床正畸学和某些力学分析中具有深远的影响（图1.7B）。例如，无论托槽放在牙齿的什么位置，作用在托槽上的力偶只能使牙齿产生围绕阻抗中心旋转的趋势，这也称作力偶矩（M_c）。

　　一对力偶矩（M_c）的大小取决于力的大小和两个力之间的距离。力偶产生的力矩实际上是两个力各自产生的力矩之和。现在，如果一对力偶的两个力作用在C_{RES}相反的两侧，它们产生的力矩效果是相加的；如果它们在C_{RES}的同侧，那么它们产生的力矩效果是

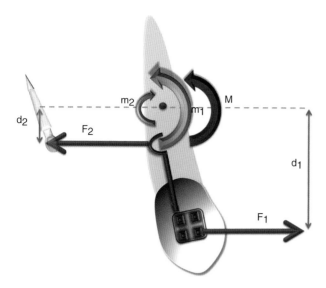

• 图1.8 一对力偶由作用在牙齿上大小相等、方向相反的力产生。合力矩（M_C）是两个力（F_1，F_2）产生的两个力矩（m_1，m_2）的矢量加法。这里，$m_1=F_1 \times d_1$，$m_2=F_2 \times d_2$。因为两个力矩方向相反，一个力矩标记为负，另一个力矩标记为正。净力矩（M）将通过两个力矩相加来获得：$M=m_1+（-m_2）$。

相减的（图1.8）。无论哪种方式，牙齿都不会受到合力，只会产生单纯转动的趋势。

平衡的概念

"平衡"一词有几种不同的含义，但是在静态中，它被定义为静止状态；特别是表示一个物体或系统没有任何加速。因此，静力学是物理学的一个分支，主要研究非加速物体的力学或为了方便理解"非运动"物体。处于这种状态的系统称之为平衡状态。为了达到平衡，必须确保不在物体上施加不平衡力。或者换句话说，任何作用在系统的力都应该由相反的力来平衡。

因此，所有力的总和应为零，即 $\Sigma F=0$ [如果系统不加速，则根据牛顿第二定律，加速度 $a=0$，所以 $F=ma$ 或 $F=m（0）$；$\Sigma F= 0$，即没有作用在系统上的净力）]。

如果一个矢量的每个垂直方向上的分力为零时，那么这个矢量为零；因此，单个矢量方程 $\Sigma F= 0$ 等效于3个分力方程式：$\Sigma Fx= 0$，$\Sigma Fy= 0$，$\Sigma Fz= 0$（x、y、z是三维空间轴）。

同理，所有3个平面的合力矩应该等于零，即 $\Sigma Mx= 0$，$\Sigma My= 0$，$\Sigma Mz= 0$。

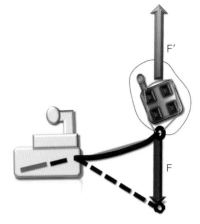

• 图1.9 一个悬臂梁对托槽产生一个力（F）（红色箭头所示），根据牛顿第三定律，托槽会对悬臂梁弓丝产生一个大小相等、方向相反的力（F'）（蓝色箭头所示）。

正畸学中的平衡（准静态系统）

平衡仅适用于静态系统（非加速系统）。但是，在正畸学中，确实会移动牙齿。牙齿移动、停止、倾斜、直立。那么静力学定律是怎样来控制牙齿移动的呢？要回答这个问题，我们将需要重新定义受到正畸力作用下的牙齿状态为准静态系统。它可以用来定义一个系统或经历一系列变化后无限接近于平衡的一个过程（即系统保持在准静态平衡）。当正畸矫治器激活并就位，牙齿发生缓慢地移位并且牙齿移位发生在一个相对较长的时间里。在任何一个时间点，如果你检查患者的口内不会发现任何的移动，然而，等待足够的时间后，可以发现牙齿的移动。因此，在任意一个瞬间，利用平衡定律进行力学分析是不会出现明显错误的。换句话说，矫治器的任何部分或牙齿的惯性都很小，可以忽略不计。正因为如此，静力学的物理定律被认为足以描述正畸矫治器产生的瞬时力系统。然而，这些法则不能用来描述随着牙齿移动和矫治器力量衰减及结构改变后，力学系统如何改变。

在静力学中，解决涉及力和力矩问题，需要独创性和常识。没有简单的步骤规则。最常见的错误来源于不能正确识别处于平衡状态的研究对象。你必须学会考虑作用在物体上的所有力。当然，牛顿的第二定律和第三定律在这方面有很大帮助。通过使用

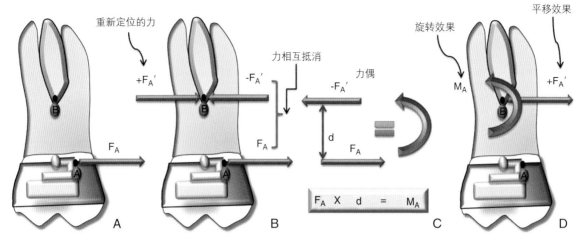

• 图1.10　构建等效力系统。（A和D）力学系统的净效应是一致的。（B和C）展示力学系统如何从图A转移到图D。

牛顿第三定律，可以很容易地发现，矫治器在牙齿上施加力时，是否牙齿在矫治器上施加了反作用力（图1.9），以及与矫治器相连接的其他牙齿是否也是同样情况。因为矫治器没有移动（静态），那么矫治器产生的所有的合力和力矩应该为零。

等效力系统原理

该原理是重新定义作用在物体上的力和力矩的一种简洁方式。它不仅有助于可视化牙齿的整体移动，还包括旋转、倾斜和转矩移动。等效系统是指可以用一系列不同的力和/或力矩代替一组力和/或力矩系统，仍然达到相同平移和旋转运动。要了解该原则的实际含义，让我们讨论磨牙上的一个力学系统。

等效力系统的应用：将力学系统移到另一个位置

如图1.10所示，一个力F_A作用在牙齿的A点。现在假设要计算这个力学系统在不同位置的效应，例如B点，在这种情况下，B点是磨牙的C_{RES}（请记住磨牙的C_{RES}是主观选择的；B点可以是磨牙上的其他任何点）。为了确定所需的平移效果，要在B点引入两个大小相等但方向相反的力（$+F_A'$和$-F_A'$）。我们可以轻松做到这一点，因为这些力是相等且相反的，这种引入力的方式不会影响到已有的力学系统，因此这些新添加力的合力为$F_A'+（-F_A'）=0$，或净效应为零平移。一定确保这些新力与作用在A点的力F_A大小

相等。现在通过应用矢量加法法则，原来的作用力F_A和新的反向作用力$-F_A'$互相抵消。考虑到这一点，你会发现磨牙上现在存在的是作用在B点的新施加的力F_A。恭喜你！你已经重新定位了这个力。

既然已经重新定位了力，请检查作用在磨牙上的其他两个作用力，即F_A作用于A点，$-F_A'$作用于B点。这两个力平行、作用方向相反，并且两个力之间的距离为d。这种作用方式正是前面讨论的力偶的概念。记住，力矩和力偶会引起物体旋转，因此这对力偶增加了物体的旋转效果，这是你在移动一个力的时候不得不引入的。另外，力偶是一个自由矢量，因此不管它作用在物体上的哪个位置，都会产生相同的旋转方式。所以，你可以在磨牙上自由地移动力偶到B点，只要矢量的大小和方向不变。这个矢量的大小可以通过力F_A或$-F_A'$乘以d（$M_A=F_A×d$）来计算。当在构建等效力系统时，力矩或者力偶的作用点无关紧要，如果想要移动一个力矩或者力偶，只需移动它。

总而言之，为了重新定位一个力学系统，你只需要将原来的力移动到一个新的位置，再加上新产生的力矩（它是由力和两个力的作用点之间的距离产生的）并应用在新位置上保持其方向。

有3个简单的规则可以用来计算等效力系统。在以下情况下，两个力学系统是等效的：①在所有3个空间平面上的力之和（x、y和z）相等。②任何一点的力矩都是相等的。

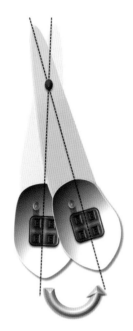

• 图1.11　牙齿的旋转中心（红点）。注意旋转中心是唯一保持不动的点。

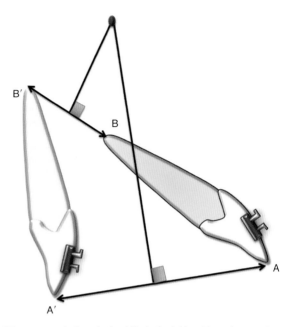

• 图1.12　A点和B点分别代表移动前后的牙尖和根尖。通过一条线段连接这些点。在线段的中点作一条垂线。通过相同方式构建的另外一条垂线与这条垂线的交点为牙齿的旋转中心。

这两条线段垂直平分线的交点就是C_{ROT}[6]。

旋转中心

旋转中心（C_{ROT}）是一个固定的点，二维图形从其初始位置到最终位置总是围绕该点旋转。注意：二维图形总是围绕一个点旋转，而三维图形总是围绕一个固定轴进行旋转（即二维物体具有一个C_{ROT}，而三维物体具有一个旋转轴）。换句话说，在旋转中唯一不动的点称为旋转中心（C_{ROT}）（图1.11）。其余的平面都是绕着这个固定点旋转。

尽管从牙齿的任何起始位置到最终位置都可以构建一个C_{ROT}，但并不意味着这个点在整个运动中都是C_{ROT}。牙齿可以先向一个方向倾斜，然后再向另一个方向倾斜，通过一条不规则的路径到达它的最终位置。当一颗牙齿移动时，它所受的力会不断地发生微小的变化，所以C_{ROT}是在不断变化的。在确定一个力学系统和产生移动的C_{ROT}之间的关系时，真正所能确定的只是一个瞬时的旋转中心（C_{ROT}）[5]。

估算旋转中心

旋转中心可以如图1.12所示简单地估算，在牙齿上任取两点并且用线段连接旋转前后每个点的位置，

牙齿移动类型

正如在前一节中看到的，C_{ROT}在定义牙齿移动性质中起到了关键作用。控制C_{ROT}能够自动地精确控制牙齿移动类型（范围）。当单个力作用在牙齿上时，牙齿会沿着所受力的方向移动。此外，根据力与C_{RES}的距离，牙齿将会受到一个围绕C_{RES}的力矩（M_F）。这种力和力矩的结合将会导致牙齿在移动的同时会发生旋转，C_{ROT}位于C_{RES}略偏向根方[5-6]。这种类型的牙齿移动被称为简单倾斜移动或不受控制的倾斜移动。这很容易想象，牙冠和牙根会向相反的方向移动。根据牙齿C_{ROT}位置的不同，倾斜移动可以有很多不同的方式。但是为了易于分类，这些倾斜移动被分为两种类型（图1.13）：

受控制的倾斜移动

在这种运动中，C_{ROT}位于根尖。牙齿的移动类似于钟表上的钟摆，根尖固定在一个特定的点上，而牙冠从一边移动到另一边。

牙根移动

在这种情况下，C_{ROT}位于冠端，而根沿受力方向自由移动。在传统的正畸文献中，这并不是倾斜移动

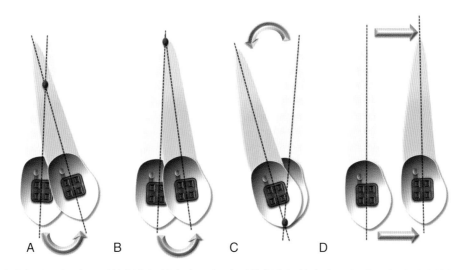

• 图1.13　牙齿移动类型：（A）不受控制的倾斜移动。（B）受控制的倾斜移动。（C）牙根移动（转矩）。（D）平移或者整体移动。每种情况下的旋转中心（C_{ROT}）用红点标记。注意：在平移运动中，C_{ROT}无穷远或者不存在。

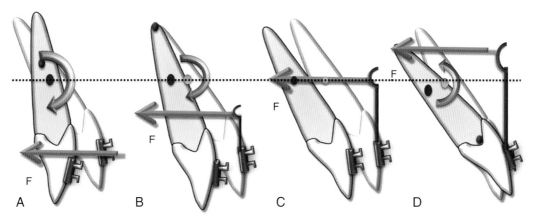

• 图1.14　运用动力臂产生不同类型的牙齿移动。注意：从图A到图D，力的大小保持恒定。（A）不受控制的倾斜移动，没有动力臂。（B）受控制的倾斜移动，动力臂通过C_{RES}的下方。（C）通过增加动力臂的长度，力的作用线通过C_{RES}产生平移。（D）当动力臂的长度超过C_{RES}，牙根移动而牙冠少量移动。红点为C_{ROT}，蓝点为C_{RES}。注意M_F是如何随着力的作用点到C_{RES}的距离增加或减少而变化的。

的特征，但在力学上，这种运动与有控制的倾斜移动是相似的。几乎所有的牙齿移动都是由牙冠倾斜移动、牙根倾斜移动（少见）或者牙根牙冠联合倾斜移动（最常见）构成的。然而，有一种牙齿移动非常罕见并且从严格的意义上说，这是非常难以实现的（也就是平移或者有时也被称为整体移动）。在这种运动中，牙冠和牙根的移动幅度相等、方向相同、不旋转。在这种情况下，不存在旋转中心（C_{ROT}），或者用数学术语来说旋转中心接近无穷远。

力矩和力的比率（M/F）

在日常正畸治疗中，最常见的牙齿移动是不受控制的倾斜移动，但并不总是首选的。为了改变这种牙齿移动的方式并创造一个新的运动方式，需要改变作用在牙齿上的力学系统。基于力学机制，主要包括两种方法：

1. 改变施力点

一个简单的方法是施加一个更靠近C_{RES}的力。一种刚性的附件，通常称为动力臂，可以安装在牙冠的托槽上。然后通过该动力臂加力。这样，力线就可以移动到不同的位置，从而改变它与C_{RES}的距离。这也导致了力矩的变化。例如，如果动力臂可以做得长又硬，并且延伸至通过C_{RES}，那么就不会产生力矩臂（M_F），因为力的作用线通过了C_{RES}。这种方法对于改变牙冠倾斜移动非常有效。然而，对于控制要求更高的移动，例如平移和牙根移动，这种方法有一定的问题。"长"臂延伸到了前庭可能会刺激牙龈和脸颊。此外，长的力臂有时刚性不足，受力后可能发生

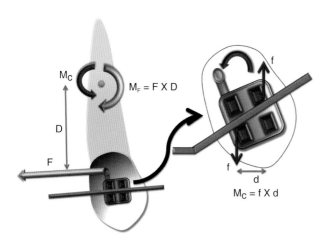

• **图1.15**　描述由力偶（M_C）产生力矩的模式图。M_C与F的比率决定了牙齿的移动类型。这个比率越大，对牙齿移动的控制力越强。

一定程度的形变（图1.14）。

2. 改变力矩和力的比率

改变牙齿移动的另一种方法是在所施加的力的旋转部分（即M_F）上做文章。这是通过增加抗力矩来实现的（即与M_F方向相反的力矩）。这个新的力矩可以通过两种方法产生。第一种方法是用传统的方式施加一个力（这个力与产生M_F的力不同）。然而，托槽固定在牙齿上，通常很难在其他点施加力。因此，这种方法通常既不实用也不高效。第二种方法涉及在托槽上创建一对力偶。最广泛使用的方法是将矩形弓丝安装到矩形托槽上。这个新的力矩与施加的力一起决定了牙齿移动的类型。这种组合通常被称为**力矩和力的比率（M／F）**。通过改变力矩和力的比率，牙齿移动的类型会在倾斜、平移和牙根移动之间转换（也就是说，通过改变力偶和所施力的大小，旋转中心会沿着牙长轴的中心变化）。在方向上，力偶的方向总是与阻抗中心的力矩方向相反（图1.15）。

注意：在正畸中，力矩是用克毫米来测量的，而力的单位是克，所以这两个的比率的单位是毫米。这个比率也表示力与托槽的距离，这个距离能够使单个力产生同样的效果（即通过如前所示的动力臂）。

使用微种植体关闭间隙的力学机制

拔除前磨牙并且内收前牙的适应证，通常是牙齿明显前突并且患者具有强烈的美观需求。而在完全

安氏Ⅱ类错𬌗或者安氏Ⅰ类双颌前突病例，支抗的控制尤其重要，因为维持后牙段在原位是非常重要的。磨牙支抗的丧失不仅会影响前后向不调的纠正，同时也影响整个面部的垂直高度[7-9]。微种植体（MI）支抗的运用，可以解决这种情况下的支抗问题并且保持磨牙Ⅱ类或Ⅰ类咬合关系，同时建立尖牙Ⅰ类咬合关系，有利于美学效果和功能引导。在本章中，将以间隙关闭作为基础，帮助我们理解临床实践中MI辅助关闭间隙的生物力学机制细微差别。

MI和传统技术内收切牙的力学差异

应用MI内收前牙是传统间隙关闭方法转变的一个范例。这种转变不仅体现在支抗的要求上，同时也体现在间隙关闭所涉及的生物力学方面。部分差异为：

1. 当使用传统力学时，力的作用方向通常与𬌗平面平行，因此只需要分析一个平面上的力。然而，由于MI通常在𬌗平面根方，位于牙根之间的骨组织中，施加的力与𬌗平面成一定角度（注意：首选的种植体植入部位为第二前磨牙和第一磨牙之间近膜龈联合处，一定要注意MI不能植入到太靠根尖的游离龈中，因为种植体周围的持续炎症可导致种植失败）。根据矢量分解定律，这个成角的力可以分为两个分力[10]：水平的内收力（r）和垂直的压低力（i）。利用MI施加的力更接近于前牙区的阻抗中心，因此M_F（力产生的力矩）比传统力学机制产生的力矩小[7-9,11-12]。临床上，这就减少了牙齿倾斜的趋势（图1.16）。

2. 在传统力学中，后牙部分通常作为被动单元（支抗单元），而前牙作为主动单元。因此在同一牙弓中，力学系统在主动单元和支抗单元或被动单元的表达有所差异。相反，当引入MI作为第三个单元后，前后段牙弓的精确移动成为可能。因此，在主动矫治开始之前，精确计划所需要的牙齿移动量是先决条件。

3. 临床上观察到的牙齿倾斜量取决于间隙关闭量。更大的间隙关闭量会产生更大程度的副作用或倾斜。传统技术中，磨牙近移占据了部分间隙。以前的研究表明，与MI支持的支抗相比，在典型的拔牙病例

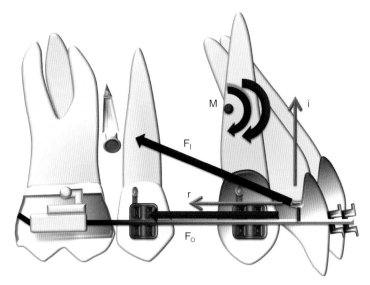

• 图1.16　整体内收前牙时涉及的生物力学机制。传统力学机制（F_O）和以种植体为基础的力学机制（F_I）的力学矢量不同，这里$F_I \gg r > i$（F_I=合力，i=压低力，r=内收力）。种植体产生的力矩也要比传统力学机制小得多（种植体力的作用线更接近C_{RES}并且M=F×到C_{RES}的距离）。注意：传统机制中，不会产生压低力。

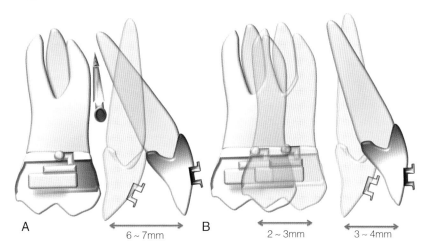

• 图1.17　与图B相比，图A的前牙需要远移更大的距离，更易于发生更大角度的倾斜。注意：磨牙代表后牙段，切牙代表前牙段。

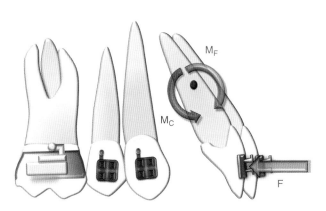

• 图1.18　牙齿移动的基本力学机制。这里，F=内收力，M_F=由力产生的力矩，M_C=平衡力矩。

中，传统方法会有2~3mm的支抗丧失[7-11]。因此，在用MI关闭间隙时，前牙会自动倾向于更加倾斜甚至内倾，因为需要远移更大距离去关闭间隙（图1.17）。因此，在使用骨支抗关闭间隙时，前牙可能需要更大角度的转矩控制。这些和其他差异逐渐演变成以种植体为基础的正畸生物力学。然而，在进一步探索之前，我们将讨论间隙关闭的生物力学。

间隙关闭的基本模型

在切牙内收时，目标是在切牙和后牙之间施加一个力来关闭它们的间隙。这个力通常施加在位于牙冠

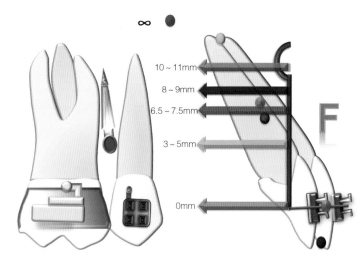

• 图1.19　改变力的作用线能够改变牙齿的旋转中心和/或牙齿的移动类型。橙色：不受控制的倾斜移动；青色：受控制的倾斜移动；紫色：平移；蓝色：牙根移动；绿色：伴牙冠前移的牙根移动。红点：阻抗中心；其他的点：根据力的作用线不同的旋转中心。

的托槽上（图1.18）。并且这个力位于受力单元C_{RES}的𬌗方及颊侧。这个力产生的力矩（或者前所述的M_F），会引起牙齿向施力方向的倾斜和旋转[13-14]。

这里很容易看出，通过简单地控制M_F，可以实现不同类型的牙齿移动（例如，倾斜、平移等）。但如何操控M_F呢？

在整个正畸体系中，实现这个目标只有两个广义的力学途径：

1. 改变力的作用线（或减少M_F的大小）。
2. 平衡M_F（增加相反方向的另一个力矩）。

让我们考虑每一个选择。

改变力的作用线

实现这一点的简单方法是施力更靠近前牙C_{RES}。可在托槽或者弓丝上加一个刚性的附件，常称为动力臂。通过动力臂加力。通过这种方法，力的作用线被移动到不同的位置，从而改变力到C_{RES}的距离。这同样会引起力矩的改变。例如，如果动力臂可以变长并且足够硬，延长至通过牙齿C_{RES}，那么力矩臂（M_F）可以被完全消除，也就是力的作用线通过C_{RES}（力矩=力×力到C_{RES}的距离）。

根据理论计算、体内和体外实验和一些推测，我们提出了一个模型（图1.19），根据力的作用线不同，描述了各种类型的牙齿移动[15-20]，并且以牙齿C_{ROT}作为旋转轴。图中显示了不同水平的力的C_{ROT}。本模型仅适用于上颌切牙且只测量最初的牙齿移动。

这种方法在种植体支抗中更利于运用，因为MI通常植入在磨牙和前磨牙牙根之间。这里，动力臂和MI的高度可以根据力线的变化而变化。这种方法对于组牙和单颗牙齿都很有效（图1.20）。然而，对于需要更大程度控制的运动，如平移或牙根移动，这种方法有一定的问题。长臂延伸至前庭沟和/或撞击牙龈和脸颊，可能会刺激患者。此外，长臂有时刚性不够，在外力作用下可以产生一定程度的形变。因此，切牙的内收不经常使用动力臂。然而，如果没有动力臂，对抗M_F的能力也就丧失了。在这种情况下，如何控制牙齿的移动？如何获得通过动力臂可以轻松实现的理想牙齿移动呢？

平衡M_F（微种植体的滑动机制）

穿越时间的力学系统。在本章的开头描述了整体内收初始阶段的这些力和力矩，即它只代表了内收的开始阶段。那么以后会发生什么？我们很清楚地知道间隙关闭是一个动态的过程，随着牙齿的移动，情况会发生变化。这一领域的大量研究为我们提供了详细的切牙移动的效果和它对整个牙列的影响[11-18]。基于这些研究证据，我们进一步完善了应用MI技术内收前牙的力学模型。从本质上讲，前牙内收可分为4个阶段（各阶段见图1.21）。

第一阶段：这是前牙内收的初始阶段。施加一个向上和向后/远中方向的力（F）（图1.21A）。这个力在切牙段C_{RES}处产生一个M_F，使前牙段在远中移动时

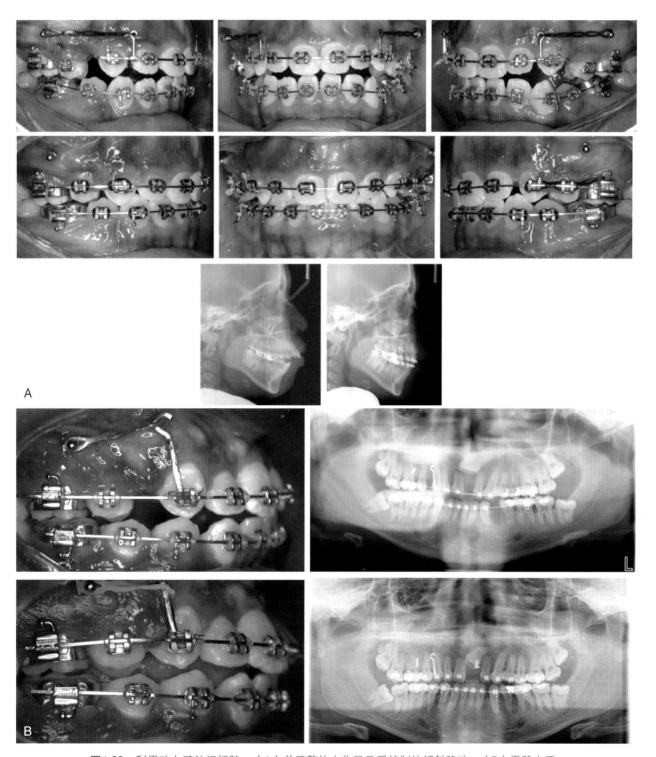

•图1.20　利用动力臂关闭间隙。（A）前牙整体内收显示受控的倾斜移动。（B）平移尖牙。

产生倾斜。因为在这一阶段，弓丝和托槽之间存在一定的余隙角，牙齿可以在不受控制的情况下，自由地向近中或远中方向倾斜，产生一个轻微偏向C_{RES}根方的C_{ROT}[13-14]（图1.19）。这也可以称为非稳态切牙内收，以不受控制的倾斜移动为特征。在这里，很容易看出，余隙角越大，倾斜越大，或者换句话说，弓丝尺寸越小，牙齿产生的倾斜越大。

第二阶段：现在切牙倾斜到一定程度，托槽和弓丝之间的余隙角将消失。图1.21B的示意图描述了切牙相对于图1.21A的稍晚状态。弓丝-托槽现在出现了接触。这种弓丝和托槽的两点接触产生了一个与M_F方向相反的力矩（M_C），导致与第一阶段相比，切牙倾斜减少。这是一个"平衡力矩"或"由力偶产生的力矩（M_C）"。随着弓丝进一步形变，M_C继

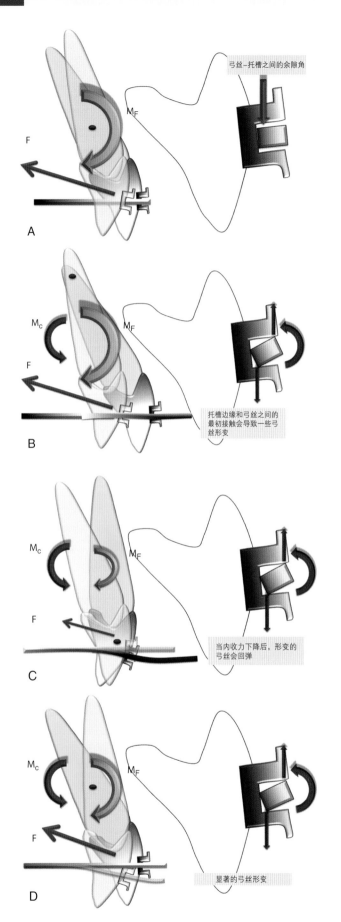

• 图1.21　种植支抗内收前牙的力学机制（红点：旋转中心）。（A）第一阶段（非稳态/不受控制的倾斜移动）。弓丝和托槽之间的余隙角允许切牙做不受控制的倾斜移动。注意：因为存在余隙角，所以没有产生M_C（由力偶产生的力矩）。（B）第二阶段（受控状态/受控制的倾斜移动）。弓丝和托槽的余隙角不再存在。弓丝和托槽边缘之间的最初接触产生了M_C，然而$M_F \gg M_C$。（C）第三阶段（恢复阶段/牙根直立，因为内收力衰减）。由于力值减小导致M_F减小。这里$M_F \ll M_C$。注意：随着内收力减少，M_F随之减小，形变的弓丝回弹。（D）第四阶段（连续力/重力）。使M_C无法产生任何控根移动，这里$M_F \gg M_C$。

续增加（弓丝形变，将在后面看到），并且C_{ROT}向根方移动，产生可控制的切牙倾斜移动。这也可以称为受控状态的切牙内收。从这一点开始，牙齿的移动取决于内收力的性质（即稳定的持续力或随时间衰减的力）。这在临床层面是非常相关的假设。

第三阶段（减小的力）：间隙关闭进入这一阶段，必须假定，随着内收过程，远中移动的力不断衰减。这在弹性链或主动向后结扎中很常见[21-23]。随着力的减小，力矩M_F也在减小；然而由于托槽的角度和弓丝的局部弯曲，M_C保持不变。因此，这里$M_C \gg M_F$（图1.21C）。这将导致切牙轴向倾斜的恢复（直立或者牙根位置的纠正），这可以称为切牙内收的恢复阶段并且在临床上称作切牙第三序列的转矩调整。随着弹性橡皮链的重新激活，这个过程会从第一阶段重新开始。

第四阶段（连续力或重力）：如果内收力持续存在，或者一开始就是重力，切牙内收进入这一阶段。例如，镍钛关闭弹簧、重力弹性橡皮链牵引等。在这里，由于内收力大，M_F总是$\gg M_C$，因此弓丝前部弯曲或者形变，并且切牙倾斜会持续存在（图1.21D）。临床上，切牙可能表现为内倾（转矩丧失）伴覆𬌗加深，有时伴有侧方开𬌗及磨牙近中倾斜，因为弓丝产生了相似的形变。这种形变伴随摩擦力的增加和/或弓丝托槽之间的约束力增大，减缓了牙齿移动速度（注意：这里需要重点指出的是，在任意点上，如果$M_C = M_F$，那么在理论上牙齿将平移。但这几乎从来没有发生过，因为在任何可测量的时间内，很难保持这样的平衡）。

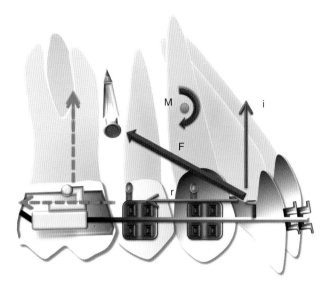

• 图1.22　间隙关闭后力学系统的生物力学设计。内收前牙仍在继续。注意：合力与𬌗平面的夹角增加（这里，F≫r≈i）。这个力学结构对于垂直向控制和Ⅱ类的纠正有很重要的意义。

第四阶段后续效应：微种植体辅助内收的远移效果

MI辅助的切牙内收有远中移动整个牙弓的潜力，这已经被广泛报道[7-9,11-12]。这主要发生在两种情况下，它们不一定是相互排斥的。第四阶段结束时，正如在前一节中看到的，弓丝与托槽之间的约束和相互锁结增加。这导致了向上和向后的内收力通过弓丝传递到了后牙段。弓丝越硬越粗，这个效应也越显著。当前后牙之间的间隙已经完全关闭，但用于关闭前牙散隙的内收力依然存在时，也可以看到类似的效应。通过牙与牙之间的接触，力传递到了后牙段，对后牙段产生了一个远中压低力和对整个牙弓产生了一个力矩M（图1.22）。这些力学机制经常用来纠正非拔牙病例的Ⅱ类磨牙关系[24-25]。

利用MI远移牙列也通过防止磨牙伸长而有助于高效控制垂直高度（图1.22），从而保持下颌平面角角度，并在某些情况下甚至压低后牙，进而向上向前旋转下颌平面[7-9,25]。

影响切牙内收的力学因素

从前面的讨论中可以明显看出，在滑动内收中，弓丝与托槽之间的余隙角是决定前牙移动类型中

	表1.1	不同尺寸的弓丝放入0.022"×0.028"槽沟的余隙角
弓丝尺寸（"）		余隙角（°）
0.016×0.022		16~18
0.017×0.025		12~14
0.019×0.025		6~8
0.021×0.025		2~3

的一个重要因素。弓丝与托槽之间的余隙角越大，牙齿倾斜度越大，因为切牙托槽能在余隙内旋转，会导致牙根唇向移动[20]。换句话说，切牙将经历一个延长的间隙关闭第一阶段。表1.1给出了弓丝与0.022"×0.028"槽沟之间的大致余隙角[26-29]。毋庸多言，0.016"×0.022"弓丝比0.019"×0.025"弓丝表现出更多的倾斜（图1.23）。

另一个需要考虑的重要的力学方面是弓丝的抗弯刚度，它在调控弓丝形变中起着至关重要的作用。抗弯刚度（D）用EI表示，其中E为弓丝材料的杨氏模量，I是横截面的惯性矩。一旦出现前牙倾斜并且弓丝与托槽间没有余隙，弓丝的抗弯刚度或者弓丝负载（内收力）后的形变将在很大程度上决定牙齿的移动方式[20,30]。如果弓丝发生弹性形变，尽管弓丝与托槽之间余隙角为零，切牙将继续倾斜。弓丝的形变量可以通过弓丝的抗弯刚度和作用在切牙上的净力来进行估算。一般来说，在受到内收力时弓丝尺寸越小，硬度越低，产生的弯曲越大[25]。因此，建议使用坚固的不锈钢丝进行整体内收，而不是用弹性更好的镍钛弓丝。

前一节中解释的力学因素可以用悬臂梁力学方程很好地诠释[30-32]：

$$\Delta = \frac{FL^3}{KD}$$

这里，Δ是施加载荷F后弓丝从原始位置起发生的形变量（图1.21C和D），L是两个附着点之间弓丝的长度（这里可以假设在磨牙和切牙之间），D是之前描述的抗弯刚度，K是反映悬臂梁刚度的常量，并且取决于支持它的托槽。注意：此方程将更适合于描述牙齿的移动，这种移动类似于"三点弯曲测试"或悬臂梁在游离端负载。

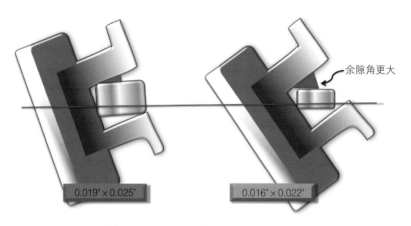

余隙角更大

0.019" × 0.025"   0.016" × 0.022"

• 图1.23　托槽和弓丝之间余隙角的大小取决于弓丝的尺寸。

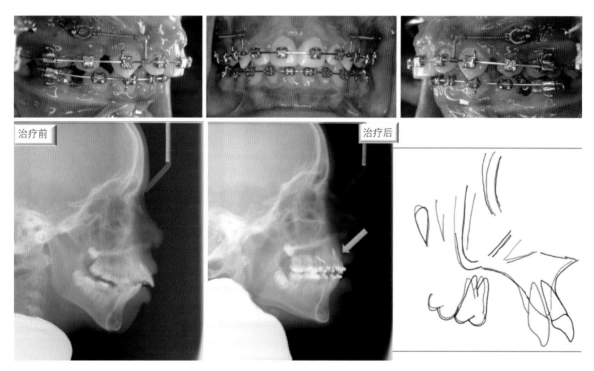

治疗前　　　　　　　　　　　治疗后

• 图1.24　动力臂的临床应用，0.019"×0.025"的不锈钢方丝上焊接动力臂用于间隙关闭。蓝色箭头所示为获得的牙根的移动。

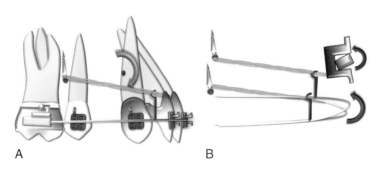

A　　　　　　　　B

• 图1.25　动力臂的滑动机制。（A）由于内收力产生的力矩（蓝色箭头所示）。（B）由于弓丝扭转形变产生的转矩（红色箭头所示）。

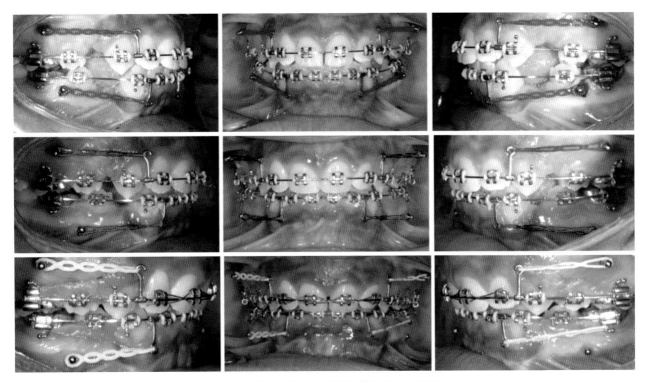

•图1.26　利用动力臂间隙关闭的临床病例示例。

微种植体支抗的"杂交模式"

　　杂交方法结合了这两种控制前牙内收的方法。即利用一个平衡力矩和改变的力的作用线（图1.24）。在这种方法中，一个动力臂焊接到双侧主弓丝尖牙的近中。这样，临床医生就可以选择施力的方向，从 C_{RES} 到动力臂再到MI。另外，来自动力臂的内收力引起前段弓丝的向上形变和扭转。这种弓丝的形变产生了抵抗前牙倾斜的力偶（图1.25和图1.26）。换句话说，这对力偶对前牙产生牙根舌向移动的转矩。更长的动力臂比短动力臂在减少弓丝形变上更加有效，因为力矩 M_F 减小了。与较细的弓丝相比，更粗的弓丝能够提供更好的扭转控制，如前述章节所述。

结论

　　MI是当今最佳的"绝对支抗"系统之一。但是，它们本身不能保证牙齿会有明确的受控制移动而没有副作用。在MI辅助的支抗系统中，施力的方向、力的大小、力的衰减/恒定、弓丝和托槽之间的余隙角以及弓丝的挠曲度（主要是由弓丝的特性决定）是控制前牙内收的关键因素。调控这些因素非常重要，以最大限度减少弓丝形变，避免不必要的副作用，如前牙转矩丧失导致覆𬌗加深，和/或由于前后牙倾斜造成的侧方开𬌗、摩擦力/约束力增加造成的牙齿移动停止或减慢等。

参考文献

[1] Burstone CJ, Pryputniewicz RJ: Holographic determination of centers of rotation produced by orthodontic forces, *Am J Orthod* 77:396, 1980.

[2] Davidian EJ: Use of a computer model to study the force distribution on the root of the maxillary central incisor, *Am J Orthod* 59:581–588, 1971.

[3] Hay GE: The equilibrium of a thin compressible membrane, *Can J Res* 17:106–121, 1939.

[4] Yettram AL, Wright KWJ, Houston WJB: Center of rotation of a maxillary central incisor under orthodontic loading, *Br J Orthod* 4:23–27, 1977.

[5] Christiansen RL, Burstone CJ: Centers of rotation within the periodontal space, *Am J Orthod* 55:351–369, 1969.

[6] Smith RJ, Burstone CJ: Mechanics of tooth movement, *Am J Orthod* 85(4):294–307, 1984.

[7] Upadhyay M, Yadav S, Nagaraj K, Patil S: Treatment effects of mini-implants for en-masse retraction of anterior teeth in bialveolar dental protrusion patients: a randomized controlled trial, *Am J Orthod Dentofacial Orthop* 134:18–29. e1, 2008.

[8] Upadhyay M, Yadav S, Patil S: Mini-implant anchorage for en-masse retraction of maxillary anterior teeth: a clinical

cephalometric study, *Am J Orthod Dentofacial Orthop* 134:803–810, 2008.

[9] Upadhyay M, Yadav S, Nanda R: Vertical-dimension control during enmasse retraction with mini-implant anchorage, *Am J Orthod Dentofacial Orthop* 138:96–108, 2010.

[10] Upadhyay M, Nanda R: Biomechanics in orthodontics. In Nanda R, editor: *Esthetics and biomechanics in orthodontics*, ed 2, Philadelphia, PA, 2015, WB Saunders, pp 74–89.

[11] Upadhyay M, Yadav S, Nagaraj K, Nanda R: Dentoskeletal and soft tissue effects of mini-implants in Class II, division 1 patients, *Angle Orthod* 79:240–247, 2009.

[12] Upadhyay M, Yadav S, Nagaraj K, Uribe F, Nanda R: Mini-implants vs fixed functional appliances for the treatment of young adult Class II female patients: a prospective clinical trial, *Angle Orthod* 82:294–303, 2012.

[13] Smith RJ, Burstone CJ: Mechanics of tooth movement, *Am J Orthod* 85:294–307, 1984.

[14] Upadhyay M, Yadav S, Nanda R: Biomechanical basis of extraction space closure. In Nanda R, editor: *Esthetics and biomechanics in orthodontics*, ed 2, Philadelphia, PA, 2015, WB Saunders, pp 108–120.

[15] Tanne K, Koenig HA, Burstone CJ: Moment to force ratios and the center of rotation, *Am J Orthod Dentofac Orthop* 94:426–431, 1988.

[16] Kojima Y, Kawamura J, Fukui H: Finite element analysis of the effect of force directions on tooth movement in extraction space closure with miniscrew sliding mechanics, *Am J Orthod Dentofacial Orthop* 142:501–508, 2012.

[17] Sia SS, Shibazaki T, Yoshiyuki K, Yoshida N: Experimental determination of optimal force system required for control of anterior tooth movement in sliding mechanics, *Am J Orthod Dentofacial Orthop* 135:36–41, 2009.

[18] Tominaga J, Tanaka M, Koga Y, Gonzales C, Masaru K, Yoshida N: Optimal loading conditions for controlled movement of anterior teeth in sliding mechanics, *Angle Orthod* 79:1102–1107, 2009.

[19] Kojima Y, Fukui Hisao: A finite element simulation of initial tooth movement, orthodontic movement, and the center of resistance of the maxillary teeth connected with an archwire, *Eur J Orthod Advance Access.*1–7, 2011.

[20] Kojima Y, Fukui H: Numerical simulations of en masse space closure with sliding mechanics, *Am J Orthod Dentofacial Orthop* 138:702.e1–6, 2010.

[21] Barlow M, Kula K: Factors influencing efficiency of sliding mechanics to close extraction space: a systematic review, *Orthod Craniofac Res* 11:65–73, 2008.

[22] Moore JC, Waters NE: Factors affecting tooth movement in sliding mechanics, *Eur J Orthod* 15:235–241, 1993.

[23] Josell SD, Leiss JB, Rekow ED: Force degradation in elastomeric chains, *Semin Orthod* 3:189–197, 1997.

[24] Park HS, Lee SK, Kwon OW: Group distal movement of teeth using microscrew implant anchorage, *Angle Orthod* 75:602–609, 2005.

[25] Hee Oh Y, Park HS, Kwon TG: Treatment effects of microimplant-aided sliding mechanics on distal retraction of posterior teeth, *Am J Orthod Dentofacial Orthop* 139:470–481, 2011.

[26] Tominaga J, Chiang PC, Ozaki H, Tanaka M, Koga Y, Bourauel C, Yoshida N: Effect of play between bracket and archwire on anterior tooth movement in sliding mechanics: a three-dimensional finite element study, *J Dent Biomech* 3, 2012. 1758736012461269.

[27] Schwaninger B: Evaluation of the straight archwire concept, *Am J Orthod* 74:188–196, 1978.

[28] Dellinger EL: A scientific assessment of the straight-wire appliance, *Am J Orthod* 73:290–299, 1978.

[29] Joch A, Pichelmayer M, Weiland F: Bracket slot and archwire dimensions: manufacturing precision and third order clearance, *J Orthod* 37:241–249, 2010.

[30] Adams DM, Powers JM, Asgar K: Effects of brackets and ties on stiffness of an archwire, *Am J Orthod Dentofac Orthop* 91:131–136, 1987.

[31] Ouchi K, Watanabe K, Koga M, Isshiki Y, Kawada E, Oda Y: The effect of retraction forces applied to the anterior segment of orthodontic archwires: differences in wire deflection with wire size, *Bull Tokyo Dent Coll* 39:183–188, 1998.

[32] Brantley WA, Eliades T, Litsky AS: Mechanics and mechanical testing of orthodontic materials. In Nanda R, editor: *Orthodontic materials: scientific and clinical aspects*, ed 2, Stuttgart, Germany, 2001, Georg Thieme Verlag, pp 28–47.

第二部分

诊断和治疗计划
Diagnosis and Treatment Planning

第2章

微种植体植入位置的三维评估
Three-Dimensional Evaluation of Bone Sites for Mini-Implant Placement

ADITYA TADINADA, SUMIT YADAV

近年来，微种植体或者临时支抗装置（TAD）在正畸中的使用显著增加。这对于正畸力学机制的改进是一个有价值的替代方法[1-3]。由于TAD被认为是正畸中骨支抗的绝对来源[4-5]，在整个治疗中TAD的稳定性起着至关重要的作用。TAD或微种植体的骨整合被认为是为移动牙齿提供理想支抗的关键。但是微种植体设计的显著变化和变异在很大程度上已经改变了这种模式。TAD在骨内的机械锁结作用被认为足以提供矫正牙齿所需的初期稳定性。而骨整合可能在整体内收或者移动大段牙齿上有所帮助，在达到预期效果后，不完全的骨整合实际上有助于很容易地去除TAD。手术植入TAD而不引起任何穿孔和损伤，是决定能否成功使用微种植体移动牙齿的关键步骤。无创的植入需要考虑许多重要的因素，如植入部位的软组织状况、植入部位骨组织、牙齿的解剖、牙根间距离，以及毗邻的重要解剖结构[6]。

学者们已经提出用于种植体植入的几个部位，包括腭部、前鼻棘、上颌结节、升支前部和下颌磨牙后区[7]。其中最常用的位置是两颗牙的牙根之间（图2.1）。因为植入这些TAD需要钻入皮质骨和骨小梁来获得初期稳定与结合，因此牙根之间有足够的空间是非常重要的（图2.1）。

因为缺少足够的空间，可能发生牙根损伤（图2.2），有一些研究提出TAD植入的"安全区域"[8]。然而，安全区域因人而异，并且笼统的安全区域并非对于所有患者都是安全的。如果对于TAD植入的关键指标有充分的考量，那么这个部位就会变成针对患者

的、真正的安全区域，因而避免了对这一区域重要解剖结构产生任何不必要的穿孔（图2.2）。

在植入TAD时一定要考虑一些重要的解剖结构，如下牙槽神经管和上颌窦底。TAD的大小和种类、颊舌/腭侧骨板的厚度对TAD植入的成功与否起着至关重要的作用。与皮质骨一样，骨小梁类型在TAD稳定中也起到关键作用，在TAD治疗计划的制订时一定要考虑在内。直到最近，大多数的TAD都是在没有任何术前放射影像评估下盲目植入的，这也是TAD种植失败的原因之一。有时，根尖片或者全口曲面断层片被用来评估TAD的可能植入位点。这些放射片虽然有帮助，但是不能全面充分地评估植入位置。解决的方法是对TAD植入部位进行三维（3D）评估，但几十年来，只有多层医学计算机断层扫描（CT）是可用的三维放射技术。多层CT能较好地从三维方向对感兴趣区域进行描述，但是对于日常的工作（例如，TAD的植入），相关的放射剂量是非常高的。风险–收益比率和放射安全的指导原则——尽可能低剂量（as low as reasonably achievable，ALARA），不支持在TAD植入中使用CT。锥形束CT（CBCT）是一种低剂量、高分辨率的三维成像技术，这种成像技术在颌面区域骨结构成像中具有重要优势。CBCT技术的一个显著改进是小视野扫描，用以专门拍摄更小的感兴趣区域（例如，TAD植入部位）。

TAD/微种植体植入部位三维评估，需要重点考虑皮质骨的连续性和颊侧、舌侧/腭侧皮质骨质量、骨小梁结构、牙根间距离及这一区域重要的解剖结构。

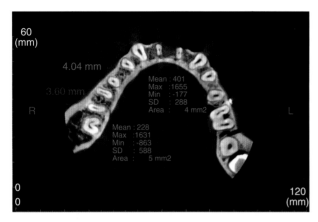

• 图2.1 在轴位的锥形束计算机断层扫描图像上制订下颌后部种植体（TAD）的植入位置。

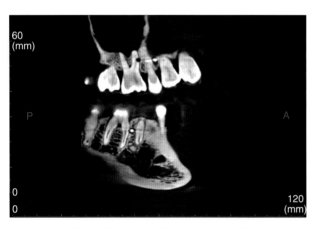

• 图2.2 矢状面图像显示TAD植入时14近中根穿孔。

轴面图是评估颊侧、舌侧骨板和测量牙根间距离的最佳视角（图2.1）。生成的TAD位点的横断面截图有助于测量可用的颊侧、舌侧宽度和近远中空间。在观察位点出现的任何病理表现也必须进行评估。有时，术前评估为临床医生提供的信息可能导致种植位点的改变，以防止对种植位点邻近重要结构的损伤。

不管TAD的位置和使用的TAD类型，TAD的放射影像计划的基本原则都是一致的。TAD应该种植在稳定的骨组织上，并且能够承受所施力。TAD的植入一定不能导致邻近重要解剖结构的穿孔或者损伤。

使用三维影像制订TAD治疗目标的关键指标

1. 颊侧和舌侧/腭侧皮质骨骨板的质量和完整性。

2. 骨小梁的质量。

3. 邻近重要的解剖结构，例如，下牙槽神经管和上颌窦底。

4. TAD种植部位的骨密度。

5. TAD种植部位的牙根间距离。

虽然CBCT在三维方向上描述了感兴趣区域，优化放射剂量和感兴趣区域的大小一直是限制因素。小视野CBCT的放射剂量为20～40mSv，中视野到大视野CBCT的放射剂量为80～200mSv，这取决于不同的CBCT机器[9]。因为大多数正畸患者为青少年，放射线的剂量和使用与否尤其重要。有许多技术通过调控暴露因素（例如，kVp、mA和暴露时间）来优化放射剂量。最近的一项技术是采用改良的旋转采集技术，这项技术旋转180°进行成像，而不是传统的旋转360°成像。这种改良技术成像时大部分的放射暴露是通过颅骨后方，因此避免了放射敏感器官（例如，眼睛、甲状腺、唾液腺和口腔黏膜）的直接暴露[10]。根据Morant等的一项研究，这种改良的拱形采集技术能够减少大约40%的放射剂量，使这项技术成为评估TAD种植位置时更容易接受的放射检查，甚至可以用于更年轻的患者[11]。

使用CBCT制订术前治疗计划可以显著降低风险和避免牙根穿孔。将虚拟环境下的手术计划和模拟过程转移到体内环境中是植入TAD时的一项重要挑战。这可以通过制作简单的、可以改造为手术导板的阻射导板来部分克服，就像计划和植入牙种植体的标准方法一样，阻射导板有助于连接虚拟环境和体内环境。这一过程的关键步骤包括对种植位点的牙齿和周围组织取模，翻制石膏模型并且利用真空压膜系统制作塑料阻射导板。可以将一个小的阻射标记物融入到种植位点处的导板中。有些商品化的阻射标记物可以用来标记种植位点，但是热牙胶圆点可以作为一种既实用又容易的标记物。将阻射导板放入口内后，使用小视野CBCT进行图像采集。扫描将沿阻射标记物从

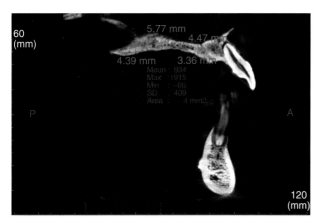

• **图2.3**　在矢状面CBCT图像上设计腭侧TAD植入位点。

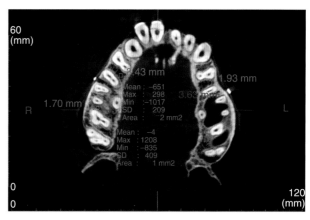

• **图2.4**　在水平面CBCT图像上设计上颌后部TAD植入位点。

三维方向上显示感兴趣区域。通过使用三维重建程序就可以对TAD可能的植入位点进行全面的评估。许多CBCT的三维重建程序也可以提供模拟手术植入TAD的功能，提供了不同长度和宽度的TAD以供植入选择。一旦术前评估完成，可以选择合适大小的TAD和种植位置，并且根据需要，如果初始选定位置显示出有解剖限制或者牙根间距不足，可以选择其他替代位置。

　　阻射导板可以通过放置小的套筒或者在计划植入位置开孔而改良成为外科导板。在TAD植入时，可以将导板戴入口内，并且使用阻射标记物作为参考点，TAD可以植入在根据CBCT重建的图像所计划的位置上。

腭侧TAD植入位点的三维评估

　　腭侧区域越来越多地被作为TAD植入位点，用于磨牙压低、磨牙近移、牙弓颊侧段近移和前牙内收。该区域用于TAD植入重要的原因是软组织刺激性小，不干扰所需的正畸牙齿移动，并且骨组织的质和量都很好。腭侧TAD常常植入在腭侧前部、中部和后部区域。腭侧TAD成功的关键考量因素是骨量或者TAD植入部位可用的骨的总量和通过骨密度测量的骨的质量。虽然与尖牙和第二前磨牙对应的上颌中央部位显示出更好的骨密度与骨量，但这取决于年龄、性别、种族和生长发育的阶段[12]。利用断面图像，尤其

是矢状面视图进行仔细的评估，有助于确定最佳的部位（图2.3）。评估应该包括设置扫描范围，应平行于Frankfort（眶耳）平面，在轴面选择感兴趣区域，然后在矢状面找到相应的区域，或者生成这一区域的水平面。应仔细沿着腭部区域测量可用的骨量和骨密度，还需要考虑到TAD的尺寸，因为硬腭与鼻腔有共同的边界。硬腭的顶部是鼻腔的底部，并且任何穿孔将导致口鼻腔相通和相关的一些并发症。

上颌后部TAD植入位点的三维评估

　　上颌后部也是植入TAD的常见部位，并且植入位置和TAD的选择，关键的原则与大多数其他TAD相同，但是因为与下颌骨相比，上颌骨骨板薄并且密度低，推荐对骨密度进行详细的评估。如果TAD植入位置为牙根之间，在水平面图像上测量牙槽嵴和牙根中部的根间距离对于成功植入是非常有价值的（图2.4）。使用可改良的放射导板，如前所述。

颊棚区TAD植入位点的三维评估

　　下颌颊棚区可用于TAD植入。在该位置，TAD平行于牙长轴植入，通常是在下颌第二磨牙远中根的远中。该部位植入的关键是选择合适长度的TAD和确保周围有足够的骨支持，防止TAD的倾斜或剪切力导致植入失败。CBCT可以帮助定位理想的位置，确保TAD在颊棚区植入并对周围的结构没有损伤（图2.5）。

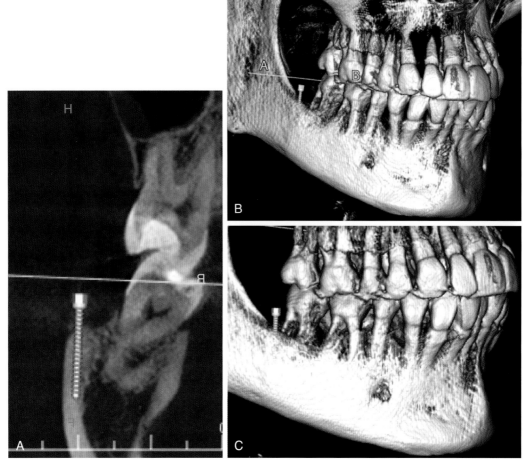

●图2.5　在冠状面（A）和三维重建（B和C）图像上制订颊棚区TAD植入位点。

参考文献

[1] Papadopoulos MA, Tarawneh F: The use of miniscrew implants for temporary skeletal anchorage in orthodontics: a comprehensive review, *Oral Surg Oral Med Oral Pathol Oral Radiol Endod* 103:e6–e15, 2007.

[2] Nienkemper M, Pauls A, Ludwig B, Wilmes B, Drescher D: Multifunctional use of palatal mini-implants, *J Clin Orthod* 46:679–686, 2012.

[3] Chandhoke TK, Nanda R, Uribe FA: Clinical applications of predictable force systems, part 2: miniscrew anchorage, *J Clin Orthod* 49:229–239, 2015.

[4] Upadhyay M, Yadav S, Patil S: Mini-implant anchorage for en-masse retraction of maxillary anterior teeth: a clinical cephalometric study, *Am J Orthod Dentofacial Orthop* 134:803–810, 2008.

[5] Upadhyay M, Yadav S, Nagaraj K, Patil S: Treatment effects of mini-implants for en-masse retraction of anterior teeth in bialveolar dental protrusion patients: a randomized controlled trial, *Am J Orthod Dentofacial Orthop* 134:18–29, 2008. e1.

[6] Landin M, Jadhav A, Yadav S, Tadinada A: A comparative study between currently used methods and small volume-cone beam tomography for surgical placement of mini implants, *Angle Orthod* 85:446–453, 2014.

[7] Creekmore TD, Eklund MK: The possibility of skeletal anchorage, *J Clin Orthod* 17:266–269, 1983.

[8] Poggio PM, Incorvati C, Velo S, Carano A: "Safe zones": a guide for miniscrew positioning in the maxillary and mandibular arch, *Angle Orthod* 76:191–197, 2006.

[9] Tadinada Aditya, Schneider Sydney, Yadav Sumit: Role of cone beam computed tomography in contemporary orthodontics, *Semin Orthod* 24(4):407–415, 2018.

[10] Tadinada Aditya, Marczak Alana, Yadav Sumit: Diagnostic efficacy of a modified low-dose acquisition protocol for the preoperative evaluation of mini-implant sites, *Imaging Sci*

Dent 47(3):141–147, 2017.

[11] Salvadó M, López M, Morant JJ, Calzado A: Monte carlo calculation of radiation dose in CT examinations using phantom and patient tomographic models, *Radiat Protect Dosimetry* 114(1-3):364–368, 2005.

[12] Yadav Sumit, Sachs Emily, et al.: Gender and growth variation in palatal bone thickness and density for mini-implant placement, *Prog Orthod* 19(1):43, 2018.

第3章
骨支抗的成功率及相关危险因素
Success Rates and Risk Factors Associated with Skeletal Anchorage

SUMIT YADAV, RAVINDRA NANDA

引言

在有效管理正畸病例以获得良好的结构和面部美学中，支抗控制起着举足轻重的作用[1-3]。设定理想治疗目标后，支抗的要求应该从空间中的3个平面进行评估：前后向、横向和垂直向。对临床医生而言，获得最大或绝对支抗一直是一个艰巨的目标，经常导致一种大多数人都害怕的情况，称为支抗丧失[4]。近些年，钛合金的微种植体在正畸界广泛流行，并且被认为是一种绝对的骨种植支抗[3-4]。然而，微种植体的临床应用并不能保证治疗的成功，并且在将它运用到各种治疗之前，它的稳定性至关重要。

在过去的几十年里，微种植体的成功率一直是非对照试验、病例对照研究、前瞻性临床研究、随机临床试验和系统综述的研究主题[3-4]。长期研究显示，种植体的成功率超过90%，而据文献报道正畸微种植体的成功率在35%~95%之间[5]。文献中描述的微种植体的成功率有很大的差异，因为微种植体在周围骨中的稳定性取决于多种因素[6-7]。通常，微种植体的成功取决于种植体与周围硬组织（骨）和软组织（牙龈和腭侧黏膜）的结合程度（机械结合和生物结合）[7-9]。

种植位点和成功率

不同解剖位置已经被应用于微种植体的植入。Kanomi和Costa等在牙根下的牙槽基骨中植入直径分别为1.2mm和2.0mm的微种植体以免损伤邻近的牙根[10-11]。然而，由于植入和加力方便，上下颌颊侧牙槽骨仍然是植入微种植体的首选位置。Park等在后牙根之间的牙槽骨植入直径为1.2mm的微种植体，以增加所施力的水平分力[12]。过去的5年里，腭侧微种植体逐渐流行起来，因为植入位置骨密度非常好并且没有明显的解剖结构阻止微种植体的植入[13]。最近，Chang等推广了下颌颊棚区（mandibular buccal shelf screw，MBS）微种植体的植入，用来纠正骨性错𬌗的非手术治疗，以及非拔牙矫正严重的拥挤和牙性前突[14]。

颊侧牙槽骨微种植体/牙根间微种植体

颊侧牙槽骨微种植体是在牙槽骨内植入的最常见的微种植体。颊侧/根间（IR）微种植体的成功率在文献中有所差异，从57%至95%，平均值约为85%[15-17]。上下颌后牙区微种植体（第一前磨牙远中）的总体成功率大约是83%，而考虑到单个颌骨（上颌和下颌）和成功率时，文献证据有所不一致[9]。Park等[18]报道上颌微种植体成功率更高，而Miyawaki等[19]和Moon等[9]指出微种植体与在上颌还是下颌植入无关。微种植体的成功率取决于许多因素；然而，对于颊侧/IR微种植体，除了其他因素外，其成功率取决于需要植入部位相邻牙根之间的间隙。研究表明，在上颌对于直径为1.5mm的微种植体，相邻两牙之间的距离应该≥3.1mm，避免牙根接触和保留足够的骨量，以利于种植体的稳定性[20]。Poggio等指出上颌牙弓植入微种植体的安全区域是位于牙根之间距离牙槽嵴顶5～11mm，这些区域位于第二磨牙和第一前磨牙以及第一前磨牙和尖牙之间，并且在第一磨牙和第二前磨牙之间距离牙槽嵴以上5～8mm的区域。他们也指出，上颌微种植体植入位点越靠前方和根尖越安全[20]。为了避免种植体与牙根接触产生可能的并发症，正畸文献中提出了多种通过二维或三维成像技术生成的微种植体植入导板[21-24]。除了直径，微种植体的角度是另外一个需要考虑的重要因素。Kyung等提出与牙长轴成20°～40°会降低邻近牙根穿孔的风险[25]。

影响微种植体成功与否的另一个重要因素是植入部位软组织（黏膜）的性质或类型。Cheng等报道微种植体周围无角化黏膜会明显增加感染和失败的风险（71%的失败率）[26]。下颌后部的微种植体比上颌后部的微种植体更容易失败，因为在下颌后端区域附着龈的量显著减少，感染的机会增加。此外，下颌骨后部的牙槽骨致密，在植入微种植体时更容易出现温度过高[26]。

腭侧微种植体

在过去的10年中，腭侧微种植体已经普及，由于腭部具有良好的骨储备（骨量和骨质），似乎是理想的植入位点[27]。腭侧微种植体通常受偏爱，是因为它们不干扰所需正畸牙齿移动，植入位点入路清楚，并且无重要血管和神经干扰腭侧微种植体的植入[27]。腭侧种植体通常植入于中间区域（腭中缝）或腭中缝两侧。研究人员对腭中部微种植体的成功率进行了详细的研究，有大约90%的成功率。Karagkiolidou等[7]研究表明，腭前部区域植入的微种植体约98%是稳定的；而Uesugi等研究表明，腭中缝微种植体植入的成功率为85%[6]。

牙槽外区微种植体

牙槽外区（extra-alveolar，E-A）微种植体已经广泛应用，并且为了克服IR微种植体的副作用，研究者评估了不同的植入位置。常见微种植体的E-A植入位点是：①颧牙槽嵴；②磨牙后垫区；③下颌升支前

缘；④下颌颊棚区（MBS）。在E-A位置植入，避免了正畸治疗过程中微种植体需要重新定位的问题，因为它们植入的部位远离正畸所需牙齿移动的路径。Chang等研究表明，与下颌根间（IR）微种植体相比，MBS微种植体的成功率较高（总体而言，手术失败率为7.2%）[14]。在另一项研究中，Chang等报道下颌升支微种植体的失败率为5%，并且指出这类微种植体对磨牙直立是方便、高效和可预测的[28]。虽然在颧牙槽嵴也算作上颌颊部根间（IR）微种植体的一种可能的替代，但是它们接近上颌窦并且软组织过度生长，使颧牙槽嵴不太适合放置微种植体。Uribe等报道颧牙槽嵴区域微种植体的失败率为21.8%，这比上颌根间区域12%的失败率要高得多[29a]。此外，Jia等报道78.3%的颧牙槽嵴微种植体导致上颌窦穿孔，因此当没有可替代的种植位点时，应该谨慎使用[29b]。

危险因素

与微种植体成功/失败相关的危险因素可分为宿主因素和微种植体因素（表3.1）。宿主因素，例如年龄、性别、骨量和骨质，以及根的接近程度，这些因素都被广泛研究过了[15,19,27,30-32]。关于年龄和微种植体的稳定性，研究证据是不确定的。Park等[33]报道，与年龄大于15岁的受试者相比，15岁以下的受试者微种植体的失败率更高，因为骨质和骨量更差，而Park的结论是，20岁以下的受试者微种植体的失败率明显低于20岁或者更大的受试者[34]。然而，Miyawaki等和Moon等研究表明，微种植体的失败率在青少年受试者、年轻成年受试者和成年受试者中没有显著性差异[9,19]。大部分的研究表明，微种植体的成功率在性

表3.1 微种植体稳定性的危险因素

宿主因素	微种植体因素
• 骨质和骨量	• 长度
• 年龄	• 直径
• 性别	• 材料
	• 表面

别之间没有显著性差异[6,18-19]。同样，Papageorgiou等[5]通过Meta分析研究表明，微种植体的失败率与性别和年龄缺乏正相关依据。牙槽骨的质和量被认为是影响正畸微种植体成功率的重要因素[35]。皮质骨厚度被认为是微种植体整体成功/失败的决定性因素。有证据表明，上下颌牙槽皮质骨厚度的增加能够明显增加微种植体的初期稳定性[36-37]。最近，一篇Meta分析显示，微种植体的稳定性和皮质骨的量呈正相关[35]。

　　微种植体成功率最重要的影响因素是微种植体的直径和长度，并且这两个因素都已经被全面地研究过了[19,38]。已经发表的直径和长度参数对微种植体稳定性作用的研究结果有矛盾之处，这是因为研究方法和样本的不同[5,19,38]。Miyawaki等报道了微种植体的直径和长度影响稳定性。增加微种植体的直径和长度提高了微种植体的成功率[19]。Tseng等发现微种植体长度是影响成功率/失败率的重要变量。他们的研究表明，微种植体的长度与成功率相关：8mm的成功率为80%，10mm的成功率为90%，12mm和14mm的成功率为100%[39]。同样，Sarul等[38]通过前瞻性临床研究表明，8mm的微种植体比6mm的微种植体更加稳定。与前面的结论相反，Antoszewska等[40]通过回顾性研究表明，微种植体的长度与稳定性增加之间无明显关系。同样，Wilmes等[15]研究表明，微种植体的长度对初期稳定性没有显著的影响。同样，Papageorgiou等[5]的Meta分析显示，微种植体稳定性和微种植体长度无明显相关。

　　微种植体直径也影响初期稳定性（即成功率）。Miyawaki等报道，直径为1.5mm或2.3mm的微种植体的成功率显著高于直径为1mm的微种植体。同样，Berens等[41]报道了2mm的微种植体（与1.2mm相比）在下颌的成功率更高，并且1.5mm的微种植体在腭侧成功率更高。

结论

　　综上所述，选择微种植体位置，应该基于皮质骨的质和数量，了解邻近的解剖结构，如牙根、上颌窦、下牙槽神经管，并使用合适的生物力学机制，才能获得最大的成功。应使用三维影像技术来避免易受影响的解剖结构的穿孔[42]。最后，应该鼓励患者保持良好的口腔卫生，以减少种植体周围炎的潜在风险。

参考文献

[1] Yadav S, Upadhyay M, Roberts WE: Biomechanical and histomorphometric properties of four different mini-implant surfaces, *Eur J Orthod.* 37(6):627–635, 2015.

[2] Yadav S, et al.: Microdamage of the cortical bone during mini-implant insertion with self-drilling and self-tapping techniques: a randomized controlled trial, *Am J Orthod Dentofacial Orthop* 141(5):538–546, 2012.

[3] Upadhyay M, et al.: Treatment effects of mini-implants for en-masse retraction of anterior teeth in bialveolar dental protrusion patients: a randomized controlled trial, *Am J Orthod Dentofacial Orthop* 134(1):18–29 e1, 2008.

[4] Upadhyay M, Yadav S, Patil S: Mini-implant anchorage for en-masse retraction of maxillary anterior teeth: a clinical cephalometric study, *Am J Orthod Dentofacial Orthop* 134(6):803–810, 2008.

[5] Papageorgiou SN, Zogakis IP, Papadopoulos MA: Failure rates and associated risk factors of orthodontic miniscrew implants: a meta-analysis, *Am J Orthod Dentofacial Orthop* 142(5):577–595 e7, 2012.

[6] Uesugi S, et al.: Stability of secondarily inserted orthodontic miniscrews after failure of the primary insertion for maxillary anchorage: maxillary buccal area vs midpalatal suture area, *Am J Orthod Dentofacial Orthop* 153(1):54–60, 2018.

[7] Karagkiolidou A, et al.: Survival of palatal miniscrews used for orthodontic appliance anchorage: a retrospective cohort study, *Am J Orthod Dentofacial Orthop.* 143(6):767–772, 2013.

[8] Manni A, et al.: Factors influencing the stability of miniscrews. A retrospective study on 300 miniscrews, *Eur J Orthod* 33(4):388–395, 2011.

[9] Moon CH, et al.: Factors associated with the success rate of orthodontic miniscrews placed in the upper and lower posterior buccal region, *Angle Orthod.* 78(1):101–106, 2008.

[10] Kanomi R: Mini-implant for orthodontic anchorage, *J Clin Orthod* 31(11):763–767, 1997.

[11] Costa A, Raffainl M, Melsen B: Miniscrews as orthodontic anchorage: a preliminary report, *Int J Adult Orthodon Orthognath Surg* 13(3):201–209, 1998.

[12] Park HS, et al.: Micro-implant anchorage for treatment of skeletal Class I bialveolar protrusion, *J Clin Orthod* 35(7):417–422, 2001.

[13] Kim HJ, et al.: Soft-tissue and cortical-bone thickness at orthodontic implant sites, *Am J Orthod Dentofacial Orthop* 130(2):177–182, 2006.

[14] Chang C, Liu SS, Roberts WE: Primary failure rate for 1680 extra-alveolar mandibular buccal shelf mini-screws placed in movable mucosa or attached gingiva, *Angle Orthod* 85(6):905–910, 2015.

[15] Wilmes B, et al.: Parameters affecting primary stability of orthodontic mini-implants, *J Orofac Orthop* 67(3):162–174, 2006.

[16] Huja SS, et al.: Pull-out strength of monocortical screws placed in the maxillae and mandibles of dogs, *Am J Orthod Dentofacial Orthop* 127(3):307–313, 2005.

[17] Ure DS, et al.: Stability changes of miniscrew implants over time, *Angle Orthod* 81(6):994–1000, 2011.

[18] Park HS, Jeong SH, Kwon OW: Factors affecting the clinical success of screw implants used as orthodontic anchorage, *Am J Orthod Dentofacial Orthop* 130(1):18–25, 2006.

[19] Miyawaki S, et al.: Factors associated with the stability of titanium screws placed in the posterior region for orthodontic anchorage, *Am J Orthod Dentofacial Orthop* 124(4):373–378, 2003.

[20] Poggio PM, et al.: "Safe zones": a guide for miniscrew positioning in the maxillary and mandibular arch, *Angle Orthod* 76(2):191–197, 2006.

[21] Dasari AK, et al.: A simple 2D accurate mini implant positioning guide, *JCDR*(7)8, ZM03-ZM4. 2014.

[22] Gandhi VMF: Simple and chairside construction and placement of guide for accurate positioning of orthodontic mini-implants, *J Orthod Endod.*(2)1, 2015.

[23] Sharma K, Sangwan A: KS. Micro-implant placement guide, *Ann Med Health Sci Res.* 4(Suppl 3):S326–S328, 2014.

[24] Ludwig B, et al.: Anatomical guidelines for miniscrew insertion: vestibular interradicular sites, *J Clin Orthod* 45(3):165–173, 2011.

[25] Kyung HM, et al.: Development of orthodontic micro-implants for intraoral anchorage, *J Clin Orthod* 37(6):321–328, 2003; quiz 314.

[26] Cheng SJ, et al.: A prospective study of the risk factors associated with failure of mini-implants used for orthodontic anchorage, *Int J Oral Maxillofac Implants* 19(1):100–106, 2004.

[27] Yadav S, et al.: Gender and growth variation in palatal bone thickness and density for mini-implant placement, *Prog Orthod* 19(1):43, 2018.

[28] Chang CH, Lin JS, Eugene Roberts W: Ramus screws: the ultimate solution for lower impacted molars, *Semin Orthod.* 24(1):135–154, 2018.

[29a] Uribe F, et al.: Failure rates of mini-implants placed in the infrazygomatic region, *Prog Orthod* 16:31, 2015.

[29b] Jia X, Chen X, Huang X. Influence of orthodontic mini-implant penetration of the maxillary sinus in the infrazygomatic crest region. *Am J Orthod Dentofacial Orthop.* 153(5):656–661, 2018. https://doi.org/10.1016/j.ajodo.2017.08.021.

[30] Deguchi T, et al.: Quantitative evaluation of cortical bone thickness with computed tomographic scanning for orthodontic implants, *Am J Orthod Dentofacial Orthop* 129(6):721 e7–12, 2006.

[31] Farnsworth D, et al.: Cortical bone thickness at common miniscrew implant placement sites, *Am J Orthod Dentofacial Orthop* 139(4):495–503, 2011.

[32] Park J, Cho HJ: Three-dimensional evaluation of interradicular spaces and cortical bone thickness for the placement and initial stability of microimplants in adults, *Am J Orthod Dentofacial Orthop* 136(3):314 e1–12, 2009; discussion 314–315.

[33] Park YC, Lee KJ, Lee JS. *Atlas of contemporary orthodontics.* Shin Hung International, ed. Seoul: S.H. International; 2005.

[34] Park HS: Clinical study on success rate of microscrew implants for orthodontic anchorage, *Korea J Orthod* 2003(33):151–156, 2003.

[35] Marquezan M, et al.: Does cortical thickness influence the primary stability of miniscrews? A systematic review and meta-analysis, *Angle Orthod* 84(6):1093–1103, 2014.

[36] Motoyoshi M, et al.: Factors affecting the long-term stability of orthodontic mini-implants, *Am J Orthod Dentofacial Orthop* 137(5):588 e1–5, 2010; discussion 588–589.

[37] Motoyoshi M, et al.: Effect of cortical bone thickness and implant placement torque on stability of orthodontic mini-implants, *Int J Oral Maxillofac Implants* 22(5):779–784, 2007.

[38] Sarul M, et al.: Effect of the length of orthodontic mini-screw implants on their long-term stability: a prospective study, *Angle Orthod* 85(1):33–38, 2015.

[39] Tseng YC, et al.: The application of mini-implants for orthodontic anchorage, *Int J Oral Maxillofac Surg* 35(8):704–707, 2006.

[40] Antoszewska J, et al.: Five-year experience with orthodontic miniscrew implants: a retrospective investigation of factors influencing success rates, *Am J Orthod Dentofacial Orthop* 136(2):158 e1–10, 2009; discussion 158–159.

[41] Berens A, Wiechmann D, Dempf R: Mini- and micro-screws for temporary skeletal anchorage in orthodontic therapy, *J Orofac Orthop* 67(6):450–458, 2006.

[42] Tadinada A, Schneider S, Yadav S: Role of cone beam computed tomography in contemporary orthodontics, *Semin Orthod.* 24(4):407–415, 2008.

第三部分

腭侧种植体
Palatal Implants

第4章
缺失上颌侧切牙的间隙关闭
Space Closure for Missing Upper Lateral Incisors

BJÖERN LUDWIG, BETTINA GLASL

恒牙缺失并不罕见[1]——患病率为 1.5% ~ 11.3%[2-4]。除了智齿，第二前磨牙缺失是最常见的，其次是上颌侧切牙[2]。上颌侧切牙缺失的患病率在 1% ~ 2% 之间[5]，有证据表明女性患病率稍高[6]。尽管发病机制尚不完全清楚，但遗传被认为是重要的（协同）因素[7-8]。以往研究对遗传因素可能会影响恒牙缺失表示怀疑，例如，在对同卵双胞胎中进行对比研究[9]。

替代上颌侧切牙的治疗策略

上颌侧切牙缺失有很多不同的治疗方案。根据诊断的不同类型，包括尽可能久地保留乳牙[10]、牙齿移植[11]、单颗牙齿种植[12]或者固定桥修复[13-15]。本章从诊断和治疗两方面对正畸关闭间隙进行了阐释[16]。值得注意的是，无论选择何种治疗方法（间隙关闭或间隙扩大），有必要从患者的角度来权衡，以最优的方式，满足患者个性化、美观和功能的需求。例如，以下几个方面在诊断中有重要作用[12,14-18]（图4.1）。

- 侧貌类型。
- 骨性、牙性关系和咬合。
- 尖牙的形状和颜色，以及根形和长度。
- 尖牙的萌出位置和缺牙位置分布是否对称。
- 口腔卫生，患者动机和牙列条件。
- 微笑和牙龈线位置。

修复-种植方案

对于生长尚未完全的年轻患者不推荐使用修复-种植方案，因为早期种植后，牙槽突在进一步垂直向发育的过程中，种植体会发生下沉[19-24]。不仅是生长，年龄增长也会影响牙齿的垂直向萌出（图4.2）。然而，如果倾向于种植-修复，必须考虑到许多不同的关键因素[25-27]。有文献报道，正畸治疗后中切牙和尖牙牙根会重新接近[27]。缺牙区的牙槽突也会不断变化[28]。对此，研究发现在正畸扩大间隙的过程中，在缺失侧切牙的区域[29]，牙槽骨唇腭向宽度可减少15%。

正畸关闭间隙：支抗和生物力学

如果治疗方案支持正畸关闭间隙，必须要考虑影响最终治疗结果的几个因素。这些因素可以分为美学、功能和生物力学因素。移动牙齿需要支抗。根据牛顿第三定律，作用在牙齿上的力是相互的[17]。前牙倾斜，尤其向单颗牙缺失侧倾斜，会出现中线偏斜的副作用。如果不希望这部分牙齿移动，那么必须提供支抗使它们稳定在原位，这可以通过骨支抗来实现[30]。基于一些可能的生物力学机制，最近主要使用的装置称为滑动近移器[31]（图4.3）。

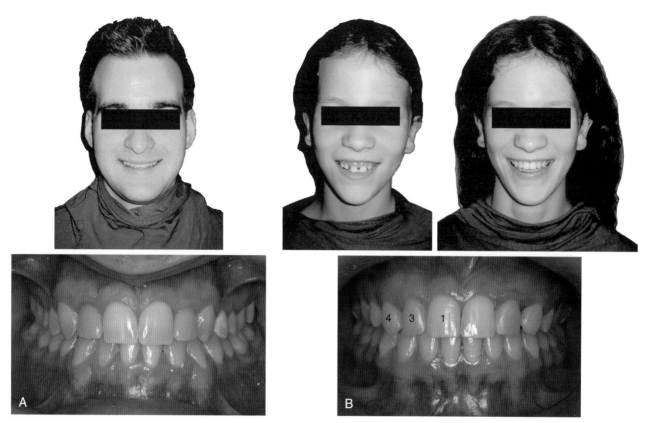

• 图4.1　影响间隙关闭或者间隙扩大的美学因素。（A）低笑线男性患者，微笑不露龈。治疗：间隙扩大，12、22区域植入牙种植体。（B）高笑线女性患者，露龈笑。治疗：正畸关闭间隙和近中移动牙齿进行牙齿美容改形。

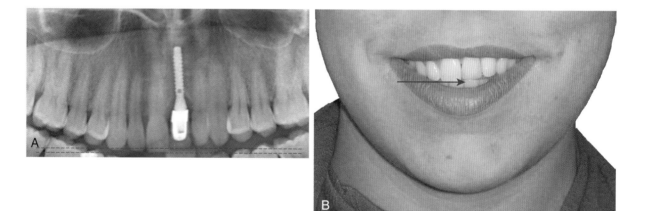

• 图4.2　成年后种植牙的垂直向改变。（A）种植体植入后，与种植牙相比，天然牙8年间萌出了大约2mm。（B）与唇缘相比，种植体位于低位。

腭侧微种植体的选择和植入

　　在寻找上颌最佳的植入位点时，上颌腭前部似乎是最好的[67-68]。它的特点是脱落率低[32]，是一个可靠并且临床上便于定位的理想植入位点，具有不受限制的生物力学多样性[33]。腭前部水平面的骨量很大，因此对微种植体（MI）的直径没有

限制。MI的长度不应该超过8～9mm，因为垂直向骨量是有限制的[34]。此外，薄的附着龈是MI无并发症的必要条件[35]。腭前部只有一层薄角化龈覆盖，厚度约1.5mm[36-37]。总之，推荐使用2颗MI，长度为7～9mm，直径为1.8～2.3mm，穿龈颈部长为1.5～2mm。由于腭部MI，不同于牙根间的MI，不会干扰牙齿的移动，根据治疗计划，为生物力学的应用

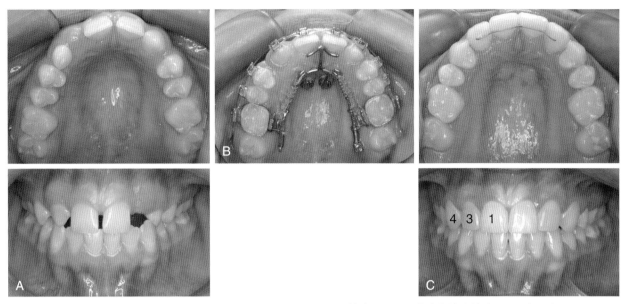

●图4.3　上颌侧切牙缺失，正畸关闭间隙。（A）初始状态：12和22缺失。（B）微种植体支持的T形滑动近移器。（C）上颌前牙美容改形后的最终状态并且使用固定保持器保持。

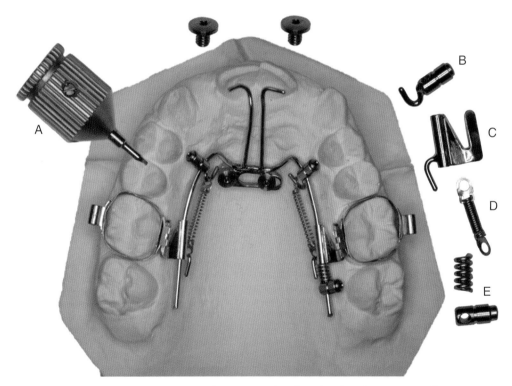

●图4.4　T形滑动近移器及其组件。（A）通用钥匙（螺丝刀）用来固定所有的螺丝部分。（B）带钩的移动锁用来挂拉簧或者弹性牵引。（C）滑动管插入到第一磨牙的标准舌侧鞘内。（D）超弹拉簧用在前段滑动锁和滑动管之间。（E）在滑动管和远中锁之间使用推簧。

提供了最大限度的灵活性[38-39]。

滑动近移器

　　T形滑动近移器的基本部分是一个预成的支架，通过激光焊接与两条方丝相连（图4.4）[40-41]。两条方丝都是不锈钢丝。前段弓丝的尺寸为0.8mm，后段弓丝的尺寸为1.1mm。前段弓丝与中切牙舌侧面接触（或者粘接），而后段弓丝几乎与后牙段平行。在对基本支架进行适应性弯制后，可选择不同的个性化组件连接在基本支架上（图4.4）。在选择好T形滑动近

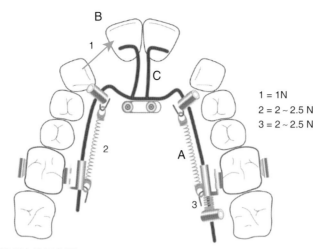

- 图4.5 显示前移牙齿最适力学系统的示意图。
- 前段锁和后段滑动管之间镍钛弹簧的力值是大约250g。
- 在中切牙和尖牙之间应用弹性橡皮链。可以在磨牙和前磨牙之间任意增加唇侧或者舌侧弹性牵引和/或推簧，因为支抗是稳定的。
- U形杆可以加力来引导第一磨牙扩弓/缩弓和/或压低/伸长。

移器合适的组件后，将它与腭部微种植体相连并且加力。图4.5显示前移牙齿最适力学系统的示意图。

关闭间隙完成阶段的多学科合作

通过使用复合树脂或者全瓷，最后对牙齿进行改形修复，使"角色转换"治疗可以达到完美的效果[39,42,60-62]。文献中有证据表明，上颌侧切牙缺失的病例中，上颌中切牙一般较窄[40]——这可能也需要对它们进行加宽[41]。但要达到理想的效果，正畸治疗必须进行完成阶段的精细调整。这些重要任务如下。

第一前磨牙
许多学者认为，第一前磨牙通过贴面或者复合树脂修复可以建立"等同尖牙"的间隙关闭效果[41-44]。

转矩
代替尖牙的第一前磨牙的牙根，必须加颊向转矩来模拟尖牙明显的牙根（出于美观原因）[45]。

压低
由于审美和功能上的原因，推荐压低第一前磨牙（实现与邻近牙齿的最佳牙龈位置关系），并进行贴面或者复合树脂修复[41,46-47]。这也可以帮助建立组牙

引导。第一前磨牙的腭尖在下颌运动时，可能引起咬合干扰，这可以通过选择性的牙齿改形[48-49]，也可以通过轻微的近中旋转来解决[50-52]。

牙龈切除术
此外，在压低的基础上，对第一前磨牙进行牙龈/骨切除术，来模拟尖牙的牙龈形态，也是有一定帮助的[16,41]。

尖牙

转矩
侧切牙和尖牙不同根形态的解剖差异，通常需要对近中移动的尖牙进行腭侧根转矩，例如，这可以通过使用合适的托槽和（如果需要）加大第三序列（转矩）的弯制来达到。

伸长
除了近中移动，还需要通过牙齿伸长将较高的尖牙的龈缘匹配侧切牙的牙龈缘高度。事实是牙龈边缘会随着牙冠伸长向冠方移动[53]。尖牙牙尖可以通过牙齿改形来成功完成[54]。

间隙关闭后的咬合
切牙平均的近远中宽度大约为7mm，相当于前磨牙的宽度。前牙在尖牙位置应该建立中性关系（安氏

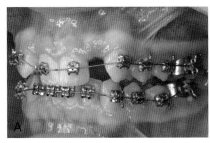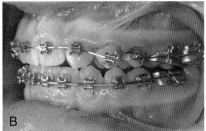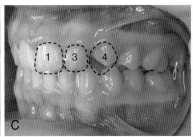

• 图4.6 正畸关闭间隙过程中，通过牙齿垂直向移动来建立和谐的牙龈线并且设计尖牙功能与审美改形。（A）12、22缺失的初始状态。（B）在成功关闭间隙后，通过托槽重新定位对单颗牙齿位置进行调整是很必要的。（C）1、3、4改形前的最终位置。

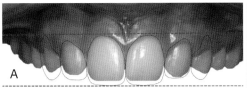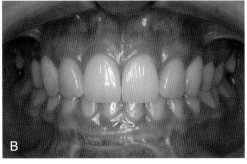

• 图4.7 正畸关闭间隙和微笑设计。（A）虚拟微笑设计。（B）瓷贴面对牙齿改形后的最终位置。

Ⅰ类）并且磨牙区建立远中关系[17]（图4.6和图4.7）。

结论

　　T形滑动近移器由两个夹板式腭侧微种植体固定，是一种不依赖患者配合的高效矫治器，它能够通过前移整个上颌牙列快速有效地关闭间隙。通过将这种间隙关闭方式与美学牙科相结合，上颌单侧或者双侧中切牙缺失伴错𬌗畸形的患者，甚至对于一些以前认为困难或者不可能治疗的患者，都可能获得具有吸引力的前牙外观。正畸关闭间隙，为同一患者提供了用不同牙位的牙齿代替缺失牙齿的可能。当治疗年轻患者时，通常在他/她的青春期能够完成治疗。在这

方面，多学科的合作是非常有益的[54-59,63-66]。

参考文献

[1] Fekonja A: Hypodontia in orthodontically treated children, *Eur J Orthod* 27(5):457–460, 2005.

[2] Polder BJ, et al.: A meta-analysis of the prevalence of dental agenesis of permanent teeth, *Community Dent Oral Epidemiol* 32(3):217–226, 2004.

[3] Larmour CJ, et al.: Hypodontia—a retrospective review of prevalence and etiology. Part I, *Quintessence Int* 36(4):263–270, 2005.

[4] Baccetti T: A controlled study of associated dental anomalies, *Angle Orthod* 68(3):267–274, 1998.

[5] Robertsson S, Mohlin B: The congenitally missing upper lateral incisor. A retrospective study of orthodontic space closure versus restorative treatment, *Eur J Orthod* 22(6):697–710, 2000.

[6] Aasheim B, Ogaard B: Hypodontia in 9-year-old Norwegians

related to need of orthodontic treatment, *Scand J Dent Res* 101(5):257–260, 1993.

[7] Vastardis H: The genetics of human tooth agenesis: new discoveries for understanding dental anomalies, *Am J Orthod Dentofacial Orthop* 117(6):650–656, 2000.

[8] Matalova E, et al.: Tooth agenesis: from molecular genetics to molecular dentistry, *J Dent Res* 87(7):617–623, 2008.

[9] Ulrich K: [Isolated canine aplasia in monozygotic twins], *Fortschr Kieferorthop* 50(5):415–422, 1989.

[10] Kokich VG: Orthodontic and nonorthodontic root resorption: their impact on clinical dental practice, *J Dent Educ* 72(8):895–902, 2008.

[11] Plakwicz P, Wojtowicz A, Czochrowska EM: Survival and success rates of autotransplanted premolars: a prospective study of the protocol for developing teeth, *Am J Orthod Dentofacial Orthop* 144(2):229–237, 2013.

[12] Kinzer GA, Kokich Jr VO: Managing congenitally missing lateral incisors. Part III: single-tooth implants, *J Esthet Restor Dent* 17(4):202–210, 2005.

[13] Kern M: Fifteen-year survival of anterior all-ceramic cantilever resin-bonded fixed dental prostheses, *J Dent* 56:133–135, 2017.

[14] Kinzer GA, Kokich Jr VO: Managing congenitally missing lateral incisors. Part II: tooth-supported restorations, *J Esthet Restor Dent* 17(2):76–84, 2005.

[15] Kokich Jr VO, Kinzer GA: Managing congenitally missing lateral incisors. Part I: canine substitution, *J Esthet Restor Dent* 17(1):5–10, 2005.

[16] Schopf P: In Schopf P, editor: *Curriculum Kieferorthopädie. Band I + II. 4., überarbeitete und erweiterte Auflage*, Berlin, 2008, Quintessenz-Verlag.

[17] Brough E, Donaldson AN, Naini FB: Canine substitution for missing maxillary lateral incisors: the influence of canine morphology, size, and shade on perceptions of smile attractiveness, *Am J Orthod Dentofacial Orthop* 138(6):705. e1–705.e9, 2010.

[18] Thilander B, Odman J, Lekholm U: Orthodontic aspects of the use of oral implants in adolescents: a 10-year follow-up study, *Eur J Orthod* 23(6):715–731, 2001.

[19] Behr M, et al.: Concepts for the treatment of adolescent patients with missing permanent teeth, *Oral Maxillofac Surg* 12(2):49–60, 2008.

[20] Kennedy DB: Orthodontic management of missing teeth, *J Can Dent Assoc* 65(10):548–550, 1999.

[21] Fudalej P, Kokich VG, Leroux B: Determining the cessation of vertical growth of the craniofacial structures to facilitate placement of single-tooth implants, *Am J Orthod Dentofacial Orthop* 131(4):S59–S67, 2007.

[22] Thilander B, et al.: Aspects on osseointegrated implants inserted in growing jaws. A biometric and radiographic study in the young pig, *Eur J Orthod* 14:99–109, 1992.

[23] Odman J, et al.: The effect of osseointegrated implants on the dento-alveolar development. A clinical and radiographic study in growing pigs, *Eur J Orthod* 13:279–286, 1991.

[24] Carter NE, et al.: The interdisciplinary management of hypodontia: orthodontics, *Br Dent J* 194(7):361–366, 2003.

[25] Olsen TM, Kokich VG: Postorthodontic root approximation after opening space for maxillary lateral incisor implants, *Am J Orthod Dentofacial Orthop* 137(2):158.e1–158.e8, 2010.

[26] Dickinson G: Space for missing maxillary lateral incisors-orthodontic perceptions, *Ann R Australas Coll Dent Surg* 15: 127–131, 2000.

[27] Spear FM, Mathezus DM, Kokich VG: Interdisciplinary management of single-tooth implants, *Semin Orthod*

3(1):45–72, 1997.

[28] Uribe F, et al.: Alveolar ridge width and height changes after orthodontic space opening in patients congenitally missing maxillary lateral incisors, *Eur J Orthod* 35(1):87–92, 2011.

[29] Ludwig B, et al.: *Mini-implantate in der Kieferorthopädie, Innovative Verankerungskonzepte*, Berlin, 2007, Quintessenz.

[30] Ludwig B, Zachrisson BU, Rosa M: Non-compliance space closure in patients with missing lateral incisors, *J Clin Orthod* 47(3):180–187, 2013.

[31] Lim HJ, et al.: Factors associated with initial stability of miniscrews for orthodontic treatment, *Am J Orthod Dentofacial Orthop* 136(2):236–242, 2009.

[32] Wilmes B, Drescher D: A miniscrew system with interchangeable abutments, *J Clin Orthod* 42(10):574–580, 2008; quiz 595.

[33] Ludwig B, et al.: Anatomical guidelines for miniscrew insertion: palatal sites, *J Clin Orthod* 45(8):433–441, 2011.

[34] Ludwig B, Baumgaertel S, Bowman JS: *Mini-implants in orthodontics. Innovative anchorage Concepts*, ed 1, London, 2008, Quintessence Publishing Co Ltd.

[35] Kang S, et al.: Bone thickness of the palate for orthodontic mini-implant anchorage in adults, *Am J Orthod Dentofacial Orthop* 131(4 Suppl l):S74–S81, 2007.

[36] Kim H-J, et al.: Soft-tissue and cortical-bone thickness at orthodontic implant sites, *Am J Orthod Dentofacial Orthop* 130(2):177–182, 2006.

[37] Ludwig B, Glasl B, Walde K: Miniscrews in the anterior palate, *Orthodontic Products* 9:91–94, 2011.

[38] Antoszewska J, et al.: Five-year experience with orthodontic miniscrew implants: a retrospective investigation of factors influencing success rates, *Am J Orthod Dentofacial Orthop* 136(2), 2009: 158 e1–10; discussion 158–159.

[39] Wilmes B, Bowman JS, Baumgaertel S: Fields of Application of mini-implants. In Ludwig B, Baumgaertel S, Bowman JS, editors: *Mini-implants in orthodontics. Innovative anchorage Concepts*, London, 2008, Quintessence Publishing Co Ltd, pp 91–122.

[40] Baumgaertel S: Maxillary molar movement with a new treatment auxiliary and palatal miniscrew anchorage, *J Clin Orthod* 42(10):587–589, 2008; quiz 596.

[41] Zachrisson BU: Improving orthodontic results in cases with maxillary incisors missing, *Am J Orthod* 73(3):274–289, 1978.

[42] Hourfar J, et al.: Esthetic Provisional restoration after space closure in patients with missing upper lateral incisors, *J Clin Orthod* 50(6):348–357, 2016.

[43] Olivadoti A, Doldo T, Treccani M: Morpho-dimensional analysis of the maxillary central incisor clinical crown in cases of congenitally missing upper lateral incisors, *Prog Orthod* 10(1):12–19, 2009.

[44] Zachrisson BU, Rosa M, Toreskog S: Congenitally missing maxillary lateral incisors: canine substitution, *Point. Am J Orthod Dentofacial Orthop* 139(4), 2011.

[45] Convissar RA: Reshaping a first premolar with a composite resin to replace a missing canine, *Gen Dent* 34(4):301–302, 1986.

[46] Zachrisson BU, Stenvik A: Single implants-optimal therapy for missing lateral incisors? *Am J Orthod Dentofacial Orthop* 126(6):13–15, 2004.

[47] Manhart J: [Anterior esthetics with adhesive porcelain veneers], *Schweiz Monatsschr Zahnmed* 121(1):27–50, 2011.

[48] Cozzani G, et al.: Closure of central incisor spaces: a 16-year follow-up, *J Clin Orthod* 45(6):321–327, 2011.

[49] Kokich V: Esthetics and anterior tooth position: an

orthodontic perspective. Part II: vertical position, *J Esthet Dent* 5(4):174–178, 1993.

[50] Kokich V: Esthetics and anterior tooth position: an orthodontic perspective. Part III: Mediolateral relationships, *J Esthet Dent* 5(5):200–207, 1993.

[51] Biggerstaff RH: The orthodontic management of congenitally absent maxillary lateral incisors and second premolars: a case report, *Am J Orthod Dentofacial Orthop* 102(6):537–545, 1992.

[52] Park JH, et al.: Orthodontic treatment of a congenitally missing maxillary lateral incisor, *J Esthet Restor Dent* 22(5):297–312, 2010.

[53] Miller TE: Anterior esthetics achieved with orthodontic therapy: a report of three cases, *J Esthet Dent* 1(5):145–154, 1989.

[54] Czochrowska EM, et al.: Outcome of orthodontic space closure with a missing maxillary central incisor, *Am J Orthod Dentofacial Orthop* 123(6):597–603, 2003.

[55] Fiorillo G, Festa F, Grassi C: Upper canine extractions in Adult cases with Unusual malocclusions, *J Clin Orthod* 46(2):102–110, 2012.

[56] Salama H, Salama M: The role of orthodontic extrusive remodeling in the enhancement of soft and hard tissue profiles prior to implant placement: a systematic approach to the management of extraction site defects, *Int J Periodontics Restorative Dent* 13(4):312–333, 1993.

[57] Thordarson A, Zachrisson BU, Mjor IA: Remodeling of canines to the shape of lateral incisors by grinding: a long-term clinical and radiographic evaluation, *Am J Orthod Dentofacial Orthop* 100(2):123–132, 1991.

[58] Zachrisson BU, Rosa M, Toreskog S: Congenitally missing maxillary lateral incisors: canine substitution, *Am J Orthod Dentofacial Orthop* 139(4):434, 2011.

[59] Rosa M, Zachrisson BU: The space-closure alternative for missing maxillary lateral incisors: an update, *J Clin Orthod* 44(9):540–549, 2010.

[60] Rosa M, Zachrisson BU: Integrating space closure and esthetic dentistry in patients with missing maxillary lateral incisors, *J Clin Orthod* 41(9):563–573, 2007.

[61] Rosa M, Zachrisson BU: Integrating esthetic dentistry and space closure in patients with missing maxillary lateral incisors, *J Clin Orthod* 35(4):221–234, 2001.

[62] Zimmer B, Seifi-Shirvandeh N: Routine treatment of bilateral aplasia of upper lateral incisors by orthodontic space closure without mandibular extractions, *Eur J Orthod* 31(3):320–326, 2009.

[63] Graham JW: Temporary replacement of maxillary lateral incisors with miniscrews and bonded pontics, *J Clin Orthod* 41(6):321–325, 2007.

[64] Kokich VG, Swift Jr EJ: Temporary restoration of maxillary lateral incisor implant sites, *J Esthet Restor Dent* 23(3):136–137, 2011.

[65] Goellner P: Bilateral protraction of the entire upper arch to Substitute central incisors with lateral incisors. In Cope JB, editor: *Ortho TADs the clinical guide and Atlas*, Dallas, 2007, Under Dog Media LP, pp 415–418.

[66] Ludwig B, et al.: Anatomical guidelines for miniscrew insertion: vestibular interradicular sites, *J Clin Orthod* 45(3):165–173, 2011.

[67] Wehrbein H, et al.: The Orthosystem--a new implant system for orthodontic anchorage in the palate, *J Orofac Orthop* 57(3):142–153, 1996.

[68] Park HS: Clinical study on success rate of microscrew implants for orthodontic anchorage, *Korean J Orthod* 33(3):151–156, 2003.

[69] Gunduz E, et al.: Acceptance rate of palatal implants: a questionnaire study, *Am J Orthod Dentofacial Orthop* 126(5):623–626, 2004.

第5章
应用i-station对磨牙进行可预测的三维控制

Predictable Management of Molar Three-Dimensional Control with i-station

YASUHIRO ITSUKI

牙槽外区的支抗装置——i-station

通过在牙槽外区的位置放置支抗部件，可以制造出各种不同的矫治器，提供比牙齿间种植体更加复杂的力学系统。这些矫治器可以设计成有利于力传递的形式，帮助矫正大量的传统力学方式很难纠正的错𬌗畸形。我们设计了一款独特的矫治器，这个矫治器可以根据力学机制需求添加大量的可互换的组件。i-station由2颗微种植体（i-screw）组成，在其上放置一个支架（i-platform）。控制力学系统的上部结构［基板（i-arm plate）/方丝（i-arm square wire）］通过3个紧固件（i-caps）固定在这个平台上。组件组装在一起的方式如下：支架连接在i-screw上并且i-arm plate/i-arm square wire固定在支架上[1-4]。

i-station通过很少的组件变化，可同时用于上颌骨（图5.1A和B）和下颌骨（图5.1C和D）。主要的区别在于i-platform的大小。下颌骨的i-platform更大并且可以根据每名患者的解剖特点通过裁切长度来进行调整。

上颌i-station由2颗沿腭中缝后部放置的i-screw及固定在其上的i-platform与上部结构（i-arm plate / i-arm square wire）连接组成。另一方面，下颌i-station放置在下颌骨外斜线处并且用2颗微种植体固定于i-platform[3]的两端。

i-station具有以下特点：

1. 不论上颌或者下颌植入都不需要做切口。i-screw头部有一个宽底座，底座的作用是作为一个止点，防止i-platform埋入黏膜导致组织刺激（图5.2A）。

2. i-platform允许i-screw自由放置。只有一颗i-screw能精确放置在i-platform内，允许第二颗i-screw放置在一定的位置范围内。这确保了可以根据患者的解剖形态灵活调整植入部位（图5.2B）。

3. 紧密安装（图5.2C）。i-screw头部和i-platform孔都是六角形的。两者紧密地接合防止i-platform安装后松动。

4. 易于装配（图5.2D）。即使2颗i-screw不平行，或连接头高度不在同一水平，i-基台仍旧可以安装。i-platform有两个凹槽可以调整到符合不同的i-screw角度和高度。这种调整通过使用带环推很容易进行。

5. 可互换的i-arm plate / i-arm square wire（图5.2E）。通过拆卸螺帽，i-arm plate / i-arm square wire易于更换。因此，它可以根据不同的力传递系统进行互换。

6. 牙齿沿360°的方向移动（图5.2F）。i-arm plate / i-arm square wire能够以不同角度安装在i-platform头部（以45°递增），能够在完整的圆周范围内进行力的矢量传递。

7. 可焊接部件（图5.2G）。托槽可以焊接到i-arm plate，β钛合金弓丝可以用于创建复杂的力学系统。

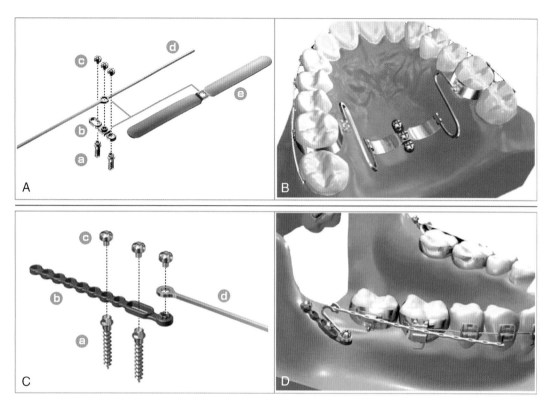

● **图5.1**　i-station结构。（A）上颌i-station。a：i-screw；b：i-platform；c：i-cap；d：i-arm square wire；e：i-arm plate。（B）i-station放置在腭中缝后部。（C）下颌i-station（与A相似，除了i-platform[3]不同）。（D）下颌i-station放置在下颌外斜线处。

轻柔有效的力学系统

　　理论上，进行牙齿整体移动，力矢量必须通过整个牙列的阻抗中心（图5.3A）。然而，牙列不是刚体，每颗牙齿都有自己的阻抗中心，并且当施加一个力时，给定的任何弓丝都倾向于弯曲（图5.3B）。增加弓丝的硬度，牙齿可能会整体移动，但是除非施加很大的重力，牙齿才会发生移动。如果所施的力位置非常高，微种植体失败的可能性会增加（图5.3C）。

　　在正畸治疗中，从三维方向上控制第一磨牙是至关重要的。i-station能够提供这种控制，因为它在冠状面上能抵消外力产生的旋转趋势，例如，利用开大螺簧在第一磨牙近中舌侧管上施加一个远中力时，会产生一个旋转力矩并且牙齿会向远中倾斜（图5.4A）。产生这种类型的磨牙移动的原因是牙齿的阻抗中心与施力点不同。这也会导致约束力，它会进一步限制牙齿移动。同理，当从𬌗面评估力学系统时，磨牙受力后也会产生扭转（图5.4B）。

　　在使用曲的力学机制中，如前所述，可以通过调整弓丝来抵消倾斜和旋转的趋势。一个尺寸为

0.032" × 0.032"的β钛合金弓丝弯制的垂直曲从i-arm plate插入到磨牙舌侧托槽内（图5.4C）。从第二序列弯曲的角度来看，为了抵消远移力产生的磨牙倾斜，通过曲的预弯产生一个直立的力矩。因此，当弓丝插入舌侧托槽，倾斜和直立的力矩同时产生，这导致牙齿的整体移动而没有远中倾斜。此外，从𬌗面来看，曲是扭转的，所以会对牙齿施加一个远中腭向旋转的力矩（图5.4D）。这最终会导致牙齿的平移，这是因为曲的垂直部分激活产生磨牙近中腭向旋转，而曲的扭转会产生远中腭向的旋转，两个力矩同时产生并相互抵消。此外，这是一种没有摩擦力的方式，能够通过轻力更加有效地移动牙齿，因为不存在约束力。

　　0.016" × 0.022"镍钛（NiTi）弓丝放置于上颌牙列舌侧托槽中，以远移整个上颌牙列。这根弓丝结扎于第一磨牙，第一磨牙上还放置了源自i-station的加力曲（图5.5A）。通过这种方式，除了第一磨牙的所有牙齿最初向远中倾斜外，均通过弓丝的形变并基于第一磨牙的位置得以排齐，达到正确位置（图5.5B和C）。

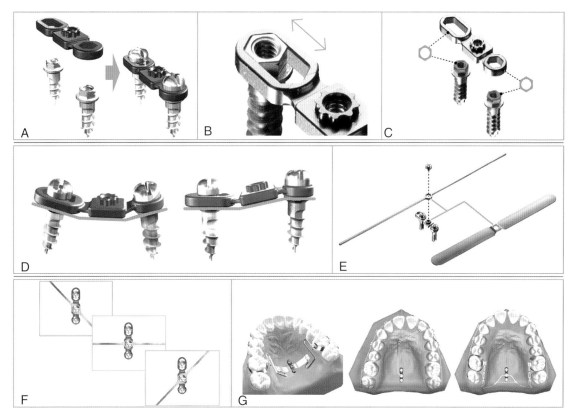

• 图5.2 i-station组件和特点。（A）i-screw头部有一个宽底座，它的作用是防止i-platform埋入黏膜。（B）只有一颗i-screw能与i-platform精确吻合，允许第二颗i-screw放置在一定范围的位置上。（C）i-screw头部和i-platform孔都是六角形。（D）i-platform有两个凹槽，可根据i-screw的角度和高度进行调整。（E）i-arm plate / i-arm square wire可以很容易地通过拆卸螺帽更换。（F）i-arm plate / i-arm square wire能够以不同角度（以45°递增）连接在i-platform的花形连接头上。（G）可以在i-arm plate上焊接托槽，而且可使用β钛合金弓丝用于构建各种复杂的力学系统。

曲的力学机制的另一个优点是通过水平曲垂直部分的加力可实现牙齿的伸长或者压低（图5.6A）。同样，曲可以在横向上打开或关闭，以实现上颌牙弓的扩大或者缩小（图5.6B）。如前所述，该装置也能够对磨牙前后向位置进行控制（图5.6C）。因此，它能对上颌第一磨牙进行6个自由度的三维控制，并且不产生摩擦力（图5.6D）。因此，对第一磨牙的控制是成功纠正错𬌗畸形的关键。

对切牙加唇侧转矩的力学机制

当唇向转矩施加于上颌前牙时，会同时对上颌前牙施加伸长的力并且会对磨牙产生一个大小相等、方向相反的压低力（图5.7A）。这个压低磨牙的力可以通过i-station曲的作用抵消，并有效地对前牙施加冠唇向的转矩（图5.7B）。通过控制第一磨牙，可以完

全控制切牙的倾斜度并且不会出现前牙的伸长。

病例1

患者男性，21岁。主诉是面部和牙齿中线偏斜和牙列拥挤（图5.8）。口外检查发现，下颌左偏、适合正颌手术的软组织侧貌和下唇前突。口内检查发现，上下颌中线有9mm的不调。与面部中线相比，上颌中线右偏3mm，下颌中线左偏6mm。上颌侧切牙舌侧位。上颌拥挤度约12mm，下颌拥挤度6mm。右侧尖牙、磨牙Ⅰ类咬合关系，左侧尖牙、磨牙Ⅱ类咬合关系，前牙反覆盖1mm、覆𬌗0mm。

全口曲面断层片显示，上颌第三磨牙垂直阻生，下颌第三磨牙水平埋藏阻生。头影测量分析显示，骨性Ⅲ类伴上颌后缩，下颌位置正常。下颌平面角在正常值范围内（图5.9）。上颌切牙倾斜度正常，下颌切牙舌倾，上下颌切牙夹角为钝角。

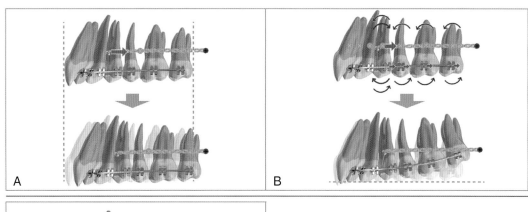

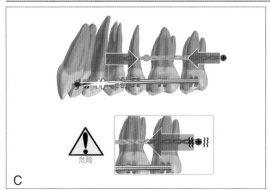

• 图5.3 （A）上颌牙列平移的理论示意图。（B）上颌牙列的牙齿平移示意图显示，每颗牙齿都有自己的阻抗中心。（C）力的作用线过高会增加微种植体脱落的风险。

治疗计划和替代方案

推荐进行正颌手术，因为下颌偏斜、中线明显不调，然而患者拒绝接受本方案。而且患者要求非拔牙治疗。为了改善上颌牙量骨量不调和上颌中线右偏，计划使用i-station进行矫治。i-station能够提供坚固的支抗，用于远移右侧磨牙5mm和左侧磨牙7mm，同时左移上颌中线3mm。

此外，为了改善下颌牙齿宽度–牙弓长度不调及中线向左偏斜，计划在下颌右侧外斜嵴应用下颌i-station。这个支抗单元用于远移右侧磨牙5mm，并且右移下颌中线6mm。最后，颌间Ⅲ类牵引远移左侧磨牙1mm。

治疗过程

上下颌粘接固定舌侧矫治器，0.016"镍钛（NiTi）弓丝作为起始弓丝。在上颌腭中缝后部放置i-station，下颌i-station放置在右侧外斜嵴。在上颌，4个托槽焊接在i-arm plate上，不锈钢丝（0.047"）延伸到磨牙后部，利用镍钛拉簧远移上颌左右侧磨牙。

将0.047"的不锈钢丝延伸至上颌左侧尖牙处，并且通过镍钛拉簧连接上颌右侧侧切牙，左移上颌中线（图5.10）。

在下颌，i-arm square wire延伸到右侧第一磨牙的后部和前部，NiTi拉簧同时用来远移右侧第一磨牙和右移右侧侧切牙。序列更换弓丝，从0.018"到0.016"×0.022"，再到0.018"×0.025"镍钛方丝。

更换上颌i-臂（i-arm）用于下一阶段的治疗（图5.11）。右侧0.047"的不锈钢丝延伸到右侧尖牙处，用弹力线连接并内收右侧尖牙。左侧0.047"的不锈钢丝延伸到左侧尖牙处，并且使用拉簧连接右侧侧切牙以左移上颌中线。使用0.032"×0.032"的β钛合金弓丝，远中移动右侧磨牙的同时，使左侧磨牙颊向移动、远中移动和远中颊侧旋转。在牙齿中线、面部中线对正，尖牙、磨牙纠正到Ⅰ类咬合关系后，使用0.018"×0.025"的β钛合金弓丝进行完成阶段的精细调整。

治疗结果

严重的牙列拥挤得以纠正，并且获得了尖牙、磨牙Ⅰ类咬合关系（图5.12）。改善了9mm的上下颌中线不调，并且上下颌中线与面中线一致。术前、术

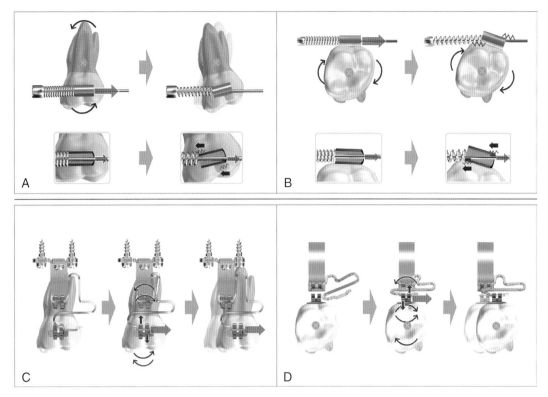

• 图5.4　滑动机制和曲机制的对比。（A）在第一磨牙舌面管近中放置开大螺簧对第一磨牙施加远中力，会产生一个旋转力矩，导致磨牙远中倾斜并产生约束力，阻止牙齿移动。（B）从𬌗面观察到相同的机制，施力后会发生磨牙扭转。（C）在曲的力学机制中，垂直曲从i-arm plate插入到磨牙托槽中。为了抵消磨牙倾斜，预弯曲以产生一个远中直立的力矩。因此，倾斜和直立力矩同时产生，使牙齿整体移动。（D）从𬌗面观察，扭转的曲会产生一个远中腭向旋转的力矩。这可以使牙齿平移。这种无摩擦的方式避免了弓丝约束。

后头影测量重叠显示，上颌右侧磨牙远移5mm，左侧磨牙远移7mm；下颌右侧磨牙远移4mm，左侧磨牙远移1mm（图5.13）。治疗后1年随访，效果稳定（图5.14）。

病例2

患者女性，26岁。主诉为开𬌗、嘴唇前突，并且下颌后缩（图5.15）。口外检查发现，口周肌肉紧张、颏肌紧张并伴闭唇困难。注意到因为下颌显著后缩，导致嘴唇前突伴凸面型。口内检查发现，严重的前牙开𬌗（-9mm）、严重的深覆盖（8mm），上颌拥挤度约8mm、下颌拥挤度约3mm，尖牙、磨牙为Ⅱ类咬合关系。

全口曲面断层片显示，上颌右侧第三磨牙为过小牙、左侧第三磨牙缺失，下颌2颗第三磨牙初萌（图5.16）。双侧髁状突明显吸收。

头影测量分析显示，下颌髁突严重吸收造成下颌升支明显变短，导致下颌严重顺时针旋转并且出现前牙开𬌗以及骨性Ⅱ类咬合关系，上下颌切牙角为锐角，显示上下颌前牙唇倾。

治疗计划和替代方案

为了减小开𬌗及下颌后缩的严重程度，正颌手术上颌截骨和下颌前徙是最合适的治疗策略。然而，在现在的关节状况下，进行下颌前徙手术，会增加术后髁突进一步吸收和复发的可能性。此外，患者不愿意接受手术。

为了改善嘴唇前突和前牙开𬌗，建议拔除上下颌双侧第一前磨牙。然而，这种方法是基于前牙伸长，对下颌前后向和垂直向的位置没有改善并且开𬌗有复发的趋势。这名患者也不接受这个治疗方案，因为她对拔除前磨牙治疗中暂时不美观的效果表示反对。

最终的治疗计划是拔除下颌第三磨牙并且使用该间隙来远移下颌牙列及拔除上颌右侧第三磨牙和远移上颌牙列。这些移动通过上下颌使用i-station来

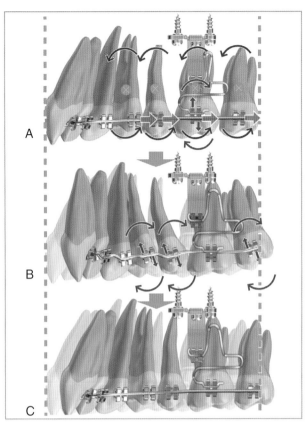

• 图5.5　利用曲的力学机制远移牙列。（A）0.016"×0.022"镍钛（NiTi）弓丝放置于上颌牙列舌侧托槽中，以远移整个上颌牙列。该弓丝在第一磨牙入槽，第一磨牙还同时受到激活的曲的力，会产生整体移动。（B）除第一磨牙外，所有牙齿均远中倾斜，并在弓丝的回弹作用下得到整平。（C）所有牙齿的整平都是基于对第一磨牙的控制。

进行。并且为了纠正前牙开𬌗，上颌和下颌磨牙利用i-station进行压低，并结合下颌前牙的压低，这样会使下颌明显的逆时针旋转，改善颏部形态（颏部变得突出）并且减小前部下面高。

治疗过程

固定矫治器安装在上颌舌侧和下颌唇侧，并且放置0.016"镍钛弓丝。

在上颌腭中缝后部植入i-station并且取模制作工作模型。在i-arm plate上焊接2个托槽并且用0.032"×0.032"的β钛合金弓丝弯制水平和垂直曲放置在i-arm plate和第一磨牙托槽之间（图5.17）。制作的i-arm plate固定在i-platform上，通过打开垂直曲、收缩水平曲来激活，同时远移和压低磨牙。

在双侧下颌磨牙远中植入i-station并且制作工作模型，双侧i-arm square wire延伸到尖牙根尖部远中，螺旋曲放置在第一磨牙根尖的远中（图5.18）。制作的i-arm固定在i-platform[3]上。在这些装置上，从螺旋曲和前臂分别挂弹力线用于远移、压低磨牙与尖牙。双侧第一磨牙之间制作舌弓，用于防止磨牙在压低过程中倒向颊侧。

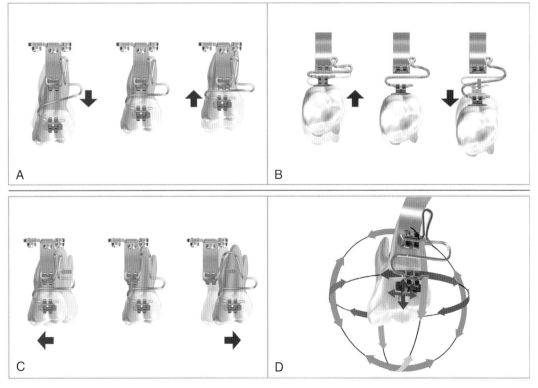

• 图5.6　曲的力学机制的牙齿移动范围。（A）压低和伸长。（B）扩弓和缩弓。（C）远中移动和近中移动。（D）6个自由度的三维移动。

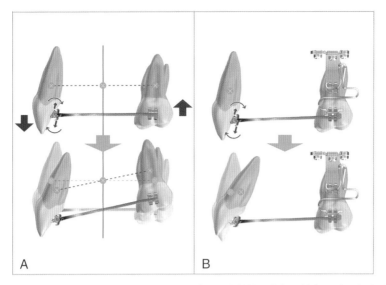

• **图5.7** 上颌切牙施加唇侧转矩的力学机制。（A）当对切牙施加唇侧转矩时产生的力。（B）当对切牙施加唇侧转矩时利用i-station对磨牙进行垂直向控制。

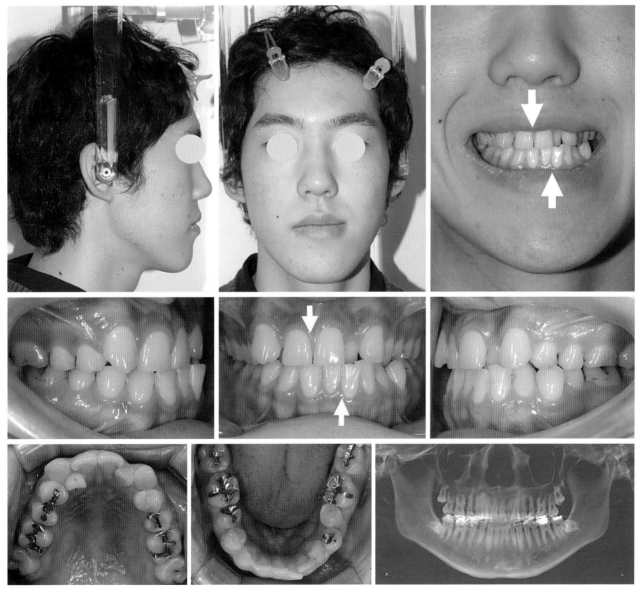

• **图5.8** 术前口内、口外照片和全口曲面断层片。黄色箭头所示为上下颌中线。

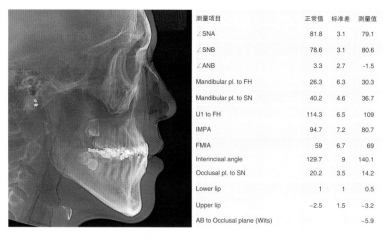

测量项目	正常值	标准差	测量值
∠SNA	81.8	3.1	79.1
∠SNB	78.6	3.1	80.6
∠ANB	3.3	2.7	-1.5
Mandibular pl. to FH	26.3	6.3	30.3
Mandibular pl. to SN	40.2	4.6	36.7
U1 to FH	114.3	6.5	109
IMPA	94.7	7.2	80.7
FMIA	59	6.7	69
Interincisal angle	129.7	9	140.1
Occlusal pl. to SN	20.2	3.5	14.2
Lower lip	1	1	0.5
Upper lip	-2.5	1.5	-3.2
AB to Occlusal plane (Wits)			-5.9

•**图5.9** 术前头颅侧位片和头影测量分析。

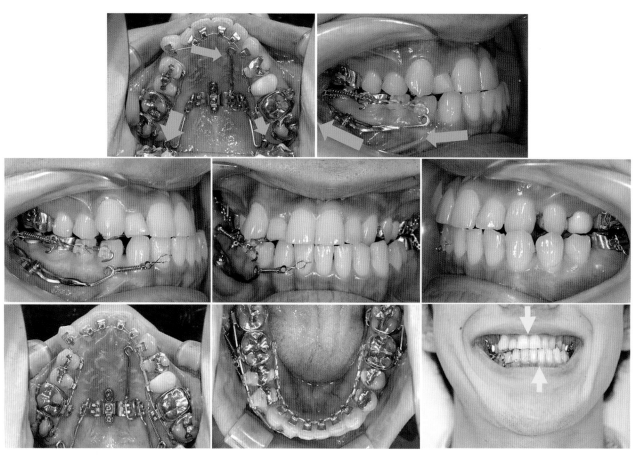

•**图5.10** 上颌双侧磨牙远移伴上颌中线左移，下颌磨牙远移伴下颌中线右移（蓝色箭头所示为力的方向）。两种移动都是依靠从i-station伸出的悬臂梁完成的。黄色箭头所示为上下颌中线。

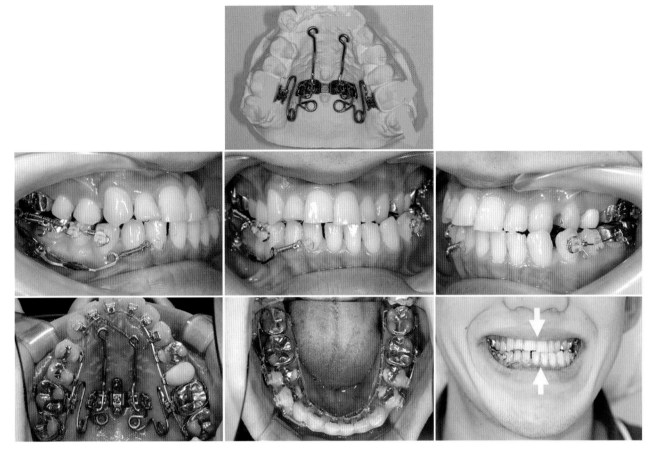

•图5.11 在上颌，右侧尖牙内收和中线左移都是通过悬臂梁完成的，右侧和左侧磨牙远移、远中旋转和扩弓都是通过曲完成的。蓝色箭头所示为力的方向，黄色箭头所示为上下颌中线。

治疗结果

唇部突度明显减小，下颌向前突出，下面高减小，口周肌肉紧张明显改善，闭唇困难消失（图5.19）。尖牙、磨牙Ⅰ类咬合关系，尖窝交错良好，获得理想的覆𬌗。

治疗前后头影测量重叠图显示，上颌磨牙远移9mm、压低5mm，下颌磨牙远移8mm、压低2mm。此外，下颌前牙压低3mm（图5.20）。因此，下颌发生了明显的逆时针旋转，导致颏部向前移动8mm、向上移动5mm。并且，下颌髁突没有表现出进一步吸收。

总结

i-station系统有很大的通用性，使牙齿能够在三维空间的6个自由度上进行移动。i-station可适用于纠正任何类型的错𬌗，包括严重拥挤、上颌前突、下颌前突、深覆𬌗和牙齿缺失。当进行磨牙垂直向控制时，牙性移动会产生显著的骨效应，因此极大拓宽了治疗范围。以往只能通过正颌手术治疗的患者可以通过该方法进行正畸治疗。i-station是正畸中强有力的辅助装置，特别是应用于严重的牙颌面畸形及疑难病例。

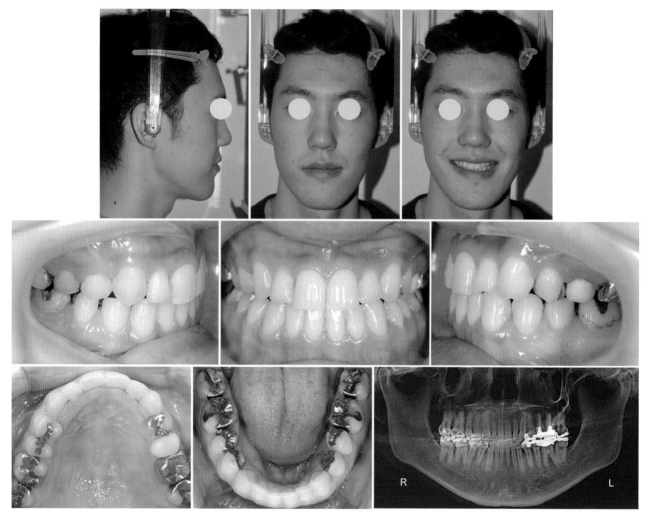

•图5.12   治疗后口外像、口内像和全口曲面断层片。

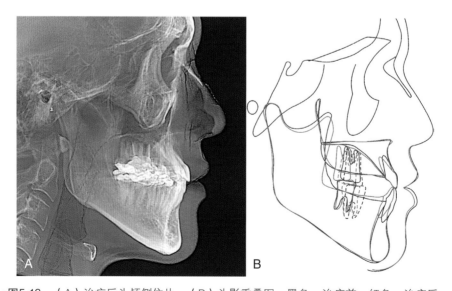

•图5.13   （A）治疗后头颅侧位片。（B）头影重叠图。黑色：治疗前；红色：治疗后。

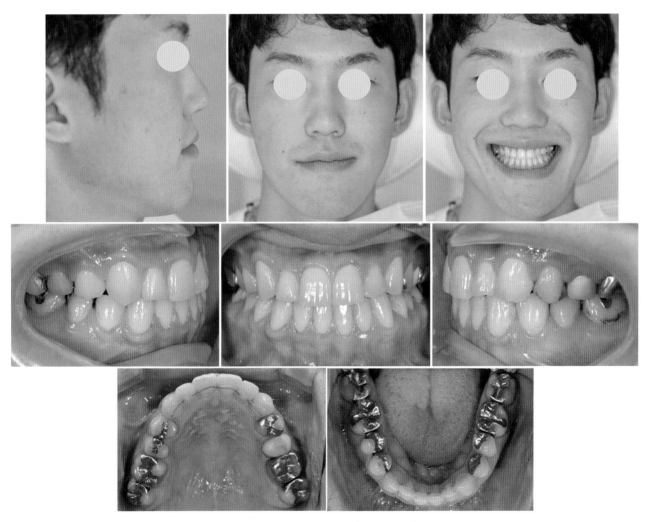

•图5.14　保持后1年的口外像、口内像。

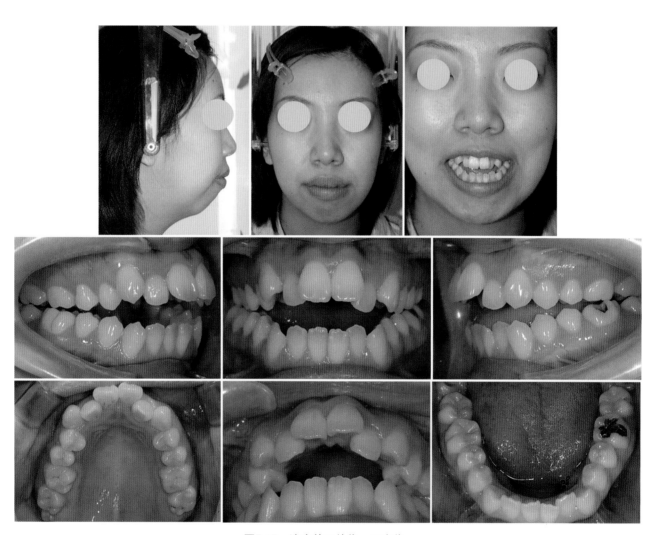

• **图5.15** 治疗前口外像、口内像。

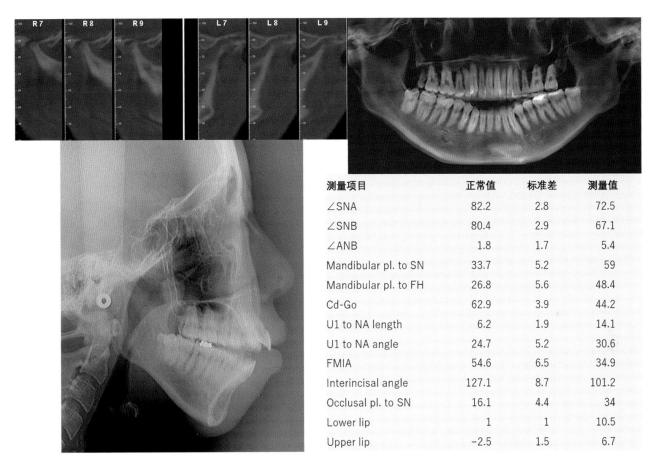

测量项目	正常值	标准差	测量值
∠SNA	82.2	2.8	72.5
∠SNB	80.4	2.9	67.1
∠ANB	1.8	1.7	5.4
Mandibular pl. to SN	33.7	5.2	59
Mandibular pl. to FH	26.8	5.6	48.4
Cd-Go	62.9	3.9	44.2
U1 to NA length	6.2	1.9	14.1
U1 to NA angle	24.7	5.2	30.6
FMIA	54.6	6.5	34.9
Interincisal angle	127.1	8.7	101.2
Occlusal pl. to SN	16.1	4.4	34
Lower lip	1	1	10.5
Upper lip	-2.5	1.5	6.7

•图5.16 治疗前的头颅侧位片、头影测量分析、颞下颌关节影像和全口曲面断层片。

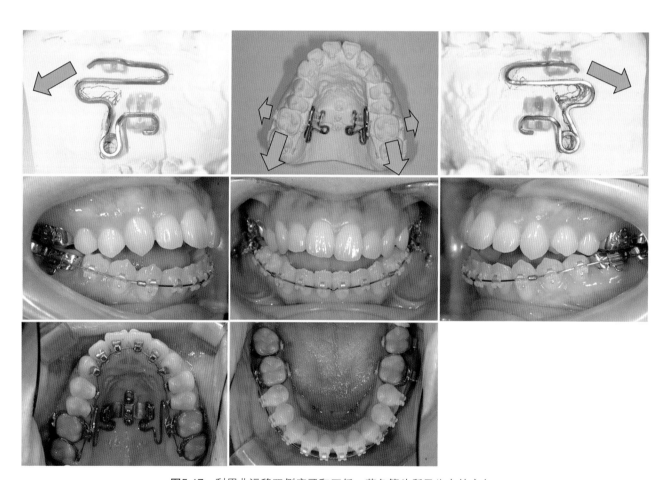

•图5.17　利用曲远移双侧磨牙和压低。蓝色箭头所示为力的方向。

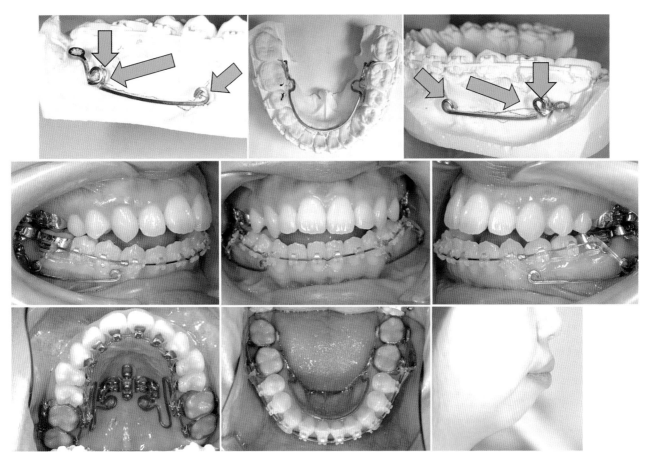

• 图5.18 利用i-station压低并远移下颌牙列。蓝色箭头所示为力的方向。

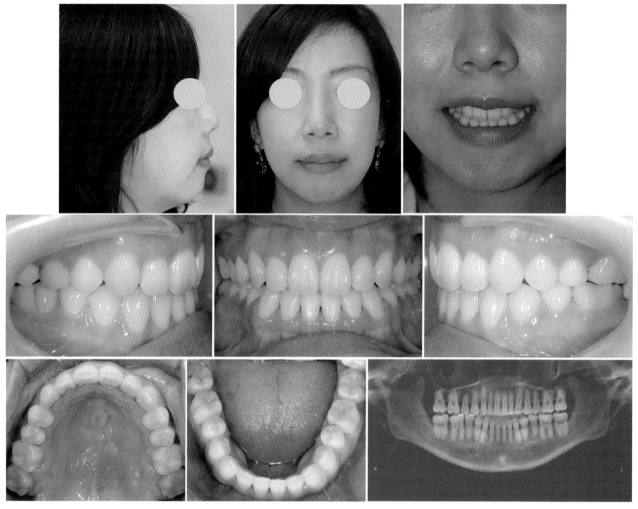

• 图5.19 术后口外像、口内像和全口曲面断层片。

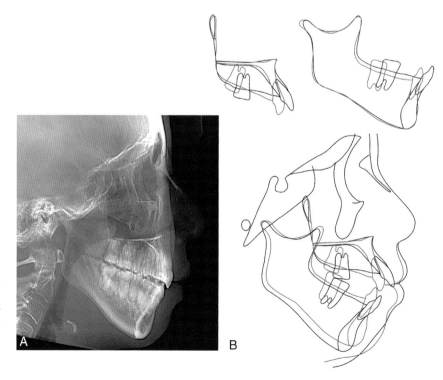

• 图5.20 （A）治疗后头颅侧位片。
（B）头影重叠图。黑色：治疗前；
红色：治疗后。上颌磨牙远移9mm并
压低5mm。下颌磨牙远移8mm并压低
2mm，下颌前牙压低3mm。下颌逆时
针旋转，引起下颌向前移动8mm、向
上移动5mm。

参考文献

[1] Itsuki Y, Imamura E: A new palatal implant with interchangeable upper units, *J Clin Orthod* 43:318–323, 2009.

[2] Itsuki Y, Imamura E, Sugawara J, Nanda R: A TAD-based system for camouflage treatment of severe skeletal Class III malocclusion, *J Clin Orthod* 50:401–412, 2016.

[3] Itsuki Y, Imamura E: Multipurpose orthodontic system using palatal implants for solving extremely complex orthodontic problems, *J World Fed Orthod* 6:80–89, 2017.

[4] Itsuki Y, Imamura E, Sugawara J: Temporary anchorage device with interchangeable superstructure for mandibular tooth movement, *J World Fed Orthod* 2:e19–e29, 2013.

第6章

MAPA：三维微种植体辅助的腭侧矫治器和一次复诊流程

MAPA: The Three-Dimensional Mini-Implants-Assisted Palatal Appliances and One-Visit Protocol

B. GIULIANO MAINO, LUCA LOMBARDO, GIOVANNA MAINO, EMANUELE PAOLETTO, GIUSEPPE SICILIANI

引言

在腭穹隆植入微种植体作为正畸支抗被越来越广泛地应用于牙科领域[1-5]。该支抗部位非常有用是出于生物力学和解剖学原因，尤其是在解剖位置上该部位没有牙根干扰微种植体植入[6-8]。然而，上颌腭部的厚度不一，因人而异[9]，因此需要仔细分析可用的骨量以保证良好的初期稳定性和可靠的支抗[10]。

近年来，体层扫描与专门设计的软件可以用来设计和制作导板，这样能够很好地发现可用的骨，使微种植体的植入更加安全和精确[11]。这些三维重建导板通常用于牙根间微种植体植入的设计，尤其用于防止牙根损伤[12-14]。然而，我们提出一个专门用于腭部微种植体植入的导板。这个导板不仅可以确保微种植体在上颌骨中的植入深度正确，还可以保证植入的多颗种植体是平行的。因此，它适用于为活动矫治器以及固定正畸预成和定制的固定矫治器提供支抗的微种植体。

手术导板的制作

微种植体植入的最佳位置和方向可以通过锥形束计算机断层扫描（CBCT）上颌骨进行识别（图6.1）或通过头颅侧位片来获得。拍摄头颅侧位片时口内需佩戴热塑性的聚对苯二甲酸乙二醇酯（PET-G）材料的保持器进行定位。保持器是通过对患者的石膏模型进行压膜制作，并沿着腭中缝制作一系列阻射的标记点（图6.2）。根据Kim等的研究，通过头颅侧位片测量的腭部厚度与距正中矢状平面约5mm扫描的CBCT测量结果大致一致[15]。微种植体的位置要实现双层皮质骨支抗并且不损伤牙根。Lombardo等已经证明了双层皮质骨支抗可显著减少骨小梁的负荷和增加稳定性[16]。对于所有尖牙阻生、侧切牙舌侧位、上颌狭窄或解剖异常可能影响正确植入微种植体的病例，均严格推荐行CBCT检查。扫描后，上颌数字化模型（立体光固化成型[STL]文件）与医学数字影像和通讯（DICOM）文件（图6.3）重叠或与侧位片重叠（图6.4），用于识别基于腭穹隆宽度和厚度的微种植体植入的最佳位点（图6.5）。这个过程使用合适的软件来完成（eXam Vision软件整合于Rhinoceros软

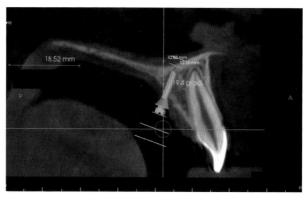

• 图6.1　锥形束计算机成像断层扫描生成的医学数字影像和通讯（DICOM）文件图像，包含数字化微种植体。

件），也用来设计虚拟手术导板，以适应上颌与牙齿的侧面形态和后部牙弓形态（图6.6）。虚拟导板可以使用3D打印机（Everes Uno, SISMA S.p.A.）用树脂（适用于口内）进行再生产，它还可以被设计成两个圆柱形金属导轨，来模拟微种植体植入的角度并且防止微种植体在中部超过所需深度（图6.7）。

微种植体的应用

腭部局部麻醉（2%利多卡因）后，安装好手术导板，确保它固定在后牙殆面上（图6.8）。如果需要，可以用少量的光固化树脂（Triad, Dentsply）将手术导板与第一前磨牙的殆面进行粘固。

选择预先设计好长度和直径的自钻式微种植体（Spider Screw Regular Plus and Konic Plus，HDC），选用合适的手柄安装在慢速（30r/min）反角机头上——通过这些方法插入合适的金属圆筒模板中。的确，手术导板可以非常精确地复制微种植体和手柄的穿龈部分，并且可以防止微种植体超过预定深度（图6.9）。

矫治器制作

利用STL得到上颌牙弓的模型，在数字化模型文件STL上制作2颗、3颗或4颗微种植体的头部。然后，打印的3D模型翻制成石膏模型（图6.10），设计适合微种植体头部的金属基台放置在石膏模型里，并且可以制作不同种类的正畸矫治器。在目前的精度下，对

于针对腭部应用MAPA系统专门设计的微种植体植入导板，临床医生通过它应用微种植体的同时，可以使用其他矫治器而不需要重新取模[17]。一旦矫治器定位在K2 Regular Plus Spider Screw或者Konic Spider Screw上（以防由于解剖原因植入的微种植体不平行），它通过微种植体与合适的植入器械结合来进行锁定（图6.11）。

临床病例

MAPA系统用途非常广泛，用于治疗各种不同类型的错殆畸形（Ⅱ类、Ⅲ类、上颌狭窄和不对称病例）。

生长期Ⅲ类患者

骨性Ⅲ类错殆是最具挑战性的正畸治疗之一[18]，因为这类错殆存在的不利生长模式通常需要早期干预才能有效[19]。然而，已经证实，使用前牵联合上颌快速扩弓对主要由上颌发育不足引起的骨性Ⅲ类错殆进行早期矫治是有效的[20-21]。前牵的目标是获得单纯的骨改变而对牙列影响最小[22]。以前的研究表明，包括过度前移和伸长上颌磨牙、过度唇倾上颌前牙以及增加下面高的这些副作用都来源于牙源性的前牵治疗[23-25]，在这种情况下，需要对牙弓长度保持格外的关注[22]。为了简化Ⅲ类错殆患者的治疗过程，Maino等[26-27]研发了3D手术导板，使腭侧微种植体的植入安全而可靠。我们提出通过骨和牙齿作为支抗的混合式扩弓器[28]对上颌进行交替扩弓和缩弓的相关

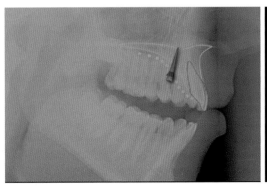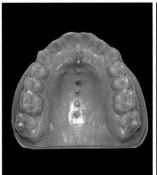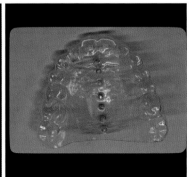

• 图6.2 X线和头颅侧位片显示放射阻射标记点沿着腭中缝标记微种植体可能植入的位置。在数字化模型和真空成型的压膜保持器上放置标记物。

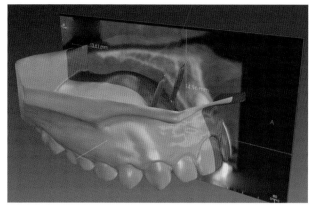

•图6.3　数字化模型与CBCT影像的微种植体进行重叠（获得HDC的允许）。

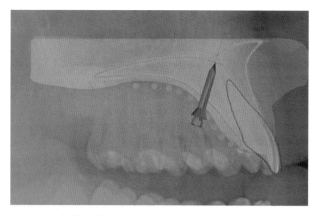

•图6.4　将带有微种植体的数字化模型重叠在头颅侧位片上。

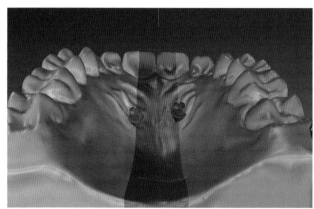

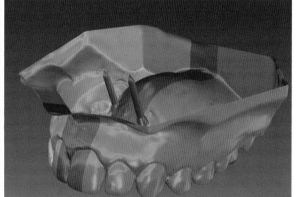

•图6.5　立体光固化数字模型和微种植体植入的最佳位点（IIPS）。

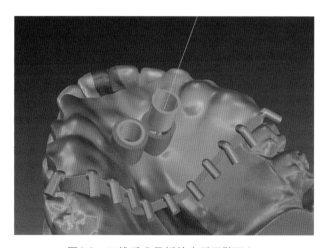

•图6.6　三维手术导板放在后牙殆面上。

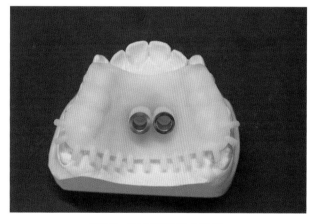

•图6.7　3D打印的手术导板。

治疗方案，在28名生长发育期Ⅲ类患者样本中应用4个月后，产生了令人注意的临床结果[29]（图6.12和图6.13）。以Ver-T为参考平面，A点前移了3.4mm。下颌平面顺时针旋转，使A点、鼻根点（N点）和B点之间的夹角（∠ANB）增加了3.41°，Wits值增加了

4.92mm。上颌磨牙轻度伸长（0.42mm）和近中移动（0.87mm）。头影测量分析结果与Cordasco等[30]对3个随机对照试验进行Meta分析的结果相似，在矢状向（∠SNA、∠SNB和∠ANB）和垂直向［SN平面和PP平面夹角∠SN-PP，SN平面和下颌平面（MP）夹角

∠SN-MP〕的测量值分析结果相似。然而，需要注意 Cordasco引用的文章中平均治疗时间大约为1年，而我们的治疗是在4个月内完成的。此外，我们的样本中患者的平均年龄更大（11岁4个月 vs 8岁5个月）。

Ⅱ类患者

上颌磨牙的远中移动是一种常见于Ⅱ类错𬌗患者

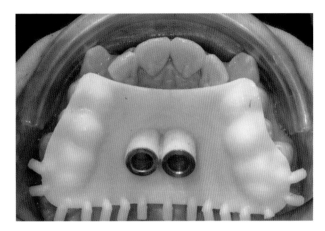

•**图6.8**　患者口内3D打印的手术导板。

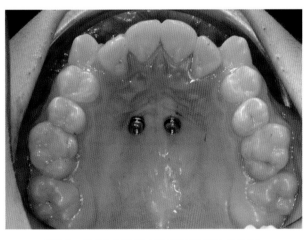

•**图6.9**　3D手术导板去除后微种植体的位置。

的正畸治疗程序。临床医生需要面对的最重要的问题就是患者的配合[27]，并且患者的配合程度不可避免地容易下降[29-33]，使口外或者口内矫治器的治疗效果不可预测[34]。为了简化这一过程，各种各样的远移装置被研发出来，并且这些年来更多矫治器在研制中。

对于配合程度最小但提供最大限度支抗控制的正畸治疗方法的需求日益增加，使临床医生寻找"骨支持式支抗"。多年的研究发现，微种植体作为临时支抗装置已被公认为一种有价值的工具，这是由于其体积小、植入和取出方便、成本低、能即刻加载，并且能够在不同位置安全植入。

MAPA系统可以为带有镍钛推簧的滑动装置提供骨支抗。最近，新的数字化技术允许使用激光金属熔

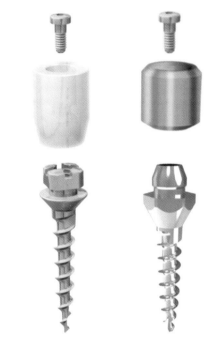

•**图6.11**　K2 Regular Plus Spider Screw或Konic Spider Screw（以防由于解剖原因植入的微种植体不平行）、基台和微种植体用于固定矫治器。

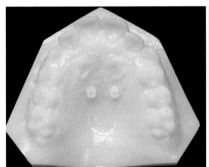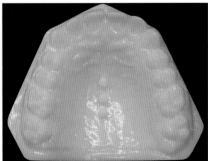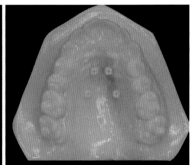

•**图6.10**　带有植入微种植体的3个不同的数字化模型。

合法（Mysint 100, SISMA S.p.A）来制作这些装置（图6.14）。该装置的设计消除了支抗丧失的风险，并且为临床医生尽量简化了复杂的治疗程序，直到获得磨牙Ⅰ类咬合关系。

对于Ⅱ类患者，一期治疗需要扩大上颌牙弓，然后远中旋转第一磨牙，可以联合使用两种不同的骨支抗装置。例如，可先在上颌腭部放置2颗K2 Spider Screw（9mm和11mm），随后粘接混合式快速扩弓器（图6.15）。一旦扩弓完成，重新取模并制作钟摆矫

治器，而不需要植入新的微种植体。通过钟摆矫治器，获得超Ⅰ类的磨牙关系，并利用直丝弓矫治器进行间隙关闭，排齐和协调上下牙弓。

上颌狭窄

很多年来，虽然很多学者报道了非手术方法对青年及成年患者进行扩弓的病例，但是外科辅助的腭部快速扩弓（Surgically Assisted Rapid Palatal Expansion，SARPE）仍然是用来纠正年轻成年患者上颌狭窄的主

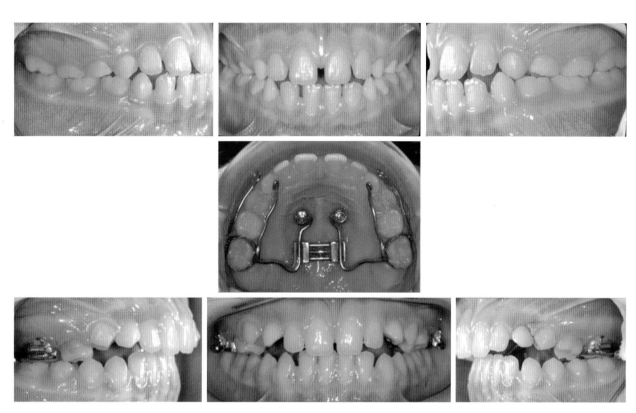

•图6.12　上颌混合式快速扩弓和前牵治疗Ⅲ类患者前后的口内像。

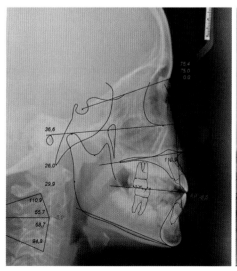

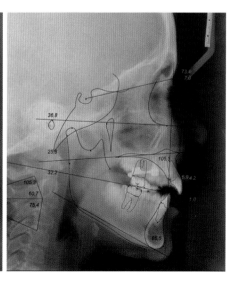

•图6.13　上颌混合式快速扩弓加前牵治疗前后的头影测量分析。

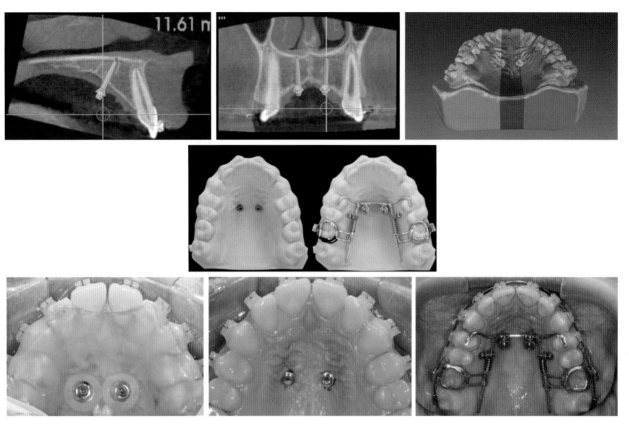

• 图6.14 通过腭侧微种植体和第一前磨牙固定的上颌滑动远移装置治疗安氏Ⅱ类患者的治疗资料。

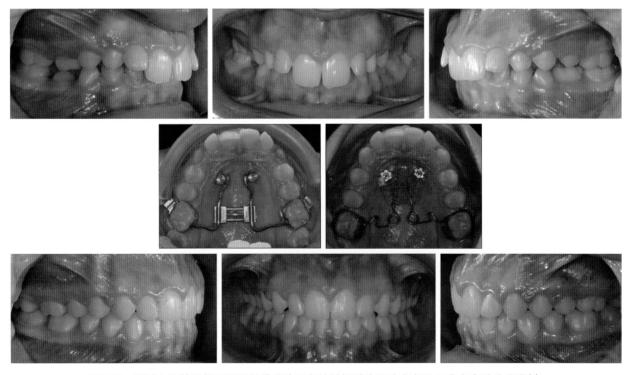

• 图6.15 通过上颌快速扩弓器和微种植体固定的钟摆矫治器治疗安氏Ⅱ类患者的治疗资料。

要治疗方法[31-35]。然而，在2010年，Lee[36]等介绍了利用微种植体进行扩弓的装置——微种植体辅助的快速扩弓器（mini-implants assisted rapid palatal expander，MARPE）。该矫治器用于在正颌手术前，治疗一名横向宽度严重不足的20岁患者。成功实现扩弓，并且对牙周和牙齿的损害降到了最低。

一名16岁的女性，表现为开张面型、露龈微笑、前牙开𬌗、上颌牙弓狭窄，并且左侧反𬌗（图6.16），在其他正畸干预之前，建议上颌初步扩弓。为了避免上颌扩弓过程中的牙周并发症，为患者提供了骨支持式快速扩弓器（bone born palatal expansion，BBRPE）。用CBCT图像模拟植入2颗自钻式微种植体Spider Screw Regular Plus†（2mm×11mm），植入部位是在靠近中缝的第一前磨牙平面上（图6.16）。另2颗相似的微种植体虚拟植入于双侧第二前磨牙与第一磨牙之间，植入角度彼此倾斜散开，以保证最大限度的骨支持（图6.9）。患者局部麻醉后，4颗微种植体安装在低速（50r/min）的反角手机上，通过个性化定制的手术导板袖部的引导，精确地植入于上颌腭部。BBRPE通过两个嵌入树脂中的基台与前部微种植体即刻相连并固定（图6.17）。两个后部基台通过在矫治器树脂部分的预钻

孔与后部微种植体相连。然后使用少量的光固化流体树脂固定这两个基台与BBRPE的主体部分。按照每天3/4圈的方案来对扩弓器进行加力，来确定BBRPE是否会立即产生效果；如果不行，外科辅助的腭部快速扩弓（SARPE）是必需的。加力6天后，上颌前牙之间会出现小的间隙。扩弓加力在14天内完成（图6.17）。然而，由于横向宽度并没有完全纠正，第一个矫治器去除后，重新取模在4颗微种植体上重新制作新的BBRPE（图6.17）。第二个BBRPE加力12天后，获得了足够的宽度过矫正量。扩弓后CBCT显示扩弓器有骨骼效应（图6.18）。

成人患者上颌腭中缝的打开更难以实现，传统的腭部快速扩弓器常常失败。为了获得更加平行、更加可靠的骨缝打开并且克服由于腭穹隆狭窄造成的解剖方面的障碍，通常使用Tandem骨性扩弓器（Tandem Skeletal Expander，TSE）（图6.19）。根据MAPA系统，上颌骨中植入4颗微种植体（K2 Spider Screw），2个扩弓器对微种植体同时加力。扩弓后CBCT三维重建显示上颌腭中缝打开大约6mm。

不对称病例

MAPA系统在不对称生物力学中也很有用。2颗腭

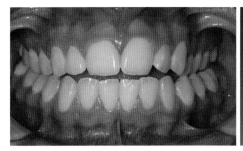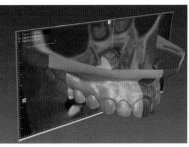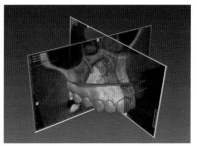

• 图6.16　初始正面口内照和CBCT-光固化立体成型的模型。微种植体的数字化重叠。

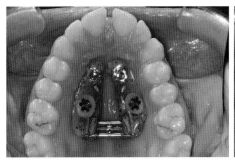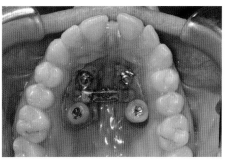

• 图6.17　使用4颗微种植体支持的腭侧第一、第二快速扩弓器来获得正确的上颌扩弓。

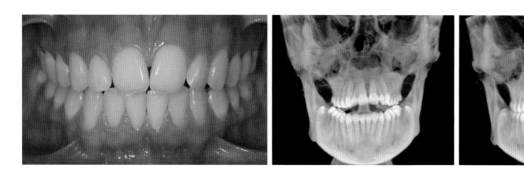

• **图6.18**   扩弓后的口内正面照和术前、术后CBCT重叠。

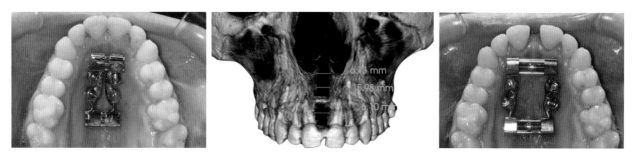

• **图6.19**   扩弓前后的口内𬌗面照和一名上颌牙弓严重狭窄的成年患者使用Tandem骨性扩弓装置治疗后的CBCT资料（经HDC授权）。

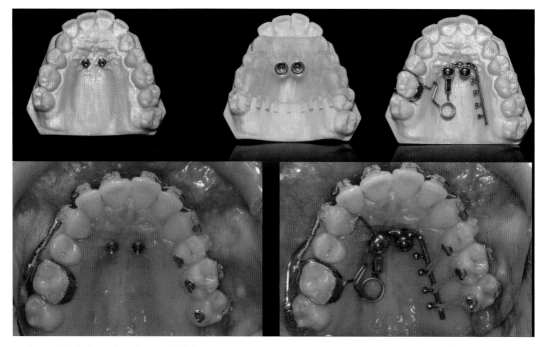

• **图6.20**   一名不对称患者通过远移上颌右侧磨牙以及和舌向移动上颌左侧第二前磨牙和磨牙之后的口内𬌗面照和数字化模型（经HDC授权）。

侧微种植体的双皮质支抗可以在左侧和右侧使用不同的加力方式。例如，右侧使用钟摆簧进行上颌磨牙远移，而在左侧利用金属臂腭侧移动尖牙、前磨牙和磨牙以获得更多的负转矩并纠正横向宽度问题（图6.20）。

结论

对于在生长发育期及成人患者的上颌放置2颗或者多颗种植体，MAPA系统提供了一种安全可靠的方式。该系统提供了无数种组合方式，并且根据生物力学需要，上颌前牵、上颌磨牙远移、上颌扩弓、上颌牙近中移动、压低或者舌侧倾斜都可以实现而不依赖患者配合，并且没有支抗丧失的风险。

参考文献

[1] Lee J, Miyazawa K, Tabuchi M, Kawaguchi M, Shibata M, Goto S: Midpalatal miniscrews and high-pull headgear for anteroposterior and vertical anchorage control: cephalometric comparisons of treatment changes, *Am J Orthod Dentofacial Orthop* 144(2):238–250, 2013.

[2] Suzuki EY, Suzuki B: Maxillary molar distalization with the indirect Palatal miniscrew for Anchorage and Distalization Appliance (iPANDA), *Orthodontics (Chic.)* 14(1), 2013.

[3] Kim KB, Helmkamp ME: implant-supported rapid maxillary expansion, *J Clin Orthod* 46(10):608–612, 2012.

[4] Razavi MR: Molar intrusion using miniscrew palatal anchorage, *J Clin Orthod* 46(8):493–498, 2012.

[5] Kang YG, Kim JY, Nam JH: Control of maxillary dentition with 2 midpalatal orthodontic miniscrews, *Am J Orthod Dentofacial Orthop* 140(6):879–885, 2011.

[6] Deguchi T, Nasu M, Murakami K, Yabuuchi T, Kamioka H, Takano-Yamamoto T: Quantitative evaluation of cortical bone thickness with computed to-mographic scanning for orthodontic implants, *Am J Orthod Dentofacial Orthop* 129, 721.e7–12, 2006.

[7] Poggio PM, Incorvati C, Velo S, Carano A: "Safe zones": a guide for miniscrew positioning in the maxillary and mandibular arch, *Angle Orthod.* 76:191–197, 2006.

[8] Choi JH, Yu HS, Lee KJ, Park YC: Three-dimensional evaluation of maxillary anterior alveolar bone for optimal placement of miniscrew implants, *Korean J Orthod* 44(2):54–61, 2014.

[9] Gracco L, Lombardo M, Cozzani G, Siciliani: Quantitative cone-beam computed tomography evaluation of palatal bone thickness for orthodontic miniscrew placement, *Am J Orthod Dentofacial Orthop* 134:361–369, 2008.

[10] Ludwig B, Glasl B, Bowman SJ, Wilmes B, Kinzinger GS, Lisson JA: Anatomical guidelines for miniscrew insertion: palatal sites, *J Clin Orthod* 45(8):433–441, 2011.

[11] Kitai N, yasuda Y, Takada K: A stent fabricated on a selectively colored stereo lithographic model for placement of orthodontic miniimplants, *Int J Adult Orthodon Orthognath Surg* 17:264–266, 2002.

[12] Miyazawa Ken, Kawaguchi Misuzu, Tabuchi Masako, Shigemi Goto: Accurate presurgical determination for self-drilling miniscrew implant placement using surgical guides and cone-beam computed tomography, *Eur J Orthod* 32(6):735–740, 2010.

[13] Kim SH, Choi YS, Hwang EH, Chung KR, Kook YA, Nelson G: Surgical positioning of orthodontic mini-implants with guides fabricated on models replicated with cone-beam computed tomography, *Am J Orthod Dentofacial Orthop* 131:S82–S89, 2007.

[14] Hong L, Dong-xu L, Guangchun W, Chun-ling W, Zhen Z: Accuracy of surgical positioning of orthodontic miniscrews with a computer-aided design and manufacturing template, *Am J Orthod Dentofacial Orthop* 137:728, 2010.

[15] Young-Jae K, Sung-Hoon L, Sung-Nam G: Comparison of cephalometric measurements and cone-beam computed tomography-based measurements of palatal bone thickness, *Am J Orthod Dentofacial Orthop* 145:165–172, 2014.

[16] Lombardo L, Gracco A, Zampini F, Stefanoni F, Mollica F: Optimal palatal configuration for miniscrew applications, *Angle Orthod* 80(1):145–152, 2010.

[17] Maino BG, Paoletto E, Lombardo L, Siciliani G: From planning to delivery of a bone-borne rapid maxillary expander in one visit, *J Clin Orthod* 51(4):198–207, 2017.

[18] Ngan P, Yiu C, Hu A, Hagg U, Wei SH, Gunel E: Cephalometric and occlusal changes following maxillary expansion and protraction, *Eur J Orthod* 20:237–254, 1998.

[19] Baccetti T, Franchi L, McNamara Jr JA: Growth in the untreated Class III subject, *Semin Orthod* 13:130–142, 2007.

[20] Ngan PW, Hagg U, Yiu C, Wei SHY: Treatment response and long-term dentofacial adaptations to maxillary expansion and protraction, *Semin Orthod* 4:255–264, 1997.

[21] Baccetti T, Franchi L, McNamara Jr JA: Treatment and post-treatment craniofacial changes after rapid maxillary expansion and facemask therapy, *Am J Orthod Dentofac Orthop* 118:404–413, 2000.

[22] Hagg U, Tse A, Bendeus M, Rabie BM: Long-term follow-up of early treatment with reverse headgear, *Eur J Orthod* 25:95–102, 2003.

[23] Lertpitayakun P, Miyajima K, Kanomi R, Sinha PK: Cephalometric changes after long-term early treatment with facemask and maxillary intraoral appliance therapy, *Semin Orthod* 7:169–179, 2001.

[24] Delaire J: Maxillary development revisited: relevance to the orthopaedic treatment of class III malocclusions, *Eur J Orthod* 19:289–311, 1997.

[25] Da Silva Filho OG, Magro AC, Capelozza FL: Early treatment of the class III malocclusion with rapid maxillary expansion and maxillary protraction, *Am J Orthod Dentofac Orthop* 113(2):196–203, 1998.

[26] Maino G, Paoletto E, Lombardo L, Siciliani G: MAPA: a New High-precision 3D method of Palatal mini- screw Placement, *Eur J Clin Orthod* 3:41–47, 2015.

[27] Maino G, Paoletto E, Lombardo L, Siciliani G: A three-dimensional digital insertion guide for palatal miniscrew placement, *J Clin Orthod* 50(1):12–22, 2016.

[28] Liou EJ: Effective maxillary orthopedic protraction for growing Class III patients: a clinical application simulates distraction osteogenesis, *Prog Orthod* 6:154–171, 2005.

[29] Maino G, Turci Y, Arreghini A, Paoletto E, Siciliani G, Lombardo L: Skeletal and dentoalveolar effects of hybrid rapid palatal expansion and facemask treatment in growing skeletal Class III patients, *Am J Orthod Dentofacial Orthop* 153:262–268, 2018.

[30] Cordasco G, Matarese G, Rustico L, et al.: Efficacy of orthopedic treatment with protraction facemask on skeletal Class III malocclusion: a systematic review and meta-analysis, *Orthod Craniofac Res* 17:133–143, 2014.

[31] Brunelle JA, Bhat M, Lipton JA: Prevalence and distribution of selected occlusal characteristics in the US population, 1988-1991, *J Dent Res* 75(Spec No):706–713, 1996.

[32] Shetty V, Caridad JM, Caputo AA, Chaconas SJ: Biomechanical rationale for surgical-orthodontic expansion of the adult maxilla, *J Oral Maxillofac Surg* 52:742–749, 1994.

[33] Stuart DA, Wiltshire WA: Rapid palatal expansion in the young adult: time for a paradigm shift? *J Can Dent Assoc* 69:374–377, 2003.

[34] Handelman CS, Wang L, BeGole EA, Haas AJ: Nonsurgical rapid maxillary expansion in adults: report on 47 cases using the Haas expander, *Angle Orthod* 70:129–144, 2000.

[35] Capelozza Filho L, Cardoso Neto J, da Silva Filho OG, Ursi W J: Non-surgically assisted rapid maxillary expansion in adults, *Int J Adult Orthodon Orthognath Surg* 11:57–66, 1996.

[36] Lee KJ, Park YC, Park JY, Hwang WS: Miniscrew-assisted nonsurgical palatal expansion before orthognathic surgery for a patient with severe mandibular prognathism, *Am J Orthod Dentofacial Orthop* 137(6):830–839, 2010.

第7章
隐形矫治中应用腭侧TAD和滑动杆矫治器进行不对称、不依赖依从性的上颌磨牙远移

Asymmetric Noncompliance Upper Molar Distalization in Aligner Treatment Using Palatal TADs and the Beneslider

BENEDICT WILMES, SIVABALAN VASUDAVAN

隐形矫治中的上颌磨牙远移

Ⅱ类错𬌗是正畸临床中的常见𬌗，发病率约为15%。上颌第一恒磨牙远移被认为是治疗以深覆盖和前牙拥挤为特征的安氏Ⅱ类错𬌗的一种可行的方法。磨牙远移可以通过使用口内或者口外矫治器来完成。由于患者依从性带来的潜在问题可能与长期佩戴头帽有一定关系[1-2]。因此，口内的、需要患者配合程度最小的矫治器的临床使用趋势日益增加。可惜的是，大多数的传统非依从性上颌磨牙远移装置都会产生不期望的副作用，如支抗丧失[3]。大多数以牙为支抗的上颌磨牙远移装置会产生支抗丧失，导致前牙唇倾，报道的发生率为24%~55%[3-5]。临床中需要单侧磨牙远移病例，常观察到前牙中线偏斜。为了减少正畸中不必要的相互作用，一种方法是使用腭侧树脂垫或者Nance托。然而，软组织来源的支抗稳定性常常不确定。并且，由于部分覆盖在腭侧区域，口腔卫生常受到损害。为了获得最小的支抗丧失，微种植体常常用在磨牙远移矫治器的设计中[6-16]。微种植体可在口内微创植入，加力方式灵活，并且相对性价比高[16-22]。

越来越多的患者要求使用序列化的隐形矫治器进行正畸治疗。隐形矫治中准确预测的牙齿整体移动

十分具有挑战性。因此，单纯依赖隐形矫治器进行单侧或者双侧磨牙远移是十分有限的。成功远移磨牙达到2.5mm的报道有限，而上颌磨牙序列远移治疗时间长，并且要求患者配合程度高，在治疗期间需要长期佩戴Ⅱ类牵引[23-25]。此外，Ⅱ类牵引潜在的副作用包括使下颌支抗牙近移；这会导致严重的问题，尤其使用单侧Ⅱ类牵引可能会造成下颌中线偏斜、上颌牙弓旋转和方向偏斜，以及横向的𬌗平面偏斜。

微种植体植入的最佳部位

近期出现了不同类型的微种植体支持的磨牙远移装置。磨牙后区作为微种植体植入的部位是不适合的，因为解剖条件不好（骨质差和软组织厚）[26]。此外，在磨牙远移中，牙槽突也不利于远移，因为微种植体位于牙齿移动的路径上，导致与前牙腭侧相比更高的失败率[26-27]。因此，腭皱襞后区（图7.1，T区[28]）似乎是微种植体植入的首选位置，因为种植体的治疗目标是使上颌第一磨牙远中移动，而不伴随支抗丧失和上颌切牙移位。而且，前腭部骨质好、附着龈薄，意味着牙根损伤的风险小及种植的成功率很高[29]。与牙根间植入微种植体远移磨牙的治疗策略相比，由于腭侧放置的微种植体不在移动牙齿的路径

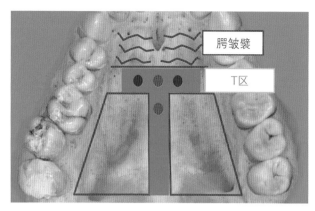

•图7.1　腭皱襞之后的T区是远移上颌磨牙TAD植入的最佳位点。在T区内，微种植体可以植入在中线区域或者中线两侧区域。

上，磨牙能够远移，并且由于牙间纤维的拉伸，前磨牙可以跟随磨牙自由向远中移动而不受任何干扰。在T区内，微种植体可植入在中线区域或者中线两侧的区域[28]，两个种植部位的稳定性相似[30]。

临床操作步骤和滑动杆的基本原理

滑动杆矫治器（Beneslider矫治器）（图7.2）[20,31-33]是上颌磨牙远移装置，主要设计使用1颗或2颗微种植体连接在上颌腭前部中线区域或者中线两侧区域。微种植体基台可以更换（图7.2B）以实现微种植体之间及微种植体和远移装置之间稳定安全的连接。硬腭前部进行局部麻醉或者表面麻醉后，植入微种植体，通常不需要骨面预钻孔。建议选择直径为2mm或2.3mm的微种植体，因为它们能够提供出色的稳定性[34-37]。通常成人患者硬腭前部骨密度较高，并且需要提前预备一个导航孔，钻孔深度为2~3mm以保证植入扭矩保持在安全范围内[34]。预钻孔可以使用常规的反角机头，无须冷却。Benefit微种植体[31-33,38]基台（图7.2B）可以通过使用内部微种植体或者固定帽来进行固定。如果使用单颗微种植体，则使用一个基台固定用于远移。为了增加稳定性和防止旋转导致微种植体松动，可以将2颗Benefit微种植体与Beneplate微底板[32]结合使用（图7.2C）。为了固定Beneplate微底板，需要一个小的固位螺钉。基台和Beneplate微底板都可以与1.1mm不锈钢丝相连接（图7.2B和C）。根据2颗已

植入的微种植体的长轴和位置，Beneplate微底板的框架需要调整。通过调整1.1mm不锈钢丝的角度，可以实现磨牙的压低或者伸长[39-41]。远移的力量通过两个弹簧来传递（通常是240g），弹簧通过两个锁扣激活（图7.2A）。在同一次复诊中，上颌磨牙粘接带舌侧鞘的带环。弹簧将滑动管推入磨牙带环舌侧鞘中（图7.2D）。

滑动杆矫治器的优点是可以直接安装而无须额外的技工焊接或者口内取模。或者，临床医生还可以选择采集口腔内印模，并使用Benefit系统的印模帽和技工模拟部件将临床步骤转移到石膏模型上。

滑动杆矫治器和隐形矫治器联合应用的策略与临床技巧

如果为了让隐形矫治器实现预期的牙齿移动，建议使用粘接式腭管（图7.2E），而不是带环、舌侧鞘或焊接管（图7.2A和D）。粘接式腭管的主要优势是美观、适应性强、精度高并且与隐形矫治器贴合，不会被不锈钢带环破坏矫治器。隐形矫治器的材料可以覆盖这种粘接式的连接（图7.3A），或者隐形矫治器可以在连接区域进行切割（图7.3B）。

上颌磨牙远移后，可以使用钢丝结扎（图7.3A）或去除推簧（图7.3B）将滑动杆矫治器从主动推磨牙远移装置变为被动支抗装置。主要目的是在内收前牙的过程中稳定上颌磨牙。我们的经验是联合使用滑动杆矫治器和隐形矫治器进行两阶段矫治的方法[39]：第一阶段包括磨牙远移，第二阶段利用隐形矫治器进行咬合精细调整。双期矫治方式，在磨牙远移之后，取模（或扫描）一次（图7.3C）。为了减少总的治疗时间，我们现在建议同时使用滑动杆矫治器远移与隐形矫治器排齐。使用单期矫治的方式，在上颌推磨牙远移之前取印模，并将滑动杆矫治器预期产生的牙齿移动在数字化平台上进行模拟。根据临床发现，不需要设计一步一步的序列远中移动（ClinCheck，Align Technology）。整个上颌牙弓可以同时远移，因为Benefit矫治器提供了绝对支抗；牙齿间的牙周纤维拉伸帮助上颌前牙同时向远中移动。

如果序列隐形矫治器覆盖在磨牙与滑动杆矫治

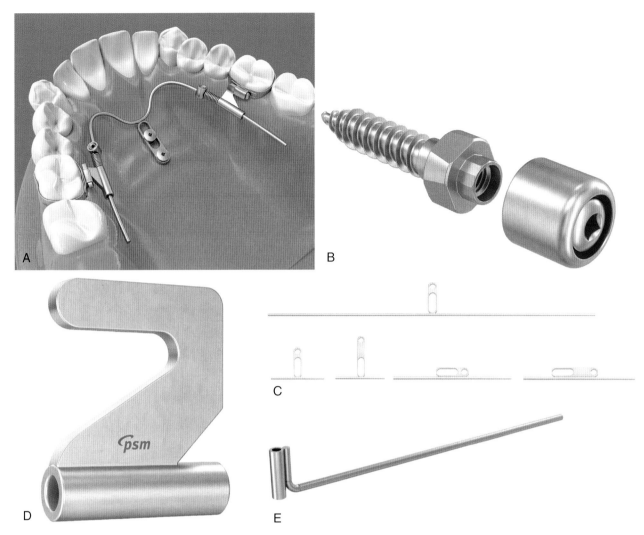

• **图7.2**　滑动杆矫治器（A）以1颗或者2颗微种植体为基础，伴有可更换的基台（B）。在微种植体的顶部，可以固定基台或者Beneplate微底板（C）。对于中线区域两侧的微种植体，使用与弓丝平行的Beneplate微底板（长或短）；对于中线区的微种植体，使用与弓丝垂直的Beneplate微底板（长或短）。远移力通过弹簧和两个激活锁传递（A）。可以将滑动管（D）卡在上颌磨牙的舌侧鞘，或者将滑动管（E）粘接在磨牙腭侧面（经PSM医学中心授权）。

器的连接区域（图7.3A），应在矫治器安装与植入到位后再进行隐形矫治的取模。滑动杆矫治器不应在戴隐形矫治器前进行加力。如果隐形矫治器有开窗区域（图7.3B，Invisalign："附件开窗"），可以在安装滑动杆矫治器之前或之后进行隐形矫治取模。远移力可以施加在上颌第一磨牙（图7.3A）或第二磨牙（图7.3B）。我们的临床经验显示，在第一磨牙上加力是一个很好的方式，因为如果直接在第二磨牙上加力，第二磨牙的过早远中移动会导致隐形矫治器脱轨或者不贴合；如果是第一磨牙与滑动杆矫治器相连接，这种风险会降低。

病例1：同步开始隐形矫治与磨牙远移

患者男性，33岁，要求正畸解决安氏Ⅱ类1分类亚类（右侧）错𬌗，前牙拥挤，上颌中线左偏（图7.4和表7.1）。上颌右侧侧切牙近中移位导致上颌牙弓不对称，牙弓长度不足以排齐右侧尖牙。患者特别要求在不拔牙的基础上进行隐形矫治。在上颌腭前部植入2颗Benefit微种植体（图7.5A）后安装滑动杆矫治器（图7.5B，推簧没有激活），并且取模制作隐形矫治器（Orthocaps，Hamm，Germany）。指示厂商设计方案时，使隐形矫治器覆盖于连接区域（图7.6A）。在戴入隐形矫治器后，滑动杆矫治器通过使用激活锁扣对镍钛（NiTi）推簧施加240g的远中推力（图7.6B）。上颌右侧磨牙远移约6mm，上颌左侧磨牙仅远移1～2mm。患者反映完全能适应矫治器。全口曲面断层片显示5个月后上颌所有的磨牙都整体远中移动（图7.7）。上颌牙弓可见少量牙间隙（图7.8）；这可能与隐形矫治器佩戴不足或者远移力量过大造成上颌磨牙过早远移有关。要求患者尽量按时佩戴隐形矫治器，并且减慢远移磨牙的速率。治疗14个月后，上颌磨牙远移到安氏Ⅰ类咬合关系，并且在粘接式腭管和激活锁之间使用刚性结扎来稳定滑动杆矫治器，停止加力（图7.9）。滑动杆矫治器从磨

牙远移装置转换成了磨牙支抗装置。在最后完成阶段，不再需要绝对支抗来稳定上颌磨牙并且去除滑动杆矫治器（图7.10）。综合性治疗在18个月后完成（图7.11），在没有局部麻醉情况下，去除腭侧微种植体。

病例2：在磨牙远移过程中开始隐形矫治

患者女性，41岁，表现为安氏Ⅱ类1分类（左侧）错𬌗，前牙拥挤（图7.12和表7.2）。上颌左侧后牙近中移位，导致上颌牙弓不对称，上颌左侧尖牙间隙不足。患者特别要求在不拔牙的基础上进行隐形矫治。在上颌腭前部植入2颗Benefit微种植体后，安装滑动杆矫治器，考虑到上颌左侧磨牙需要大量远移，在第一前磨牙舌侧增加一个粘接式腭管以整

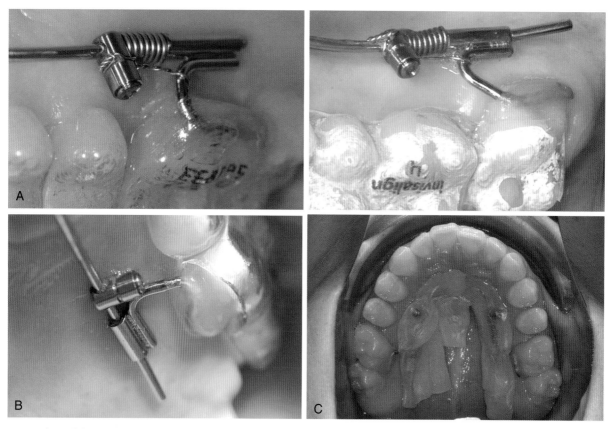

• 图7.3 隐形矫治器可以覆盖连接区域（A）或者在连接区域进行切割（B）。远移之后使用结扎丝（A）或者去除推簧（B）。取硅橡胶印模时应使用蜡包裹矫治器（C）（经PSM医学中心授权）。

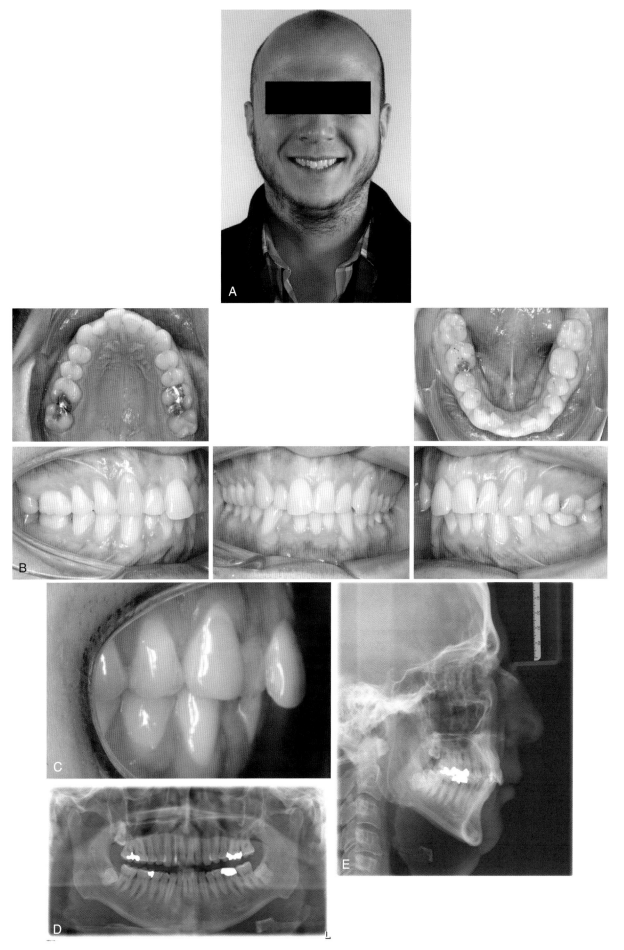

• **图7.4**　（A～E）患者男性，33岁，安氏Ⅱ类1分类亚类（右侧）错𬌗，表现为前牙拥挤，上颌中线左偏。

表7.1	病例1 头影测量分析摘要	
	矫治前	矫治后
NSBa	123.9°	124.5°
NL–NSL	7.9°	6.3°
ML–NSL	35.0°	38.3°
ML–NL	27.2°	32.1°
SNA	80.5°	78.5°
SNB	76.2°	74.0°
ANB	4.3°	4.6°
Wits值	3.7mm	2.6mm
U1–NL	117.6°	106.6°
L1–ML	93.3°	94.5°
U1–L1	121.9°	126.8°
覆盖	6.1mm	3.9mm
覆𬌗	2.0mm	1.6mm

体远中移动该牙（图7.13）。治疗开始通过压缩240g NiTi推簧激活滑动杆矫治器。上颌右侧磨牙远移约7mm，上颌左侧磨牙只远移2~3mm。远移7个月后，上颌左侧牙齿间出现散隙，使用橡皮链远移上颌前磨牙（图7.14）。全口曲面断层片显示所有上颌左侧牙齿整体远中移动。随后，取模制作上颌隐形矫治器（Invisalign，San Jose，Unite States）。指示厂商设计方案时，使隐形矫治器覆盖于磨牙腭侧的连接区域（图7.15）。利用滑动杆矫治器治疗16个月后，右侧第二磨牙远中移位，达到Ⅰ类咬合关系，使用刚性结扎粘接式腭管和激活锁，停止第一象限的加力（图7.16）。在20个月后，所有间隙向远中关闭，上颌牙列达到数字化模拟的前后向最终位置。由于完成阶段不需要绝对支抗，去除滑动杆矫治器（图7.17）。综合性矫治在治疗22个月后完成（图7.18和图7.19），

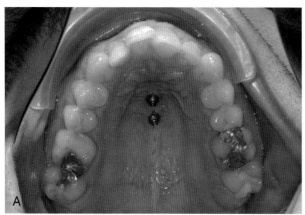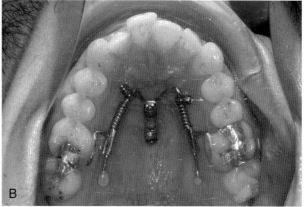

• 图7.5　在上颌腭前部植入2颗Benefit微种植体后（A），安装滑动杆矫治器后（B）。

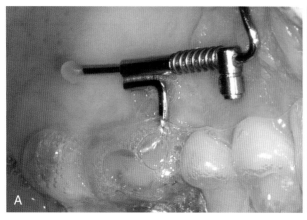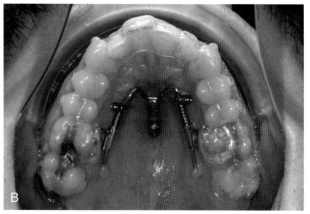

• 图7.6　（A和B）隐形矫治器覆盖连接区域（滑动杆矫治器连接磨牙）（经Ortho Caps GmbH授权）。

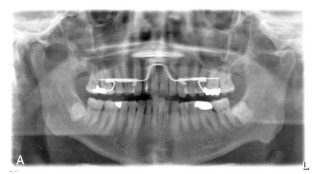

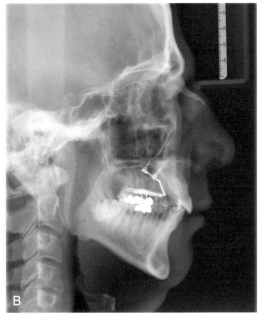

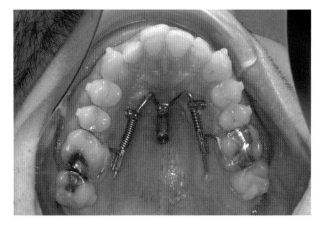

• 图7.7　治疗5个月后的全口曲面断层片（A）和头颅侧位片（B）（经Ortho Caps GmbH授权）。

• 图7.8　10个月后牙弓内出现少量的牙间隙（经Ortho Caps GmbH授权）。

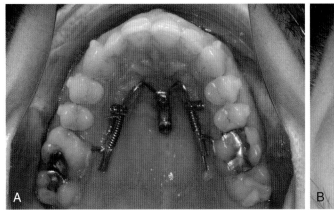

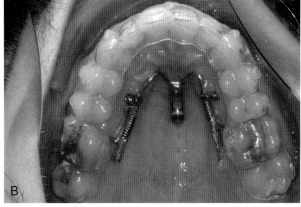

• 图7.9　治疗14个月后，磨牙远移到Ⅰ类咬合关系并且在粘接式腭管和激活锁之间使用刚性结扎，停止加力滑动杆矫治器。（A）上颌未戴隐形矫治器。（B）戴入隐形矫治器（经Ortho Caps GmbH授权）。

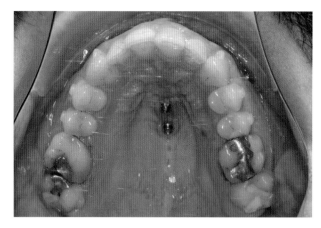

• 图7.10 去除滑动杆矫治器后。

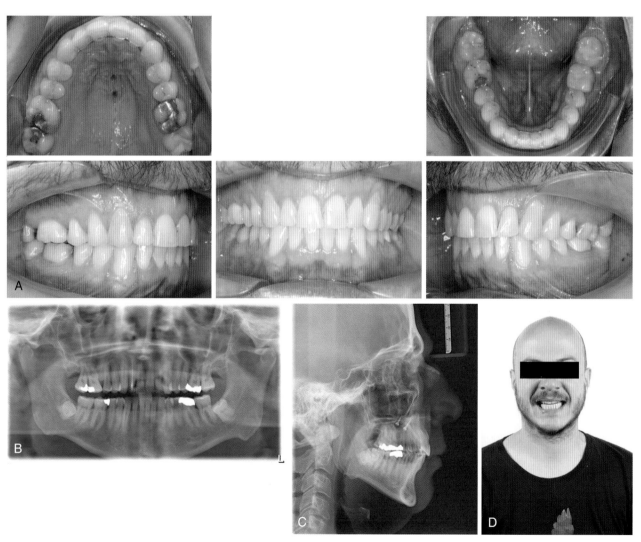

• 图7.11 18个月后的治疗效果。口内像（A）、X线片（B和C）和患者正面像（D）。

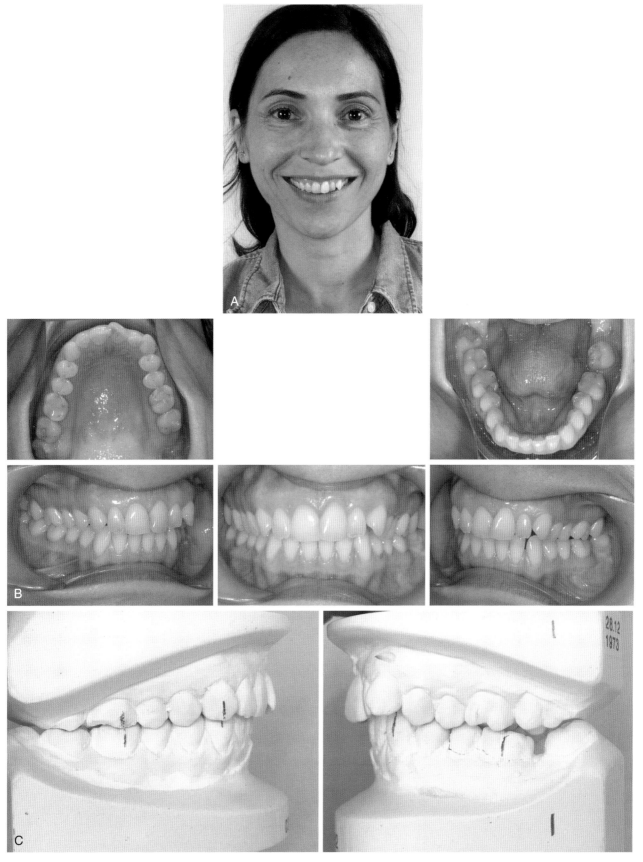

• **图7.12**　患者女性，41岁，安氏Ⅱ类1分类亚类左侧错𬌗，表现为前牙拥挤。患者正面像（A）、口内像（B）和研究模（C）、X线片（D和E）。

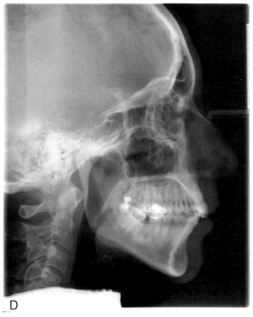

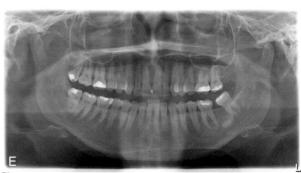

• 图7.12（续）

表7.2 病例2 头影测量分析摘要		
	矫治前	矫治后
NSBa	131.7°	132.5°
NL–NSL	11.1°	11.7°
ML–NSL	40.7°	40.8°
ML–NL	29.6°	29.1°
SNA	78.1°	77.3°
SNB	73.0°	72.6°
ANB	5.1°	4.7°
Wits值	6.7mm	3.9mm
U1–NL	111.7°	107.6°
L1–ML	96.2°	92.5°
U1–L1	122.6°	130.7°
覆盖	4.7mm	3.7mm
覆𬌗	2.8mm	2.6mm

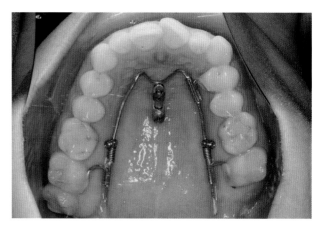

• 图7.13 滑动杆矫治器口内就位，在上颌左侧第一前磨牙上增加一个粘接式腭管。

在没有局部麻醉的情况下，去除腭侧微种植体。

临床考量

我们使用序列的隐形矫治器联合滑动杆矫治器治疗的最初方案是双期矫治：第一阶段：磨牙远移；上

颌磨牙远移到位后进行第二阶段，即隐形矫治器取模/扫描和完成治疗[39]。

双期矫治方案的优点：

• 不需要协调滑动杆矫治器和隐形矫治器之间的牙齿移动。

• 获得预期的矫治目标需要更少的隐形矫治器。

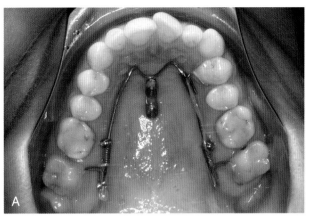

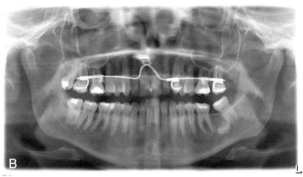

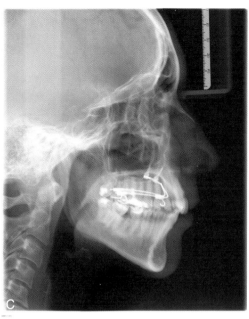

•**图7.14**　远移7个月后，上颌左侧后牙段出现散隙。使用橡皮链远移上颌前磨牙。上颌𬌗面观（A）和X线（B和C）。

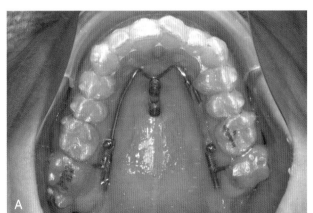

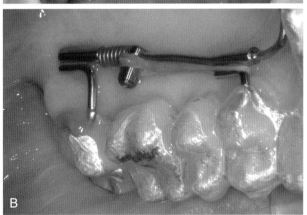

•**图7.15**　滑动杆矫治器和隐形矫治器就位；隐形矫治器覆盖磨牙腭侧的连接区域。上颌𬌗面像（A）和上颌左侧腭侧观（B）。

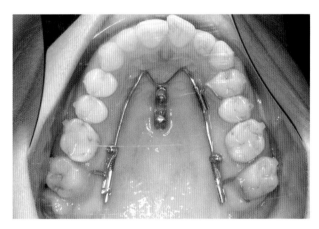

•**图7.16**　治疗16个月后，在粘接式腭管和激活锁之间使用刚性结扎连接，使滑动杆矫治器作为被动的磨牙支抗。

双期矫治方案的缺点：

• 治疗时间增加。

　　为了减少总疗程，我们调整为单期矫治流程，利用隐形矫治器同时远移和排齐。我们发现单期矫治流程显著缩短了治疗时间。这种方法可能存在的缺点是需要协调滑动杆矫治器和隐形矫治器计划的牙齿移动。如果远移力和/或磨牙远移的速率超过隐形矫治的分步移动，隐形矫治器的贴合程度和准确性会受到

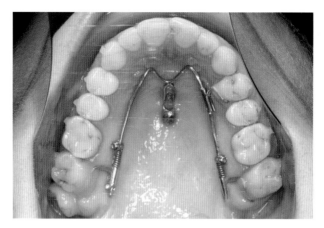

• 图7.17   治疗20个月后，所有间隙向远中关闭。

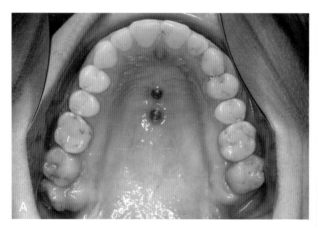

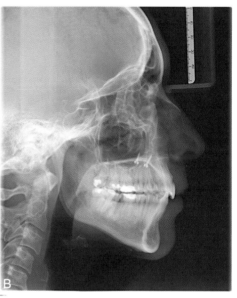

• 图7.18   在精细调整阶段去除滑动杆矫治器。上颌牙合面像（A）和头颅侧位片（B）。

破坏，上颌牙间出现散隙。需要考虑的第二个因素是，患者不能充分佩戴矫治器的可能性。如果出现在主动矫治阶段，远移的速率可能下降，或者需要延长佩戴时间。例如，每副隐形矫治器佩戴2周而不是1周。使用滑动杆矫治器远移上颌磨牙的速率大约是每个月0.6mm[42]，在设计合理的隐形矫治步骤时，磨牙远移的这个速度一定要考虑在内。

远移力直接施加在第一或者第二磨牙上，为了最大限度保持磨牙远移的效果，推荐将滑动杆矫治器与第一磨牙粘接，而不是与第二磨牙粘接，如果远移力施加在第二磨牙上，隐形矫治器在第二磨牙区贴合不好，第一磨牙和第二磨牙之间就会出现预期外的小间隙（图7.16）。在这种情况下，远移力必须减小以利于矫治器和牙齿重新贴合。

另外一定必须注意：当准备进行精细调整并且新的矫治器已经订购，滑动杆矫治器必须被动保持，以确保隐形矫治器能准确贴合。

硬腭前部已经被证明是上颌微种植体植入的最方便的区域[27-28]，因为这个位置没有牙根、血管或者神经，微种植体植入的并发症最小。甚至，穿入鼻腔也不会导致任何问题。

最近，出现了计算机辅助设计和计算机辅助制

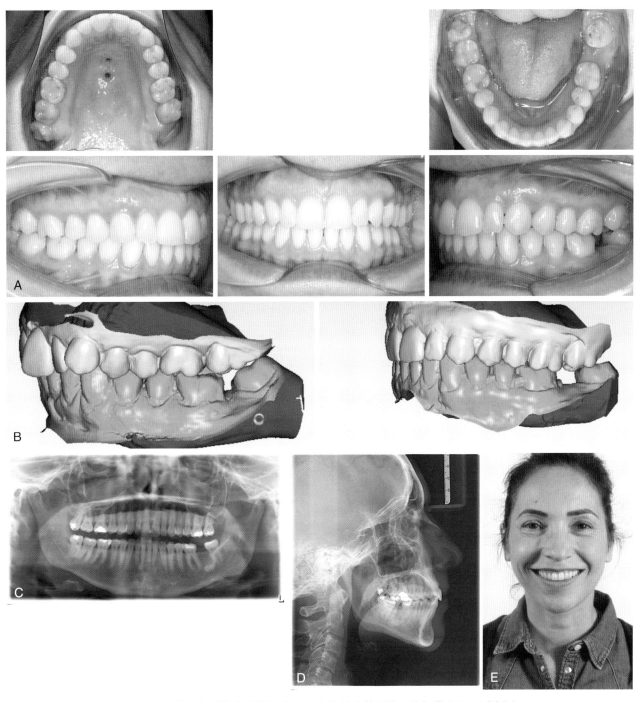

• 图7.19　22个月之后的治疗结果（A~E）和治疗前后的三维扫描（B，左侧观）。

造（CAD/CAM）生产植入导板（Easy Driver, Parma, Italy），这项技术为微种植体安全准确的植入提供了便利，为临床经验不足的医生使用腭侧微种植体提供了机会。其次，这些植入导板使微种植体植入和安装矫治器在一次复诊中就可以完成[43]。

结论

• 通过使用腭侧微种植体和滑动杆矫治器，实现了单侧或者双侧磨牙远移并且避免支抗丧失。

• 滑动杆矫治器通过使用腭侧粘接式腭管，易于与隐形矫治器联合使用。

• 同时远移和排齐的单期联合矫治方法是可行的。

参考文献

[1] Clemmer EJ, Hayes EW: Patient cooperation in wearing orthodontic headgear, *Am J Ortho* 75:517–524, 1979.

[2] Egolf RJ, BeGole EA, Upshaw HS: Factors associated with orthodontic patient compliance with intraoral elastic and headgear wear, *Am J Orthod Dentofacial Orthop* 97:336–348, 1990.

[3] Fortini A, Lupoli M, Giuntoli F, Franchi L: Dentoskeletal effects induced by rapid molar distalization with the first class appliance, *Am J Orthod Dentofacial Orthop* 125:697–704, 2004; discussion 704-705.

[4] Bussick TJ, McNamara Jr JA: Dentoalveolar and skeletal changes associated with the pendulum appliance, *Am J Orthod Dentofacial Orthop* 117:333–343, 2000.

[5] Ghosh J, Nanda RS: Evaluation of an intraoral maxillary molar distalization technique, *Am J Orthod Dentofacial Orthop* 110:639–646, 1996.

[6] Byloff FK, Karcher H, Clar E, Stoff F: An implant to eliminate anchorage loss during molar distalization: a case report involving the Graz implant-supported pendulum, *Int J Adult Orthodon Orthognath Surg* 15:129–137, 2000.

[7] Gelgör IE, Buyukyilmaz T, Karaman AI, Dolanmaz D, Kalayci A: Intraosseous screw-supported upper molar distalization, *Angle Orthod* 74:838–850, 2004.

[8] Karaman AI, Basciftci FA, Polat O: Unilateral distal molar movement with an implant-supported distal jet appliance, *Angle Orthod* 72:167–174, 2002.

[9] Kyung SH, Hong SG, Park YC: Distalization of maxillary molars with a midpalatal miniscrew, *J Clin Orthod* 37:22–26, 2003.

[10] Sugawara J, Kanzaki R, Takahashi I, Nagasaka H, Nanda R: Distal movement of maxillary molars in nongrowing patients with the skeletal anchorage system, *Am J Orthod Dentofacial Orthop* 129:723–733, 2006.

[11] Kircelli BH, Pektas ZO, Kircelli C: Maxillary molar distalization with a bone-anchored pendulum appliance, *Angle Orthod* 76:650–659, 2006.

[12] Escobar SA, Tellez PA, Moncada CA, Villegas CA, Latorre CM, Oberti G: Distalization of maxillary molars with the bone-supported pendulum: a clinical study, *Am J Orthod Dentofacial Orthop* 131:545–549, 2007.

[13] Kinzinger G, Gulden N, Yildizhan F, Hermanns-Sachweh B, Diedrich P: Anchorage efficacy of palatally-inserted miniscrews in molar distalization with a periodontally/miniscrew-anchored distal jet, *J Orofac Orthop* 69:110–120, 2008.

[14] Velo S, Rotunno E, Cozzani M: The implant distal jet, *J Clin Orthod* 41:88–93, 2007.

[15] Kinzinger GS, Diedrich PR, Bowman SJ: Upper molar distalization with a miniscrew-supported Distal Jet, *J Clin Orthod* 40:672–678, 2006.

[16] Costa A, Raffainl M, Melsen B: Miniscrews as orthodontic anchorage: a preliminary report, *Int J Adult Orthodon Orthognath Surg* 13:201–209, 1998.

[17] Freudenthaler JW, Haas R, Bantleon HP: Bicortical titanium screws for critical orthodontic anchorage in the mandible: a preliminary report on clinical applications, *Clin Oral Implants Res* 12:358–363, 2001.

[18] Kanomi R: Mini-implant for orthodontic anchorage, *J Clin Orthod* 31:763–767, 1997.

[19] Melsen B, Costa A: Immediate loading of implants used for orthodontic anchorage, *Clin Orthod Res* 3:23–28, 2000.

[20] Wilmes B: Fields of application of mini-implants. In Ludwig B, Baumgaertel S, Bowman J, editors: *Innovative anchorage concepts. Mini-implants in orthodontics*, Berlin, New York, 2008, Quintessenz, 91–122.

[21] Wilmes B, Olthoff G, Drescher D: Comparison of skeletal and conventional anchorage methods in conjunction with pre-operative decompensation of a skeletal class III malocclusion, *J Orofac Orthop* 70:297–305, 2009.

[22] Wilmes B, Nienkemper M, Ludwig B, Kau CH, Drescher D: Early class III treatment with a hybrid hyrax-mentoplate combination, *J Clin Orthod* 45:1–7, 2011.

[23] Ravera S, Castroflorio T, Garino F, Daher S, Cugliari G, Deregibus A: Maxillary molar distalization with aligners in adult patients: a multicenter retrospective study, *Prog Orthod* 17:12, 2016.

[24] Bowman SJ, Celenza F, Sparaga J, Papadopoulos MA, Ojima K, Lin JC: Creative adjuncts for clear aligners, part 1: class II treatment, *J Clin Orthod* 49:83–94, 2015.

[25] Simon M, Keilig L, Schwarze J, Jung BA, Bourauel C: Treatment outcome and efficacy of an aligner technique—regarding incisor torque, premolar derotation and molar distalization, *BMC Oral Health* 14:68, 2014.

[26] Lim HJ, Choi YJ, Evans CA, Hwang HS: Predictors of initial stability of orthodontic miniscrew implants, *Eur J Orthod* 33:528–532, 2011.

[27] Hourfar J, Bister D, Kanavakis G, Lisson JA, Ludwig B: Influence of interradicular and palatal placement of orthodontic mini-implants on the success (survival) rate, *Head Face Med* 13:14, 2017.

[28] Wilmes B, Ludwig B, Vasudavan S, Nienkemper M, Drescher D: The T-zone: median vs. paramedian insertion of palatal mini-implants, *J Clin Orthod* 50:543–551, 2016.

[29] Ludwig B, Glasl B, Bowman SJ, Wilmes B, Kinzinger GS, Lisson JA: Anatomical guidelines for miniscrew insertion: palatal sites, *J Clin Orthod* 45:433–441, 2011.

[30] Nienkemper M, Pauls A, Ludwig B, Drescher D: Stability of paramedian inserted palatal mini-implants at the initial healing period: a controlled clinical study, *Clin Oral Implants Res* 26:870–875, 2015.

[31] Wilmes B, Drescher D: A miniscrew system with interchangeable abutments, *J Clin Orthod* 42:574–580, 2008; quiz 595.

[32] Wilmes B, Drescher D, Nienkemper M: A miniplate system for improved stability of skeletal anchorage, *J Clin Orthod* 43:494–501, 2009.

[33] Wilmes B, Drescher D: Application and effectiveness of the Beneslider molar distalization device, *World J Orthod* 11:331–340, 2010.

[34] Wilmes B, Rademacher C, Olthoff G, Drescher D: Parameters affecting primary stability of orthodontic mini-implants, *J Orofac Orthop* 67:162–174, 2006.

[35] Wilmes B, Ottenstreuer S, Su YY, Drescher D: Impact of implant design on primary stability of orthodontic mini-implants, *J Orofac Orthop* 69:42–50, 2008.

[36] Wilmes B, Su YY, Sadigh L, Drescher D: Pre-drilling force and insertion torques during orthodontic mini-implant insertion in relation to root contact, *J Orofac Orthop* 69:51–58, 2008.

[37] Wilmes B, Su YY, Drescher D: Insertion angle impact on primary stability of orthodontic mini-implants, *Angle Orthod* 78:1065–1070, 2008.

[38] Wilmes B, Nienkemper M, Drescher D: Application and effectiveness of a new mini-implant and tooth-borne rapid palatal expansion device, *The Hybridhyrax World J Orthod*

323–330, 2010.

[39] Wilmes B, Nienkemper M, Ludwig B, Kau CH, Pauls A, Drescher D: Esthetic class II treatment with the Beneslider and aligners, *J Clin Orthod* 46:390–398, 2012.

[40] Wilmes B, Neuschulz J, Safar M, Braumann B, Drescher D: Protocols for combining the Beneslider with lingual appliances in Class II treatment, *J Clin Orthod* 48:744–752, 2014.

[41] Wilmes B, Katyal V, Willmann J, Stocker B, Drescher D: Mini-implant-anchored Mesialslider for simultaneous mesialisation and intrusion of upper molars in an anterior open bite case: a three-year follow-up, *Aust Orthod J* 31:87–97, 2015.

[42] Nienkemper M, Wilmes B, Pauls A, Yamaguchi S, Ludwig B, Drescher D: Treatment efficiency of mini-implant-borne distalization depending on age and second-molar eruption, *J Orofac Orthop* 75:118–132, 2014.

[43] De Gabriele O, Dallatana G, Riva R, Vasudavan S, Wilmes B: The easy driver for placement of palatal mini-implants and a maxillary expander in a single appointment, *J Clin Orthod* 51: 728–737, 2017.

第四部分

钛板式骨支抗
Skeletal Plates

第8章
生物高效性骨支抗用于双颌前牙区拥挤的非拔牙矫治

Nonextraction Treatment of Bimaxillary Anterior Crowding with Bioefficient Skeletal Anchorage

JUNJI SUGAWARA, SATOSHI YAMADA, SO YOKOTA, HIROSHI NAGASAKA

本章介绍了两个病例，使用微钛板支抗有效地远移上下颌后牙，成功地解除了前牙区拥挤。

病例1

主诉

患者女性，23岁，主诉为上下颌前牙区拥挤，个别牙"地包天"。患者无正畸史。既往史无特殊。颞下颌关节无异常，关节活动正常。

诊断及病例小结（表8.1~表8.4，图8.1和图8.2）

患者轻度凹面型，上颌发育稍显不足，下颌发育过度（Wits值：−6.0mm）。安氏Ⅲ类咬合关系，前牙区个别牙反𬌗，上下颌牙列前牙区拥挤。由于下颌骨不对称，下颌中线左偏1mm。

治疗方案（表8.5和表8.6，图8.3~图8.14）

为解决上下颌前牙区拥挤及个别前牙反𬌗，进行排牙试验和CBCT扫描，行拥挤度分析后，制订2个可行的备选方案：方案一，拔除4颗前磨牙；方案二，拔除4颗第三磨牙后使用种植体支抗远移上下颌后牙。患者不愿意拔除4颗前磨牙，遂选择非拔牙矫治及颌骨支抗的方案。

病例2

主诉

患者女性，31岁，主诉为上下颌前牙区牙列拥挤不齐，上颌右侧尖牙高位。患者无正畸史。既往史无特殊。颞下颌关节无异常，关节活动正常。

诊断及病例小结（表8.7~表8.10，图8.15和图8.16）

患者为骨性Ⅰ类面型，长面型。骨性双颌前突，上下颌前牙唇倾。轻度安氏Ⅲ类咬合关系，上下颌前牙区拥挤。上颌中线右偏2.5mm，下颌中线右偏1.0mm。

表8.1 面型分析

面型	均面型
面部对称性	下颌轻微左偏
颏点	轻微左偏
𬌗平面	正常
侧貌	下颌前突致轻微凹面型
面高	上面高/下面高：正常 下面高/喉深度：正常
唇型	嘴唇闭合完全，上唇正常，下唇前突
鼻唇角	正常
颏唇沟	正常
颧骨突度	正常

表8.2	微笑分析
微笑弧线	和谐
上颌切牙暴露量	息止位：0mm
	微笑位：9mm
后牙暴露量	上颌一侧磨牙至另一侧磨牙
颊廊	狭窄
牙龈	龈缘：上颌切牙龈缘高度均衡
龈乳头	所有牙齿间均存在
牙列	无牙龈炎和牙周炎 牙齿大小和比例：正常 牙齿形状：正常 无牙齿磨损
切牙外展隙	正常
中线	下颌中线左偏1mm（相对面中线）
𬌗平面	正常

表8.3	口内像及功能分析
口内像	
牙列式	87654321/12345678 87654321/12345678
磨牙关系	双侧安氏Ⅲ类
尖牙关系	双侧安氏Ⅲ类
覆盖	0mm
覆𬌗	0mm
上颌牙弓	U形，前牙区反𬌗（除中切牙），拥挤度6mm
下颌牙弓	U形，拥挤度8mm
口腔卫生状况	较好
功能分析	
吞咽功能	正常成人吞咽模式
颞下颌关节	正常，下颌运动无障碍，开口度正常

表8.4	问题列表		
病理学	上颌中切牙牙根较短 下颌左侧第三磨牙近中倾斜明显		
拥挤度	上颌牙列6mm，下颌牙列8mm		
维度分析	**骨性问题**	**牙性问题**	**软组织问题**
前后向	轻度Ⅲ类骨面型	覆盖=0mm 尖牙、磨牙双侧均为Ⅲ类咬合关系	下唇前突 侧貌示轻度下颌前突
垂直向	低角骨面型	覆𬌗=0mm 切对切咬合	
横向	下颌轻度左偏	下颌中线左偏1mm（相对面中线）	下颌轻度左偏

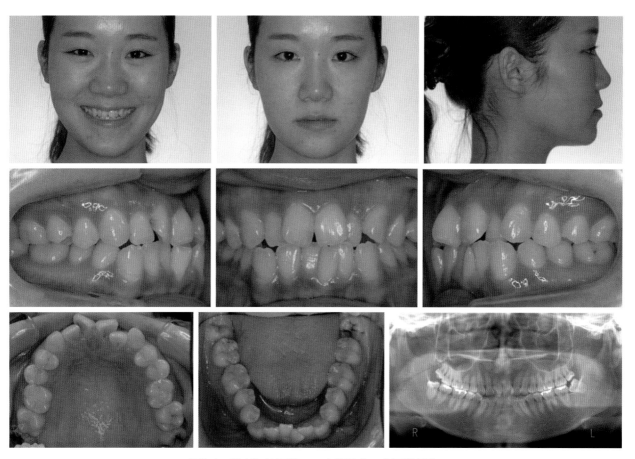

•图8.1　患者初始面像、口内像及全口曲面断层片。

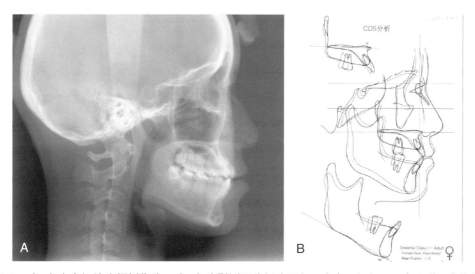

•图8.2　（A）患者初始头颅侧位片。（B）头影测量分析（黑色：患者；红色：日本人群正常值）。

表8.5	矫治目标		
病理学	密切监控上颌中切牙牙根 拔除4颗第三磨牙		
拥挤度	上下颌后牙远移解除拥挤		
维度分析	**骨性问题**	**牙性问题**	**软组织问题**
前后向	维持轻度Ⅲ类骨面型	远移上下颌后牙，改善前牙区拥挤，改善Ⅲ类咬合关系 远移下颌切牙	轻度改善下唇外翻
垂直向	维持现有下颌平面角	远移上下颌切牙	
横向		维持现有上下颌牙列横向关系	维持现有下颌位置

表8.6	矫治顺序及生物力学原理

上颌	**下颌**
拔除上颌双侧第三磨牙	拔除下颌双侧第三磨牙
粘接后牙矫治器，应用0.016"×0.022"CNA弓丝随形片段弓	粘接后牙矫治器，应用0.016"×0.022"CNA弓丝随形片段弓
上颌双侧颧突靠近第一磨牙根方植入SAS骨板，通过弹性橡皮链施加每侧200g力，远移上颌后牙	下颌骨体部靠近第一磨牙根方植入SAS骨板，通过弹性橡皮链施加每侧200g力，远移下颌后牙
应用0.016"×0.022"CNA弓丝整平后牙列后，更换0.017"×0.025"CNA弓丝片段弓	应用0.016"×0.022"CNA弓丝整平后牙列后，更换0.017"×0.025"CNA弓丝片段弓
粘接前牙托槽，序列更换0.014"、0.016"、0.016"×0.016"、0.016"×0.022"、0.017"×0.025"镍钛弓丝，排齐整平上颌牙列，期间继续远移磨牙	粘接前牙托槽，序列更换0.014"、0.016"、0.016"×0.016"、0.016"×0.022"、0.017"×0.025"镍钛弓丝，排齐整平下颌牙列，期间继续远移磨牙
侧切牙与尖牙之间获得间隙后，上颌更换0.016"×0.022"不锈钢方丝，弯制L形曲内收前牙	
应用0.016"×0.022"、0.017"×0.025"不锈钢方丝进行精细调整和收尾	应用0.016"×0.022"、0.017"×0.025"不锈钢方丝进行精细调整和收尾
去除矫治器，粘接舌侧固定保持器	去除矫治器，粘接舌侧固定保持器
每6个月复诊检查保持效果	每6个月复诊检查保持效果

注：CNA（Connecticut New Archwire）：康涅狄格州新型弓丝；SAS（Skeletal Anchorage System）：骨支抗系统

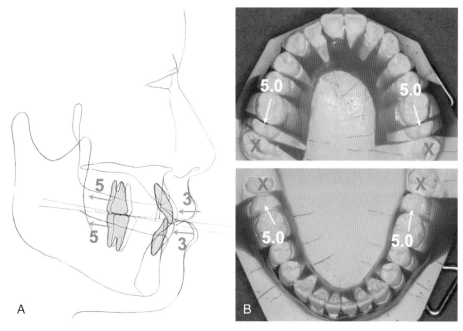

•图8.3 （A）可视化治疗目标（蓝色：治疗前；红色：矫治目标）。（B）蜡型排牙试验。

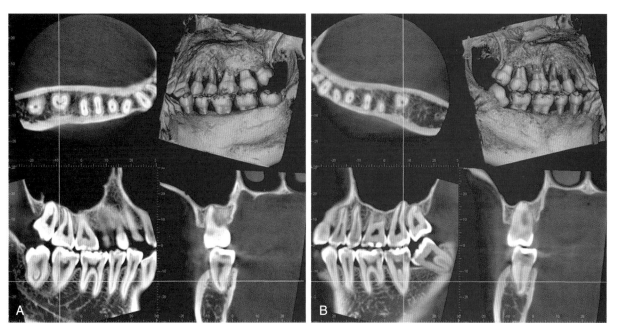

•图8.4 （A）右侧后牙CBCT扫描重建（观察47根尖）。（B）左侧后牙CBCT扫描重建（观察37根尖）。

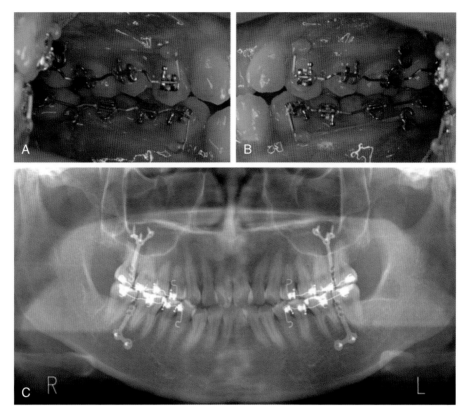

•图8.5 （A和B）远移上下颌后牙的生物力学原理。（C）植入正畸微钛板后全口曲面断层片。

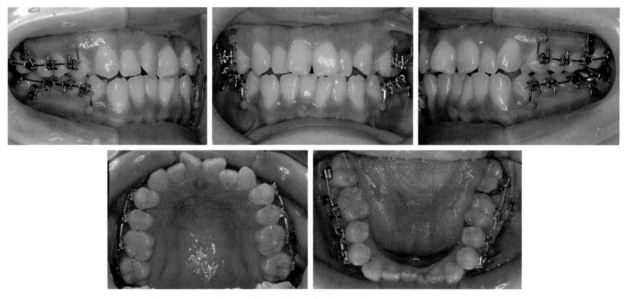

•图8.6 使用骨支抗系统、片段弓技术和牵引钩同时远移上下颌后牙（2.6个月）。

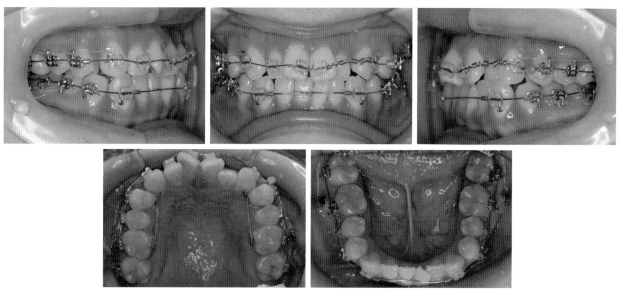

•图8.7 粘接上颌前牙托槽（22暂不粘接）。继续远移双颌后牙（4.2个月）。

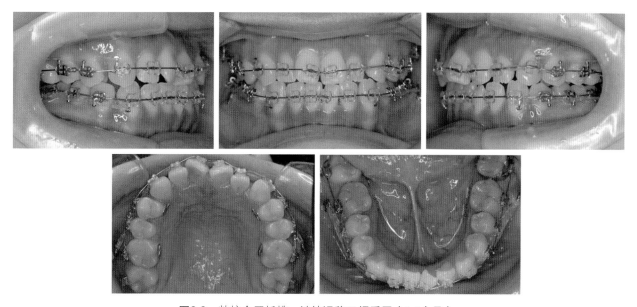

•图8.8 粘接余牙托槽。继续远移双颌后牙（6.4个月）。

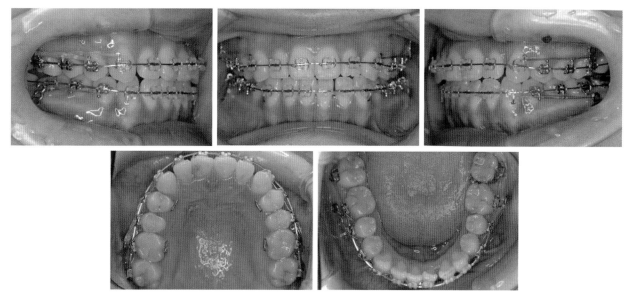

•图8.9 排齐上下颌牙列，继续远移上颌右侧后牙（8.4个月）。

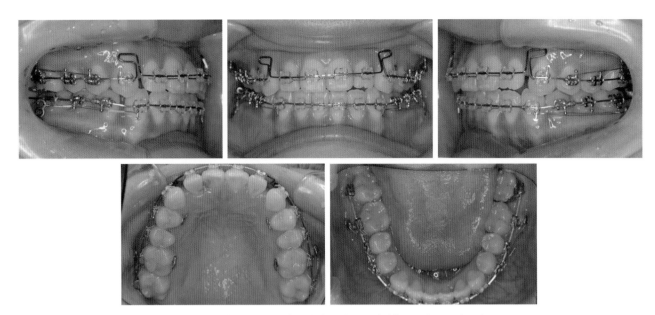

•图8.10   排齐上下颌牙列，继续远移上颌右侧后牙（10.5个月）。

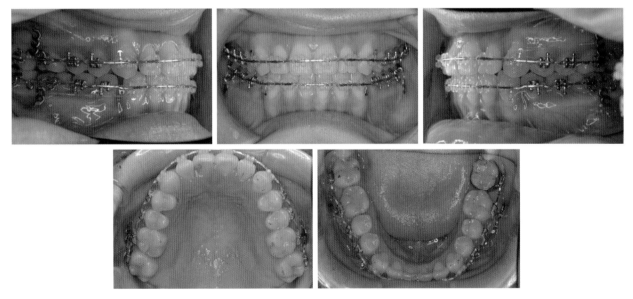

•图8.11   精细调整和收尾（13.7个月）。

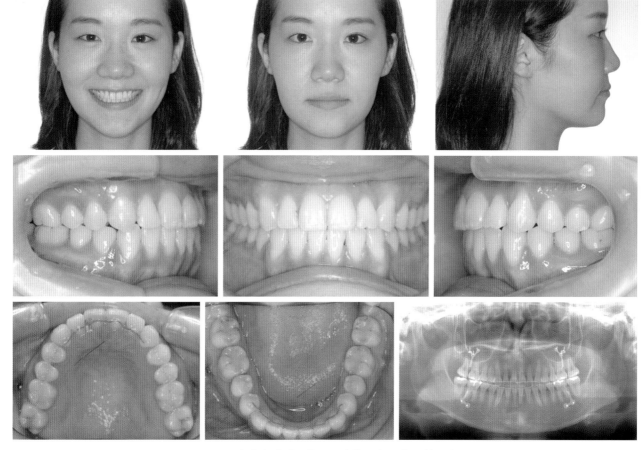

•图8.12　患者完成时面像、口内像及全口曲面断层片。

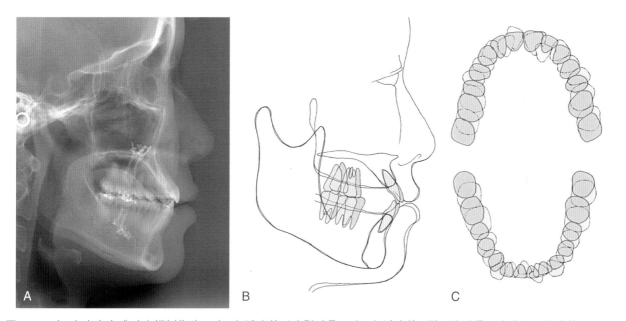

•图8.13　（A）患者完成时头颅侧位片。（B）矫治前后头影重叠。（C）矫治前后殆面像重叠图（蓝色：治疗前；红色：治疗后）。

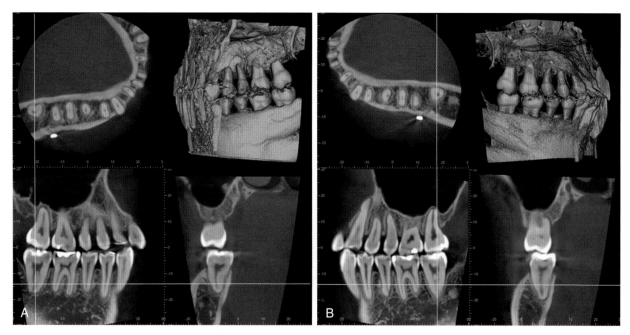

• 图8.14　（A）右侧后牙CBCT扫描重建（观察47根尖）。（B）左侧后牙CBCT扫描重建（观察37根尖）。

表8.7	面型分析
面型	均面型
面部对称性	正常
颏点	正常
𬌗平面	正常
侧貌	直面型
面高	上面高/下面高：下面高较长 下面高/喉深度：正常
唇型	上下唇轻度前突
鼻唇角	锐角
颏唇沟	浅
颧骨突度	正常

表8.8	微笑分析
微笑弧线	和谐
上颌切牙暴露量	息止位：3.5mm 微笑位：12mm（大笑时露龈3mm）
后牙暴露量	上颌一侧第一磨牙至另一侧第一磨牙
颊廊	狭窄
牙龈	龈缘：上颌右侧尖牙龈缘较高
	龈乳头：所有牙齿间均存在双侧后牙区存在牙龈炎和牙周炎（上颌双侧第二磨牙和第三磨牙之间深牙周袋）
牙列	牙齿大小和比例：正常 牙齿形状：正常 无牙齿磨损
切牙外展隙	正常
中线	上颌中线右偏2.5mm，下颌中线右偏1.0mm

表8.9	口内像及功能分析

	口内像
牙列式	87654321/12345678
	87654321/12345678
磨牙关系	双侧安氏Ⅲ类
尖牙关系	双侧安氏Ⅲ类
覆盖	2mm
覆𬌗	2mm
上颌牙弓	U形，拥挤度7.7mm
下颌牙弓	U形，拥挤度7.1mm
口腔卫生状况	较差
	功能分析
吞咽功能	正常成人吞咽模式
颞下颌关节	正常，下颌运动无障碍，开口度正常

表8.10	问题列表

病理学	上颌双侧第二磨牙和第三磨牙之间存在明显牙槽骨垂直向吸收		
拥挤度	上颌牙列7.7mm，下颌牙列7.1mm		
维度分析	骨性问题	牙性问题	软组织问题
前后向		右侧侧切牙局部反𬌗	上下唇前突
		尖牙、磨牙双侧均为Ⅲ类咬合关系	
垂直向		覆𬌗=2mm	
横向		与面中线相比，上颌中线右偏2.5mm，下颌中线右偏1.0mm	

治疗方案（表8.11和表8.12，图8.17~图8.28）

与病例1类似，为解决上下颌牙列前牙区拥挤，提出两个备选方案：方案一，拔除4颗前磨牙；方案二，拔除上颌双侧第二磨牙、下颌第三磨牙后种植体支抗远移上下颌后牙。由于上颌第二磨牙和第三磨牙之间存在牙槽骨垂直向吸收，希望通过第一磨牙远移，第三磨牙近移促进牙槽骨再生。通过排牙试验和CBCT扫描评估，两个方案均可行。通过权衡两个方案的利弊，患者选择方案二。

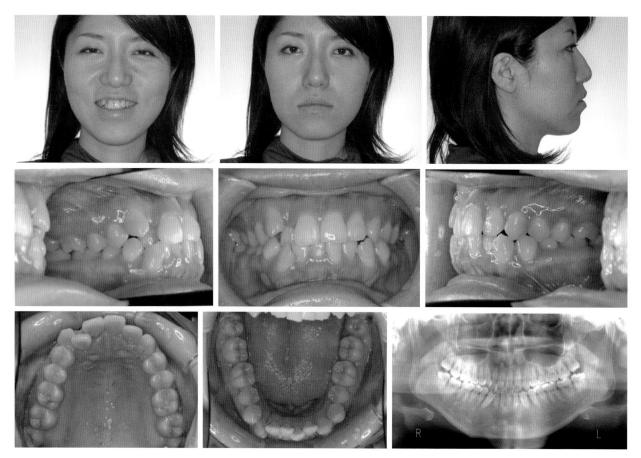

•图8.15   患者初始面像、口内像及全口曲面断层片。

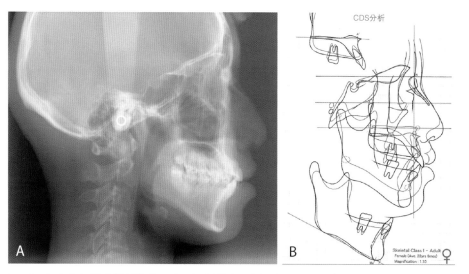

•图8.16   （A）患者初始头颅侧位片。（B）头影测量分析（黑色：患者；红色：日本人群正常值）。

表8.11　矫治目标

病理学	拔除上颌双侧第二磨牙、下颌双侧第三磨牙 促进上颌第二磨牙区牙槽骨再生			
拥挤度	上下颌后牙远移，解除拥挤；近移上颌第三磨牙			
维度分析	骨性问题	牙性问题		软组织问题
前后向	维持初始颌骨前后向关系	远移上下颌后牙，改善尖牙磨牙Ⅲ类咬合关系，改善前牙区拥挤；内收下颌前牙，纠正上颌右侧侧切牙反𬌗		改善上下唇前突
垂直向	维持初始下颌平面角	维持前牙覆𬌗及初始上颌切牙位置		维持
横向	维持初始横向关系	纠正上下颌中线右偏		

表8.12　矫治顺序及生物力学原理

上颌	下颌
拔除上颌双侧第二磨牙	拔除下颌双侧第三磨牙
粘接后牙矫治器，应用0.016"×0.022"CNA弓丝随形片段弓	粘接后牙矫治器，应用0.016"×0.022"CNA弓丝随形片段弓
上颌双侧颧突靠近第一磨牙根方植入SAS骨板，通过弹性橡皮链施加每侧200g力，远移上颌后牙	下颌骨体部靠近第一磨牙根方植入SAS骨板，通过弹性橡皮链施加每侧200g力，远移下颌后牙
应用0.016"×0.022"CNA弓丝整平后牙列后，更换0.017"×0.025"CNA弓丝片段弓。用片段弓T形曲内收尖牙	应用0.016"×0.022"CNA弓丝整平后牙列后，更换0.017"×0.025"CNA弓丝片段弓
粘接前牙托槽（上颌右侧侧切牙暂不粘接），序列更换0.014"、0.016"、0.016"×0.016"、0.016"×0.022"、0.017"×0.025"镍钛弓丝，排齐整平上颌牙列，期间继续远移磨牙，上颌右侧侧切牙间隙开辟充分后，粘接托槽彻底排齐上颌牙列	粘接前牙托槽，序列更换0.014"、0.016"、0.016"×0.016"、0.016"×0.022"、0.017"×0.025"镍钛弓丝，充分排齐整平下颌牙列，开始应用橡皮链整体远移下颌牙列
间隙集中于尖牙近中后，上颌更换0.017"×0.025"CNA弓丝，弯制垂直闭隙曲内收前牙	
应用0.016"×0.022"、0.017"×0.025"不锈钢方丝进行精细调整和收尾	0.016"×0.022"、0.017"×0.025"不锈钢方丝进行精细调整和收尾
去除矫治器，粘接舌侧固定保持器	去除矫治器，粘接舌侧固定保持器
每6个月复诊检查保持效果	每6个月复诊检查保持效果

注：CNA（Connecticut New Archwire）：康涅狄格州新型弓丝；SAS（Skeletal Anchorage System）：骨支抗系统

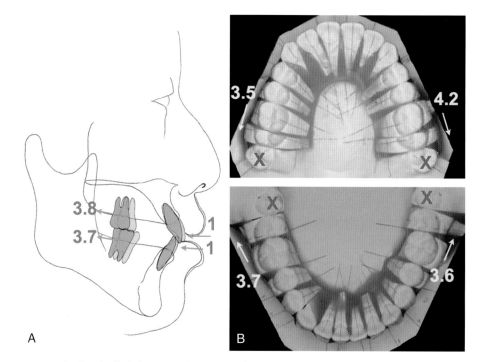

• 图8.17 （A）可视化治疗目标（蓝色：治疗前；红色：矫治目标）。（B）蜡型排牙试验。

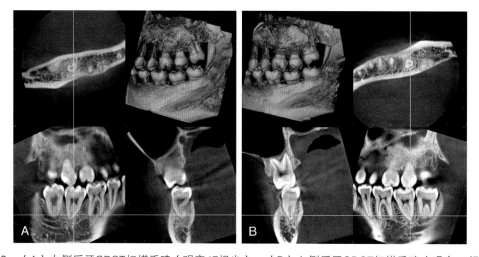

• 图8.18 （A）右侧后牙CBCT扫描重建（观察47根尖）。（B）左侧后牙CBCT扫描重建（观察37根尖）。

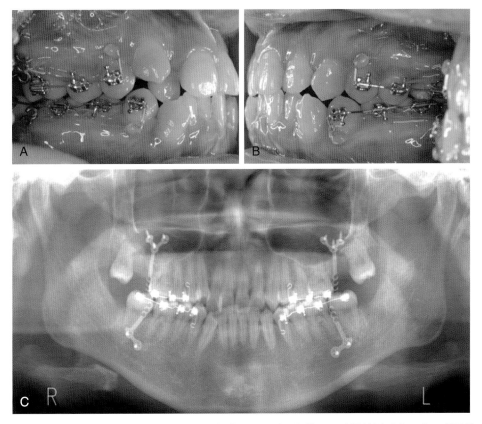

• 图8.19　（A和B）远移上下颌后牙的生物力学原理。（C）植入正畸微钛板后全口曲面断层片。

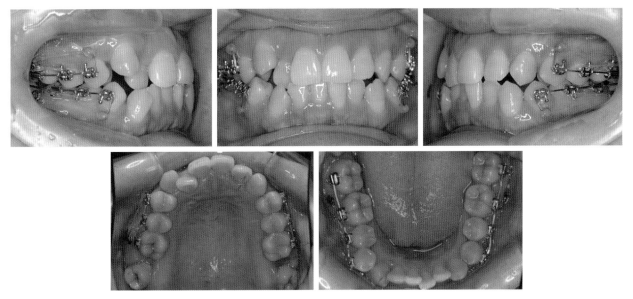

• 图8.20　使用骨支抗系统、片段弓技术和牵引钩同时远移上下颌后牙（2.0个月）。

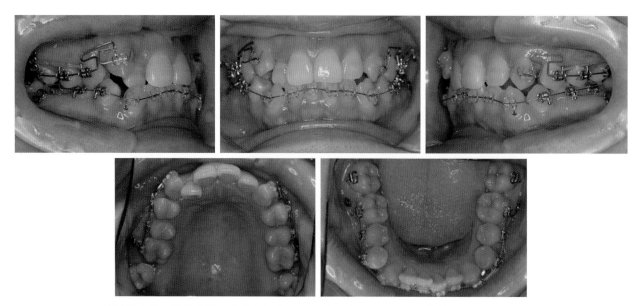

• 图8.21 使用骨支抗系统和片段弓内收上颌尖牙，同时远移上下颌后牙。粘接下颌前牙托槽（2.8个月）。

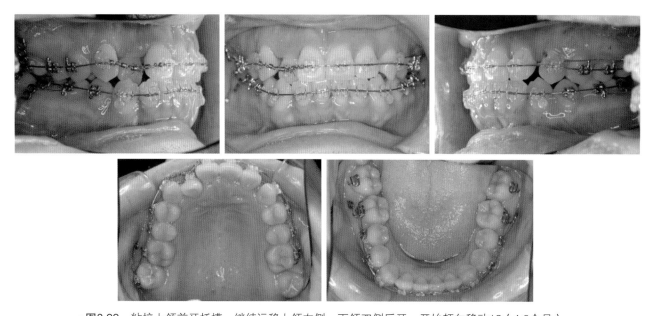

• 图8.22 粘接上颌前牙托槽。继续远移上颌左侧、下颌双侧后牙。开始颊向移动12（4.6个月）。

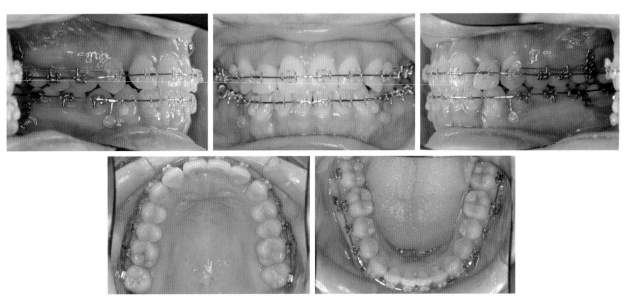

• 图8.23　远移上颌右侧后牙，整体远移下颌牙列（6.7个月）。

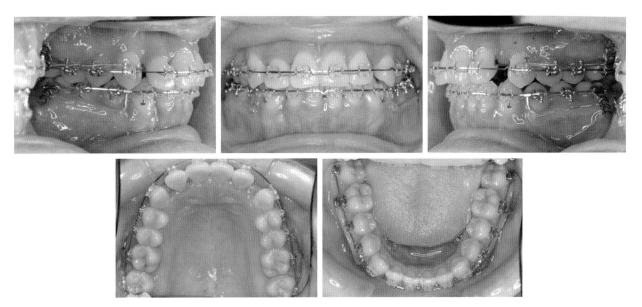

• 图8.24　继续整体远移下颌牙列（9.1个月）。

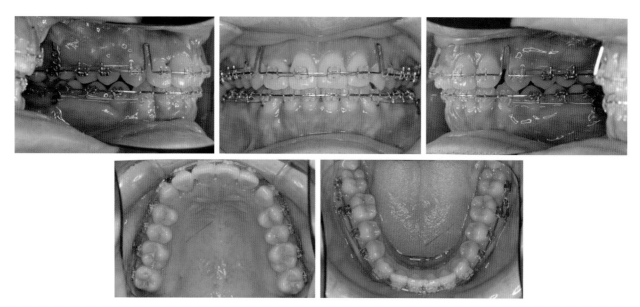

•图8.25   弯制垂直闭隙曲内收上颌前牙。4颗尖牙向后结扎（12.3个月）。

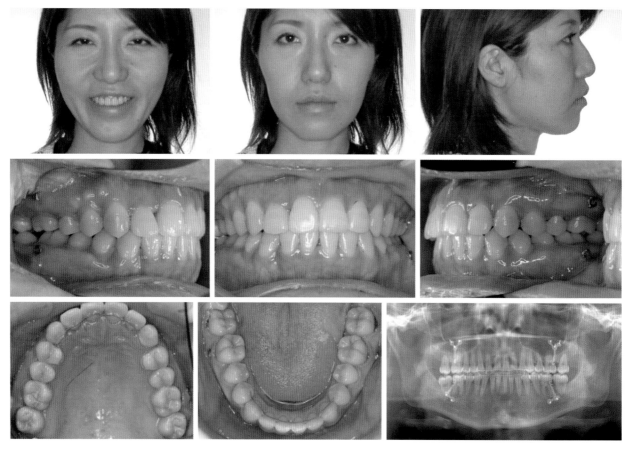

•图8.26   患者完成时面像、口内像及全口曲面断层片。

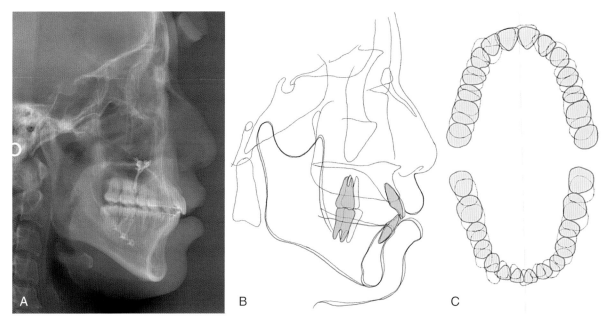

•图8.27 （A）患者完成时头颅侧位片。（B）矫治前后头影重叠。（C）矫治前后殆面像重叠图（蓝色：治疗前；红色：治疗后）。

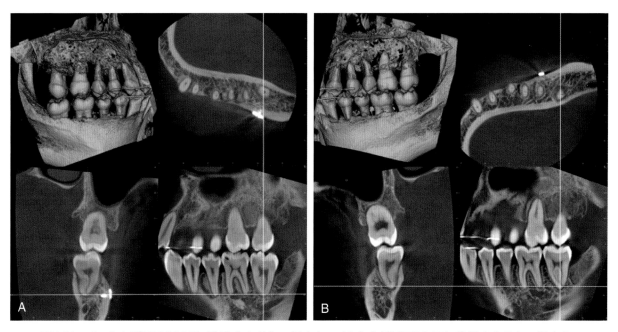

•图8.28 （A）右侧后牙CBCT扫描重建（观察47根尖）。（B）左侧后牙CBCT扫描重建（观察37根尖）。

第9章

骨支抗在复杂正畸病例中的应用

Managing Complex Orthodontic Problems with Skeletal Anchorage

MITHRAN GOONEWARDENE, BRENT ALLAN, BRADLEY SHEPHERD

引言

生物力学原理是各种正畸治疗措施的基础。对牛顿力学原理的洞悉是理解正畸力学系统和"平衡"原理的关键，使我们能够高效应用各种生物力学矫治策略，并尽量减少各个力学系统的副作用。

Burstone将正畸支抗需求分类为强支抗组（A组）、中度支抗组（B组）和弱支抗组（C组）（图9.1）[1-3]。如今大多数支抗装置都能够满足B组病例所需要的中度支抗效果，但是对于临床正畸医生来说，最有挑战性的是那些需要获得强支抗组（A组）或弱支抗组（C组）的病例。应用橡皮圈、口外牵引及可摘戴矫治装置等附件的病例，患者的配合就非常重要。而且有些病例需要牙齿行特定类型的移动，或多数牙齿整体移动，这在过去是极端困难或不可能实现的，例如组牙压低、全牙列整体内收、磨牙伸长等。

正畸临时支抗装置（TAD），自从20世纪80年代作为直接或间接支抗应用于临床以来，已经逐渐成为当代正畸医生治疗复杂病例时的常规辅助手段[4-8]。对于A组和C组病例的支抗选择，临床医生可能会更倾向于应用临时支抗装置，从而避免可摘式支抗装置因为需要患者配合而带来的不确定性和压力[9]。临时支抗装置还扩大了可预测的牙齿移动范围，从而在临床中通过牙列代偿性倾斜或移动来掩饰颌骨不调，进而为部分患者避免了正颌手术。而且，现今复合牙齿移动被视为三维方向的移动，包括间隙关闭时的支抗预备[10]、前伸/内收[11-13]、压低/

升高[14-15]，以及颌面部矫形时的辅助移动[16-17]。

文献报道的临时支抗装置的成功率在37%～94%之间浮动[15,18-19]，而且很难进行有效的对照研究[20-21]。文献报道的并发症包括支抗钉松动、折断[22-23]、感染、对毗邻结构的损害[22]。支抗钉与牙根过于紧密会降低1/3的成功率[22-24]。由于牙槽骨质量的不确定性，导致支抗钉的牙槽骨植入变得复杂，不能保证植入的成功。

Sugawara和Nishimura建议用微钛板代替微种植体支抗，来克服后者在牙槽骨植入时的限制[25-26]。微钛板可以通过若干自攻钛钉固定于骨质更为可靠的皮质骨部位，例如颧突、磨牙后垫、下颌骨体部等（图9.2）。骨板悬臂从牙龈穿出，长度在10.5mm（短臂）到16.5mm（长臂）之间。悬臂上有若干个挂钩，可以根据所需要的牙齿移动来选择不同高度的挂钩。钛板的体部植入骨膜下，有T形、Y形和I形可选。

虽然临床医生指出微钛板的应用缺乏临床指南，并/或对其临床效果持怀疑态度[27]，对微钛板所需的更具侵入性的术式持有疑虑。但是应用微钛板支抗使各种复杂的正畸牙齿移动变得更易预测，也更为成功[28-30]。

微钛板更受推崇的原因是，其植入部位更靠近下颌骨体部或上颌颧突处的后牙根尖区，这些区域的皮质骨质量更好，并且不会干扰牙齿的移动。如果毗邻牙根限制了微钛板的植入，或之前植入失败限制了植入区域的再选择，微钛板的应用也会受限[25]。另外，当需要全牙列内收或前移时，应用微钛板能够提供更

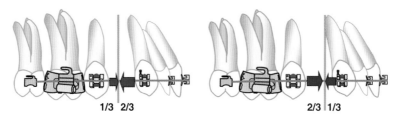

强支抗组（A组）　　　　　　　　弱支抗组（C组）

- **图9.1**　关闭拔牙间隙时，强支抗组（A组）后牙近移不超过拔牙间隙的1/3，与之相反，弱支抗组（C组）后牙近移至少为拔牙间隙的2/3。

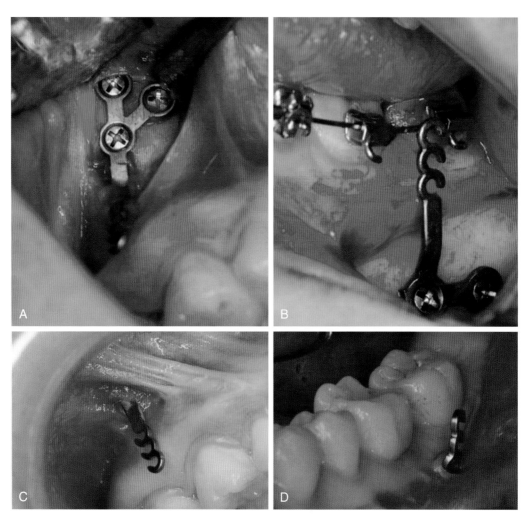

- **图9.2**　Y形（A）与L形（B）微钛板植入颧弓根和下颌骨体部。微钛板的悬臂穿出牙龈，其高度有利于上颌（C）与下颌（D）的压低及内收。

大的力量[31-33]。

　　要注意，即使文献报道了大量成功案例，微钛板植入术还是存在各种并发症，例如肿胀、软组织增生、神经损伤、上颌窦穿通及感染（15%）[29]。对于微种植体来说，这些并发症往往意味着种植体松动、脱落；而对于微钛板来说，这些并发症通常可以通过良好的口腔卫生维护，局部应用抗菌药物或抗生素来

加以控制[31-34]。

　　应用骨支抗系统（SAS）骨板的病例要想获得理想的疗效，就需要正畸医生在制订矫治方案、进行种植体植入术以及治疗过程中应对各种种植体并发症时拥有丰富的临床经验。

　　本章将着重介绍骨支抗系统在大量临床病例中的应用。

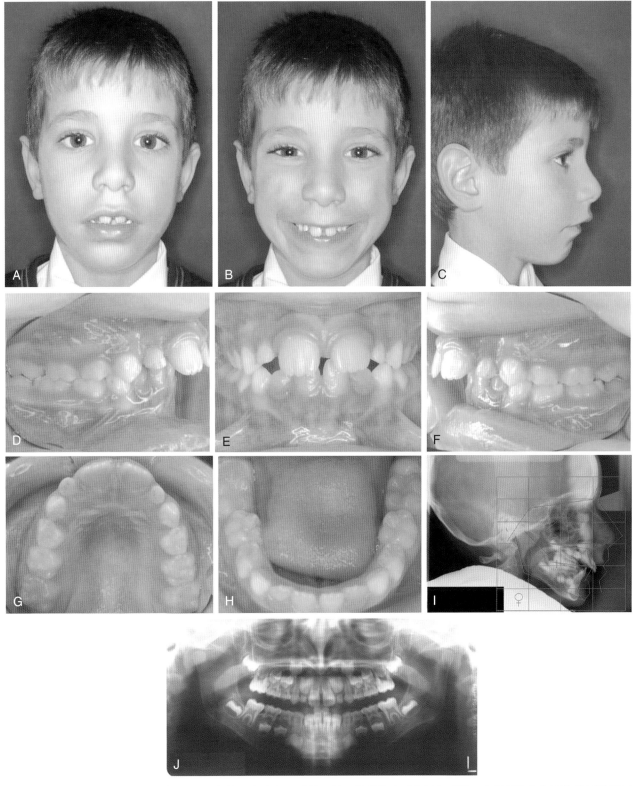

• 图9.3 面像（A~C）和口内像（D~H）提示患者有严重的牙性Ⅱ类错𬌗畸形和颏部后缩。头颅侧位片与网格模板重叠图显示明显的骨性下颌后缩和下颌前牙唇倾（I）。（J）全口曲面断层片。

病例1：纠正下颌发育不足/骨性Ⅱ类患者的掩饰性治疗

患者男性，8岁，处于替牙列早期，典型的安氏Ⅱ类1分类错𬌗畸形，由监护人陪同，因担心过大的前牙覆盖致门牙容易受伤求治[35]。面部评估提示明显颏部后缩，开唇露齿。头颅侧位片显示腺样体肥大，耳鼻喉科医生会诊后认为没有显著的临床指征，无须耳鼻喉科治疗干预（图9.3）。

问题列表

前牙覆盖增大。

明显下颌骨发育不足。

上颌牙列散隙。

治疗目标

通过上颌前牙内收、下颌骨前徙改善前牙覆盖。

思考

骨性下颌后缩的程度较大，有必要讨论后期手术的可能，患者及其监护人对何为矫治成功的判定就非常重要。在替牙列早期采用固定或可摘功能矫治器行早期干预，或能够在一定程度上改善牙列咬合关系，但即使该患者的颌骨发育较一般人群更为充分，矫治后颏部位置仍然有可能处于后缩位。患者监护人还被告知，早期矫治可能改善患儿自尊心，但长期来看，不太可能获得明显的疗效。

经过慎重考虑，患者监护人希望采用可摘功能矫治器进行治疗。

治疗（第一阶段）

患者及监护人选择了可摘式激活型矫治器+头帽进行治疗，因为该矫治器只需在家及睡觉时佩戴。患者的治疗依从性很好，前牙覆盖明显减小。治疗9个月后，矫治器进入保持阶段，仅在夜间佩戴，并及时根据乳牙脱落的情况调磨树脂，持续至乳牙替换完毕。

小结

虽然通过减小前牙覆盖，牙列关系有了明显的改善，颏部位置仍然明显后缩，头影测量显示主要是下颌骨垂直向变化，以及明显前突的下颌前牙（图9.4）。正如文献所报道，功能矫治器使下颌前牙产生了明显的前倾[36]。

而且，有文献报道，这种下颌前牙唇倾会对Ⅱ期固定矫治阶段的拔牙方案产生干扰[36]。

虽然患者及其监护人对面型和咬合的改善很满意，但是患者对矫治器失去了兴趣，拒绝继续佩戴矫治器以巩固疗效。结果牙列咬合关系出现了轻到中度的复发（图9.5）。

当患者及监护人关注其明显的下颌后缩时，正颌外科成为值得讨论的方案。但是，下颌前牙唇倾这一问题，需在术前去代偿。

问题列表（Ⅱ期矫治前）

严重下颌后缩。

安氏Ⅱ咬合关系。

覆𬌗覆盖增大。

下颌前牙唇倾。

颏部发育不足。

思考

计划同时进行下颌前徙术和颏成形术，但是术前必须解决下颌前牙唇倾。为解决这个问题，传统的方法是拔除两颗下颌第一前磨牙，以提供间隙内收唇倾的下颌前牙，从而达到去代偿的目的。这个方案会导致上颌第二磨牙无咬合接触而最终拔除。

另一个选择是，拔除下颌第三磨牙后，双侧下颌后牙区植入骨支抗系统（SAS）微钛板，整体远移下颌牙列，下颌前牙直立去代偿，然后再行下颌前徙术和颏成形术。在行下颌骨手术、智齿拔除术和植入SAS微钛板之前，粘接全固定矫治器。术后，需内收下颌牙列以解决前牙反𬌗。

治疗

由于需行下颌骨双侧升支矢状劈开术，未萌出的第三磨牙被先行拔除。T形SAS微钛板植入下颌第一磨牙颊侧，每侧用3颗螺钉固定。钛板的悬臂从膜龈联合处或其冠方穿出。与大多数类型的临时支抗系统一样，如果可能的话，尽量让悬臂从附着角化龈穿出，从而降低临时支抗装置失败而脱落的风险[23]。

粘接下颌固定矫治器，长橡皮链从SAS微钛板挂在下颌尖牙上，利用更明显的倾斜移动来启动下颌

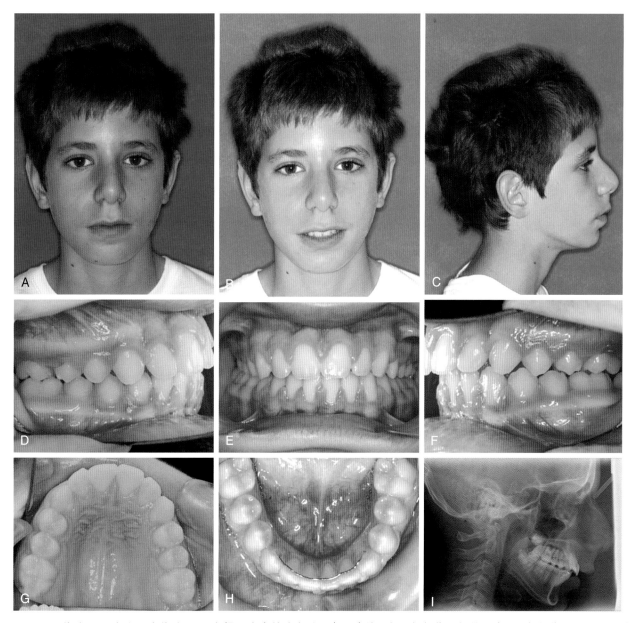

• **图9.4** 面像（A~C）和口内像（D~H）提示患者的咬合关系有了改善，但是颏部位置依然后缩。头颅侧位片显示下颌前牙明显唇倾（ I ）。

牙列的内收。每2~3周更换一次橡皮链。下颌弓丝从0.016"镍钛圆丝、0.016"×0.022"镍钛方丝迅速过渡到0.019"×0.025"β钛合金弓丝，弓丝上加装可弯曲牵引钩，使牵引力更接近阻抗中心，并有效地传递至整个下颌牙列。阶段面像、口内像和头颅侧位片证明SAS微钛板有效地直立了下颌前牙（图9.6）。

下颌牙列远移快到位时，粘接上颌牙列矫治器，排齐上颌牙列并匹配上下颌牙列弓形。弓丝顺序与下颌牙列类似（即0.016"镍钛圆丝，0.016"×0.022"镍钛方丝，最终0.019"×0.025"β钛合金弓丝）。

下颌骨双侧升支矢状劈开术、颏成形术及微钛板去除术一同进行（图9.7）。

使用0.017"×0.025"β钛合金弓丝及颌间牵引建立该患者最终的咬合关系，去除矫治器后，使用下颌固定保持器和可摘Hawley保持器进行保持。

小结

患者牙列咬合关系非常理想，侧貌突度正常，达到了面部美学平衡效果（图9.8）。

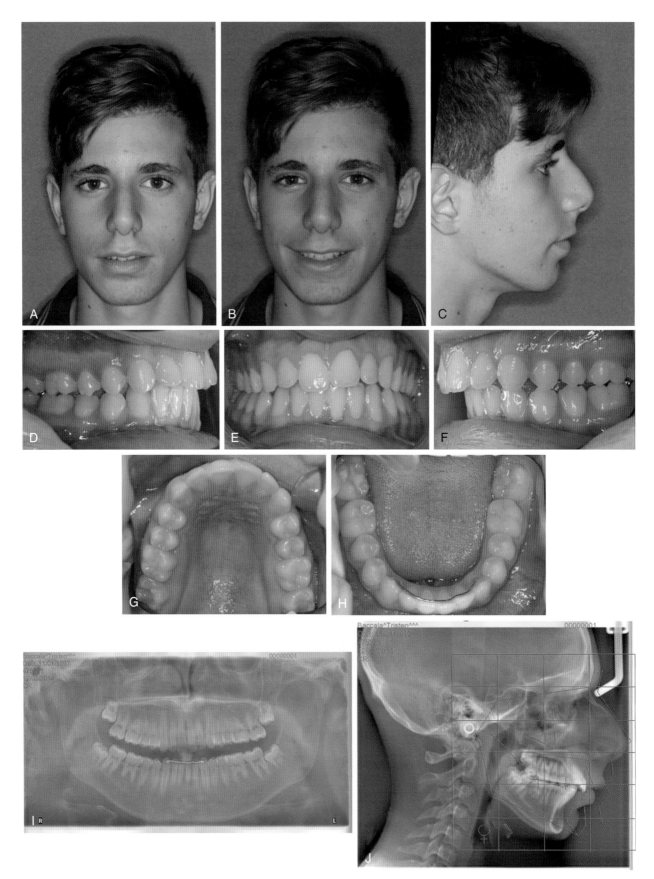

• 图9.5　面像（A～C）和口内像（D～H）提示患者的咬合关系有了轻度的复发，下颌明显后缩。头颅侧位片显示明显的骨性下颌后缩及下颌前牙唇倾（I）。全口曲面断层片可见第三磨牙，并提示下颌牙列末端骨量允许下颌牙列整体远移（J）。

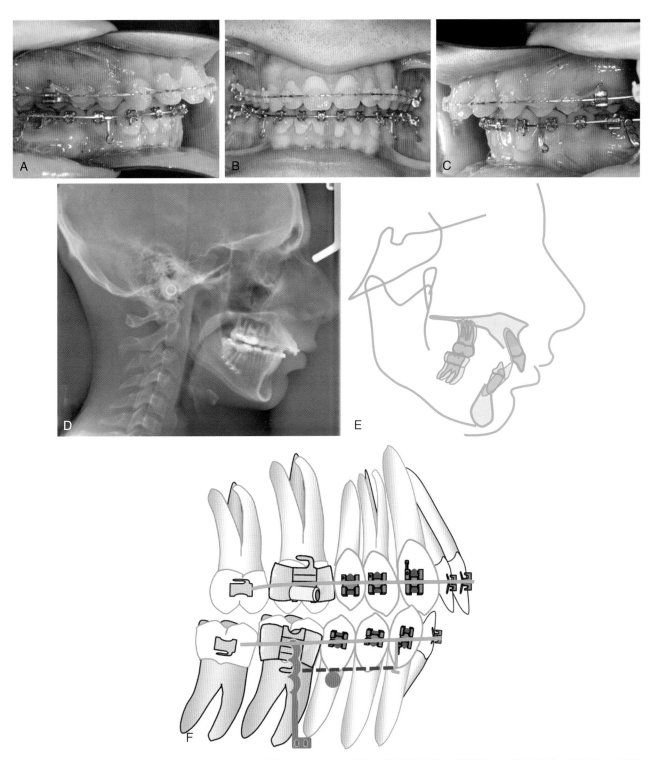

• 图9.6 口内像（A~C）展示了固定矫治器，双侧下颌后牙区颊侧植入微钛板支抗，弹性橡皮链挂于悬臂，用于直立下颌前牙。头颅侧位片（D）和头影重叠图（E）显示下颌前牙直立有效。微钛板悬臂的应用，使整体内收的力更靠近下颌牙列阻抗中心，从而尽量减小下颌牙列的旋转（F）。

病例2：双颌前突、骨性Ⅱ类错𬌗畸形的二次矫治患者的去代偿治疗

患者女性，24岁，主诉为门牙前突，颏部后缩，曾行固定矫治并拔除上颌双侧第一前磨牙。面型评估显示面部对称性尚可，侧貌较突，双唇前突，颏部后缩。口内像显示尖牙Ⅰ类咬合关系，前牙浅覆𬌗、浅覆盖，磨牙Ⅱ类咬合关系，上颌双侧第一前磨牙已拔

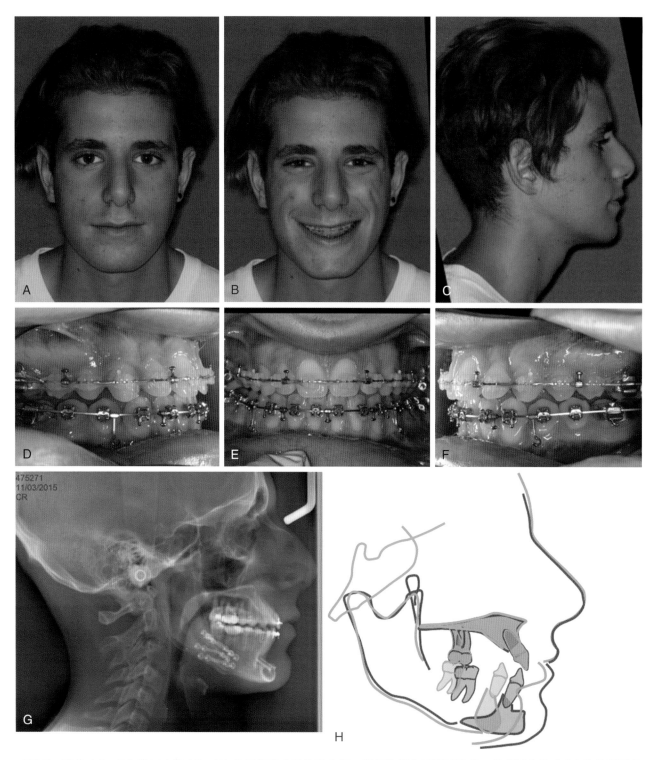

•图9.7　面像（A～C）和口内像（D～F）提示患者术后效果良好，颏部位置有了明显改善。头颅侧位片（G）和头影重叠图（H）展示了下颌骨前徙术和颏成形术的术后效果。

除，上下颌牙列弓形轻度不协调（图9.9）。

　　头影测量分析显示患者有严重的骨性Ⅱ类错𬌗畸形，下颌骨明显后缩，颏部形态不佳，上下颌前牙明显唇倾（图9.9）。

问题列表

双唇前突。

颏部后缩。

下颌骨后缩，颏部发育不足。

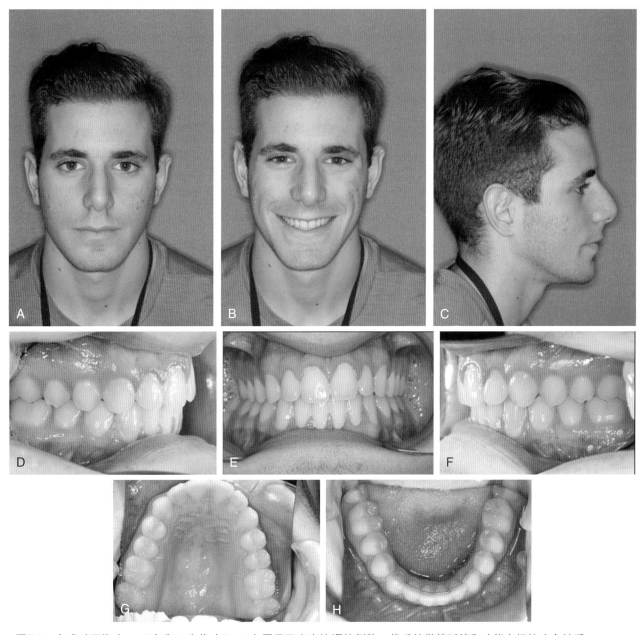

• 图9.8 完成时面像（A~C）和口内像（D~H）展示了患者协调的侧貌、优秀的微笑弧线和功能完好的咬合关系。

上下颌前牙明显唇倾。

浅覆𬌗、浅覆盖。

治疗目标

根据患者主诉，内收前牙，改善上下唇前突。另外，颏部突度（相对突度和绝对突度）都应该尽量改善。

思考

由于上颌双侧第一前磨牙已经被拔除，改善上颌

牙列前突可以采用颅骨支抗，或进一步拔牙提供内收间隙，例如拔除健康的第一磨牙。解决下颌牙列前突需要强支抗组（A组），拔牙间隙需完全用来内收下颌牙列并进行去代偿。下颌骨前徙术伴颏成形术可以使颏部与嘴唇的关系达到理想的状态。

治疗

治疗计划包括首先拔除下颌第一前磨牙及所有的第三磨牙，并同时期在上下第一磨牙颊侧植入SAS微钛板支抗系统。

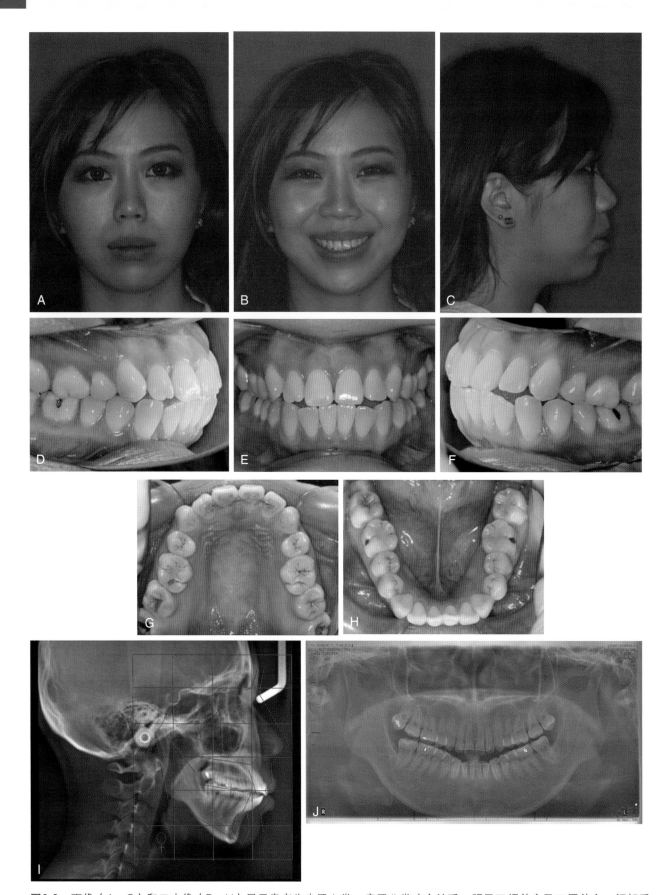

• 图9.9　面像（A~C）和口内像（D~H）显示患者为尖牙 I 类、磨牙 II 类咬合关系，明显双颌前突及双唇前突，颏部后缩。上颌双侧第一前磨牙缺失。头颅侧位片与网格模板重叠图显示下颌骨明显后缩，骨性颏部发育不足，上下颌前牙唇倾（I），全口曲面断层片（J）。

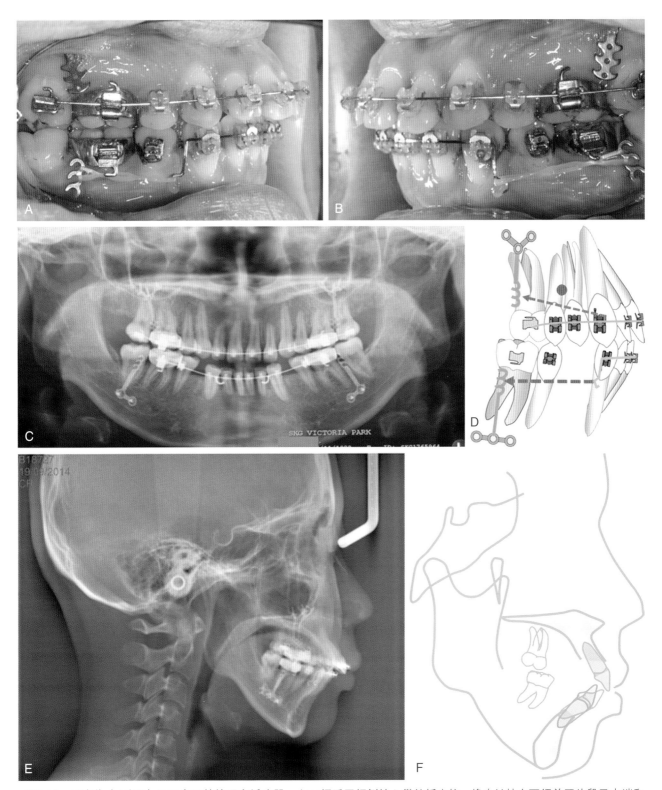

• **图9.10**　口内像（A和B）显示全口粘接固定矫治器，上下颌后牙颊侧植入微钛板支抗，橡皮链挂在下颌前牙片段弓末端和微钛板悬臂上以直立下颌前牙。（C）橡皮链直接挂于上颌牙列以整体远移上颌牙列。悬臂的位置使内收力能够通过阻抗中心上方，以实现下颌前牙段的受控制倾斜移动（D）。头颅侧位片（E）和头影重叠图（F）显示下颌前牙直立有效。

粘接上下颌固定矫治器（图9.10）。

上颌弓丝从0.016"镍钛圆丝、0.016"×0.022"镍钛方丝迅速过渡到0.019"×0.025"β钛合金终末弓丝。橡皮链从SAS微钛板悬臂挂至上颌尖牙，通过更大的倾斜移动来启动牙列内收。下颌牙列只粘接尖牙–尖牙的托槽，从0.016"镍钛圆丝、0.016"×0.022"镍钛方丝最终过渡到0.019"×0.025"不锈钢片段弓丝，弓丝末端弯向尖牙的龈方远中，通过橡皮链与下颌SAS微钛板悬臂相连，其内收力通过下颌前牙阻抗中心稍上方，以控制下颌前牙段尽量无阻力地直立内收（图9.10）。间隙关闭后，更换0.018"镍钛圆丝、0.016"×0.022"镍钛方丝至0.019"×0.025"β钛合金连续弓丝彻底排齐整平下颌牙列，使之与上颌牙列匹配。

下颌前牙内收较快，上颌牙列整体内收则较慢。橡皮链每2～3周更换一次。

患者希望确定手术日期，但是上颌前牙内收还未到位。应用SAS微钛板支抗可以高效进行上颌牙列整体内收，从而顺利进行了手术。术后则继续使用微钛板支抗整体远移上颌牙列（图9.11）。

下颌骨双侧升支矢状劈开前徙术伴颏成形术，同时去除下颌微钛板支抗（图9.12和图9.13）。

正颌手术后，上颌每2～3周更换橡皮链，整体远移上颌牙列，直到上颌切牙达到理想位置，前牙覆𬌗覆盖正常（图9.14）。使用0.017"×0.025"β钛合金弓丝及颌间牵引建立该患者最终的咬合关系，去除矫治器后，使用上下颌固定保持器和可摘Hawley保持器进行保持。

小结

该患者的完成时面像令人印象深刻，患者自己也为上下颌牙列内收，双唇变平坦、颏部适当突起所带来的整体变化而惊叹不已。最终的咬合关系非常理想，达到了牙尖交错𬌗，上下颌牙列排齐整平，前牙覆𬌗、覆盖正常。全口曲面断层片显示牙根排列较为平行，少有牙根吸收，头颅侧位片及完成头影重叠图显示上下颌牙列相对于各自的基骨都有明显的内收，上下颌骨位置协调（图9.15）。

病例3：修复治疗后的多学科联合治疗

患者女性，37岁，童年时因外伤导致前牙牙髓失活，青少年时期出现上颌中切牙根骨粘连，后拔除并用种植牙修复前牙，其修复体龈缘位置过高。面像显示在息止位及微笑时前牙暴露过少，导致反微笑弧线。患者的主诉为改善微笑美学，改善其凸面型及颏部后缩。多颗后牙重度修复治疗，上颌第二和第三磨牙缺失（图9.16）。

问题列表

反微笑弧线–上颌中切牙种植修复体龈缘位置过高。

覆盖过大。

下颌骨后缩。

下颌后牙伸长。

治疗目标

伸长上颌前牙，改善微笑弧线，前徙颏部改善颏部发育不足，建立良好前牙覆𬌗覆盖。

思考

患者之前的种植牙花费较高，不愿意进行替换。修复科医生会诊后，建议上颌侧切牙适当伸长，中切牙烤瓷冠重新修复也适当延长，并将牙冠龈缘染成红色，以重建上颌前牙颈缘形态，改善微笑弧线。

要改善前牙过大的覆盖，只能依靠下颌骨前徙术，但是伸长的下颌第二和第三磨牙将会对下颌前徙造成干扰。

骨支抗系统可以在术前用来压低下颌后牙。

下颌第三磨牙在该方案中没有用处，建议拔除。

治疗

多学科联合矫治方案的提纲及治疗顺序如图9.17所示。粘接上下颌固定矫治器，分别从0.016"镍钛圆丝、0.016"×0.022"镍钛方丝迅速过渡到0.017"×0.025"、0.019"×0.025"β钛合金弓丝。橡皮链从下颌磨牙垂直挂至SAS微钛板的悬臂以进行磨牙压

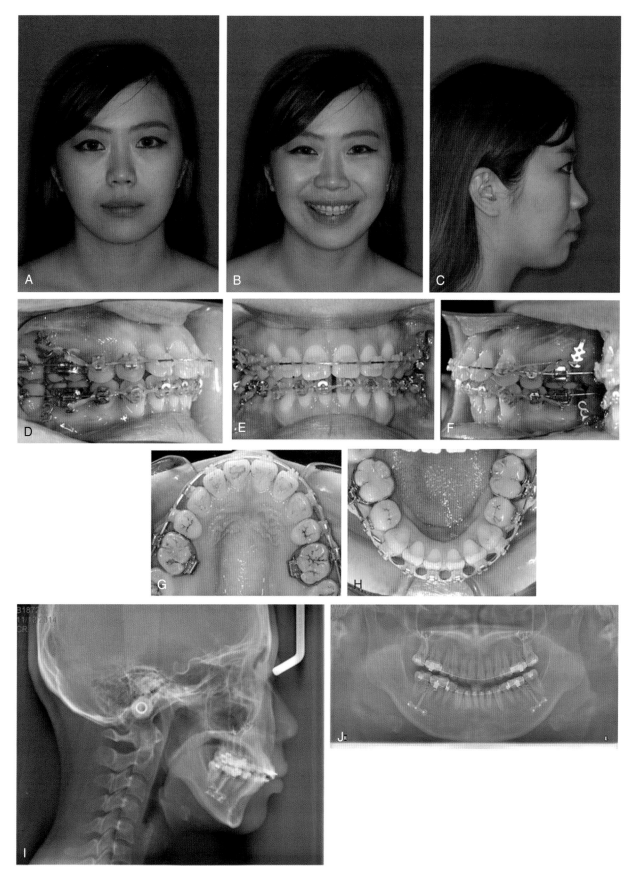

• **图9.11**　面像（A~C）和口内像（D~H）显示患者为Ⅱ类咬合关系，下颌牙列唇倾已经去代偿。本阶段上颌牙列仍稍唇倾（I）。全口曲面断层片显示上下颌微钛板用于拔牙间隙关闭（J）。

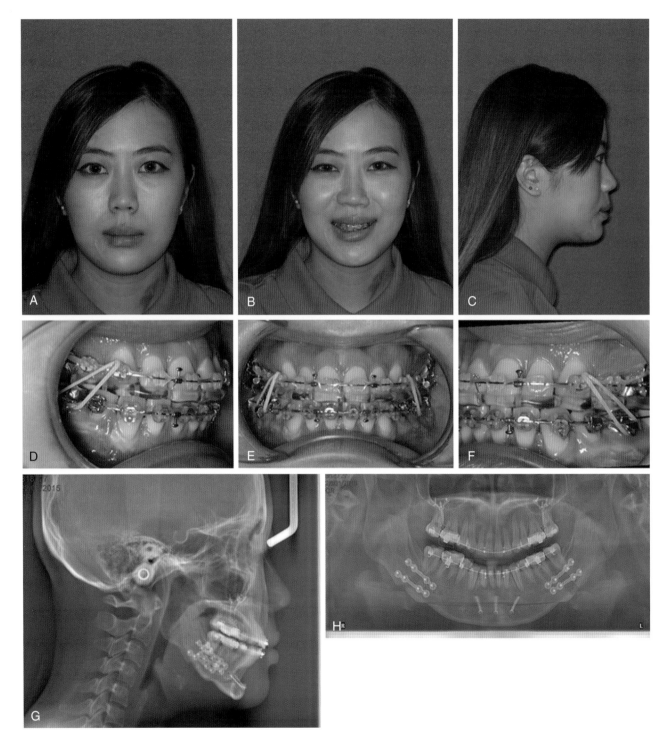

• **图9.12** 面像（A~C）和口内像（D~F）显示手术效果良好，颏部位置前徙有效。头颅侧位片（G）和全口曲面断层片（H）显示了下颌骨前徙术伴颏成形术的术后效果。上颌前牙仍有轻度前突，上颌微钛板保留以继续内收上颌牙列。

低（图9.18和图9.19）。粘接上颌牙列矫治器时，调整托槽位置，使上颌侧切牙和尖牙相对中切牙修复体适当伸长（图9.19）。

上颌弓丝额外弯曲以伸长上颌侧切牙，其近中

放置推簧以开辟间隙，方便侧切牙后期行冠修复（图9.20）。

使用0.017" × 0.025" β 钛合金弓丝及颌间牵引建立最终的咬合关系，去除矫治器后，使用下颌固定保持

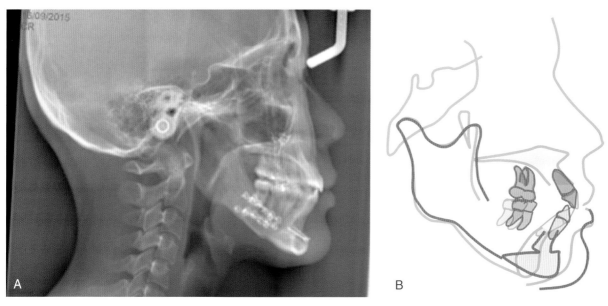

• **图9.13** 完成时头颅侧位片（A）和头影重叠图（B）显示下颌骨前徙术伴颏成形术，及上颌前牙内收到位后的最终效果。

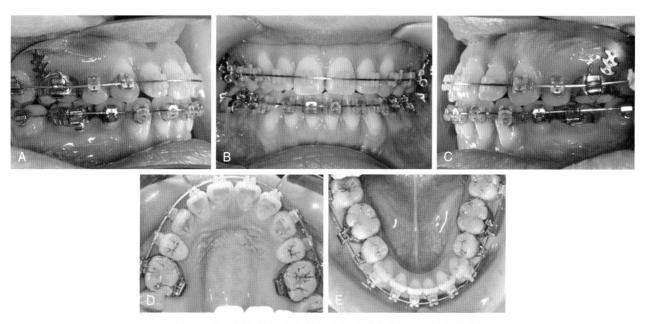

• **图9.14** 术后口内像（A～E）显示上颌前牙内收到位后的最终效果。

器和上下颌可摘Hawley保持器进行保持（图9.21）。

上颌中切牙重新制作更长的冠修复体，上颌侧切牙亦行冠修复加宽以改善患者的微笑弧线。

小结

通过多学科联合治疗，该患者获得了良好的咬合关系，前牙覆𬌗、覆盖正常，实现了咬合、美观和

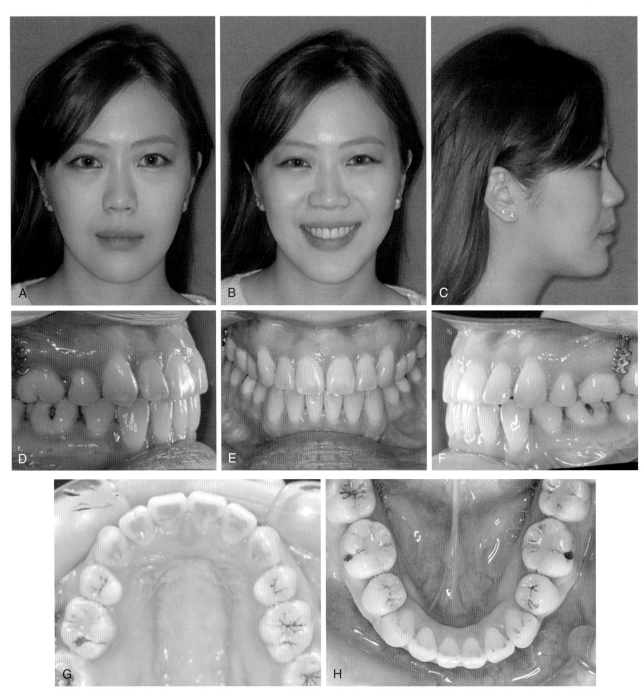

•图9.15   完成时面像（A～C）和口内像（D～H）显示患者侧貌为和谐的直面型，嘴唇相对突度有了令人满意的变化，微笑弧线极佳，牙列咬合功能正常。

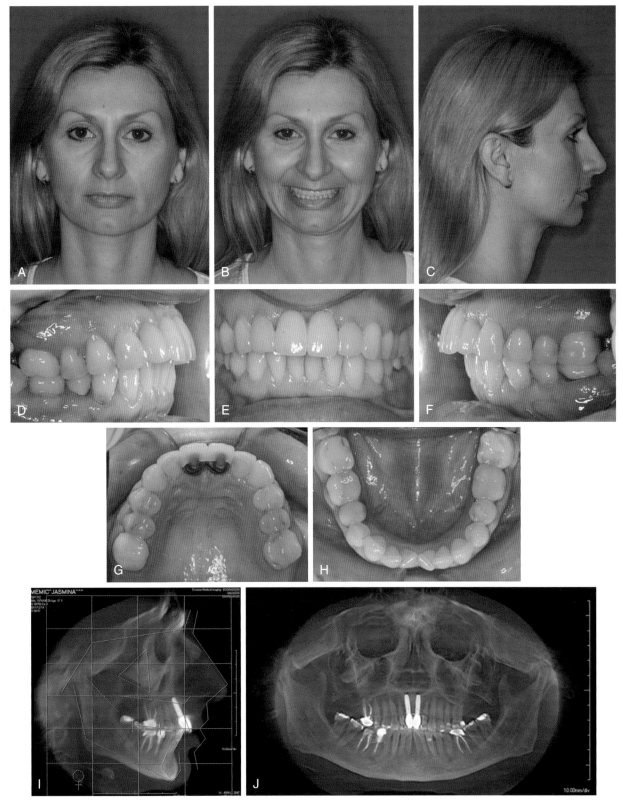

•图9.16　面像（A~C）和口内像（D~H）显示患者为Ⅱ类咬合关系，前牙覆盖较大，反微笑弧线，上颌中切牙为种植体并冠修复，其位置整体偏龈方，颈部后缩。头颅侧位片与网格模板重叠图显示明显的骨性下颌后缩（Ⅰ），全口曲面断层片示下颌第二和第三磨牙因没有对颌牙而伸长（J）。

功能相统一的矫治目标。下颌后牙殆面曾行大面积充填术，在磨牙压低的过程中没有出现任何医源性并发症。通过颏部前徙，患者的侧貌由矫治前的凸面型变为更为美观的直面型，但是更让患者激动的是我们为她恢复了和谐美观的微笑弧线（图9.22）。

治疗顺序	
1. 拔除下颌第三磨牙，植入微钛板支抗以压低下颌第二磨牙	BA
2. 上下颌粘接固定矫治器，排齐整平上下颌牙列，适当伸长上颌侧切牙以增加其微笑时的长度，并在其近中开辟间隙，为上颌中切牙后期重新修复预留宽度。下颌磨牙使用橡皮链和微钛板支抗压低	MG
3. 下颌前徙术（同时去除微钛板）	BA
4. 术后咬合精细调整	MG
5. 上颌中切牙牙冠重新修复，增长增宽	BGS
6. 矫治结束时行上颌侧切牙牙冠修复	BGS
7. 保持器修整	MG
8. 殆板作为长期保持器	BGS

• 图9.17　如图9.16所示，该患者的多学科联合矫治被指派给不同的学科医生。BA为Dr. Allan；MG为Dr. Goonewardene；BGS为Dr. Shepherd。

病例4：牙齿表面缺损、牙列不对称及拥挤带来的多学科联合治疗

患者男性，36岁，主诉为牙齿不美观，树脂贴面用来掩饰牙齿形态异常。由于咬合过紧造成咬合功能异常，并导致牙齿表面缺损。

面像显示患者面部基本对称，轻度凸面型，鼻旁较平坦，颏部轻度后缩。口内像显示为安氏Ⅱ类咬合关系亚类（右侧Ⅱ类），上颌牙列弓形不对称，前牙覆殆、覆盖正常（图9.23）。与左侧相比，上颌右侧后牙明显近移，上颌中线左偏，上下颌牙列前牙区中度拥挤。左侧后牙近移，下颌牙列轻度不对称。因咬合功能异常，可见多数牙明显牙面异常磨耗。Epworth嗜睡量表（Epworth Sleepiness score）显示没有明显睡眠功能障碍。

上颌前牙排列不齐。由于上颌前牙垂直高度丧失程度不同，上颌前牙代偿性萌出，最终导致上颌牙列龈缘不协调。

头颅侧位片显示骨性Ⅱ类关系，上下颌骨轻度后缩，上颌前牙舌倾。

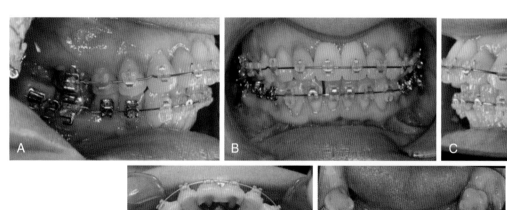

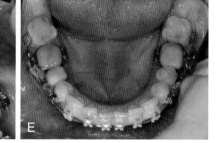

• 图9.18　口内像（A~E）显示上下颌粘接固定矫治器，双侧下颌后牙颊侧植入微钛板支抗，通过悬臂挂橡皮链压低伸长的下颌磨牙。

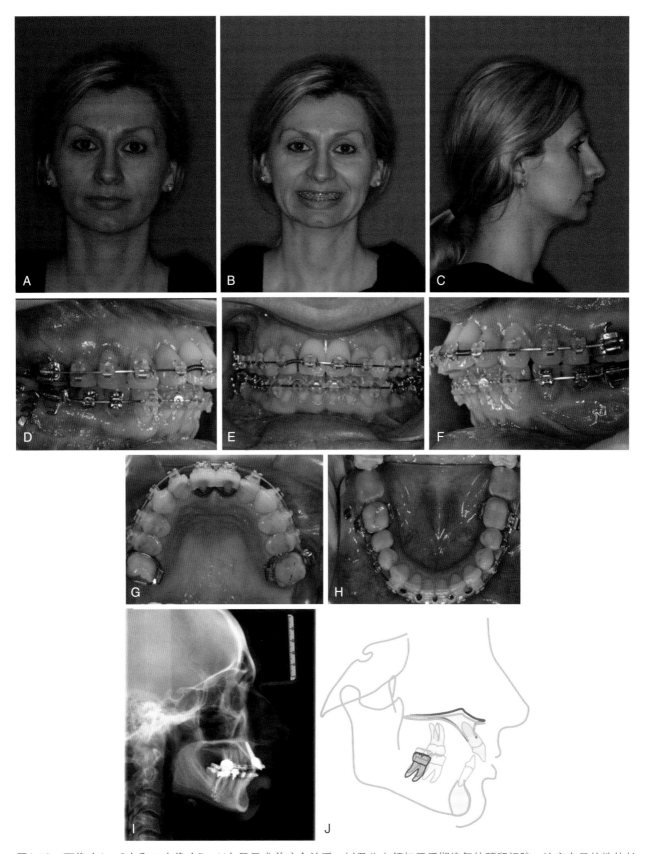

•图9.19 面像（A~C）和口内像（D~H）显示术前咬合关系，以及为上颌切牙后期修复的预留间隙。注意有目的地伸长了上颌侧切牙。头颅侧位片（I）及头影重叠图（J）显示下颌后牙明显压低。

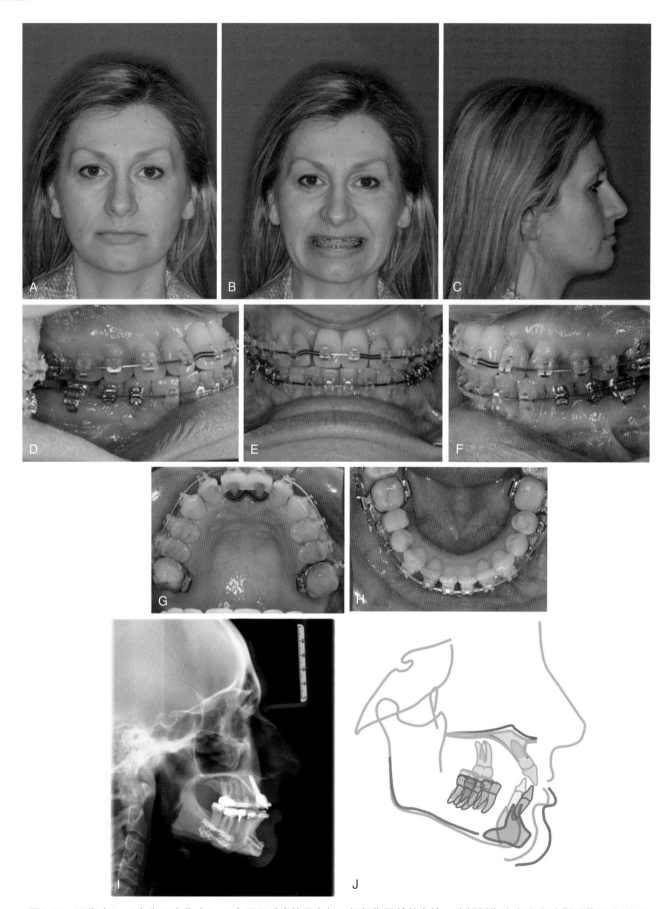

• **图9.20**　面像（A~C）和口内像（D~H）显示手术效果良好，颏部位置前徙有效。头颅侧位片（I）和头影重叠图（J）显示了下颌骨前徙术伴颏成形术的术后效果。

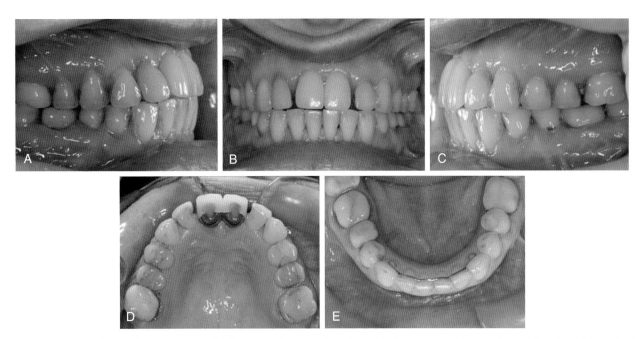

• **图9.21**　口内像（A～E）显示咬合关系良好，上颌前牙待修复。上颌中切牙将重新制作更长的冠修复体，其远中间隙将用来为上颌侧切牙行冠修复以增大侧切牙。

问题列表

掩饰性修复体美观度较差。

上下颌牙列拥挤。

牙面异常磨耗——夜磨牙。

上下颌牙列弓形不对称。

安氏Ⅱ类错𬌗畸形（右侧）。

治疗目标

排齐上下颌牙列，上颌牙列右移纠正上颌中线左偏；同时整平上下颌牙列，对个别牙有选择地压低，以利于在近远中向、𬌗龈向对患牙进行修复治疗。左侧上下颌后牙远移，以同时提供间隙。夜磨牙习惯通过持续佩戴𬌗板进行调整缓解，同时需患者调节自身精神压力。

为了应对多学科治疗间的沟通协调，我们为治疗计划进行了排序，如图9.24所示。

思考

上颌牙列弓形不对称，一侧为安氏Ⅱ类咬合关系，为了恢复正常牙弓形态及中线，需拔除上颌右侧第一前磨牙。下颌牙列也需要间隙恢复牙弓形态。

另一个方案是选择在3个象限植入骨支抗系统，分别是上颌双侧后牙区，以及下颌左侧后牙区。骨支抗系统能够远移上颌右侧后牙以纠正右侧Ⅱ类咬合关系，远移上下颌左侧后牙，从而为上下颌牙列排齐及后期修复提供必要的间隙。

治疗

上下颌牙列粘接固定矫治器，分别从0.016"镍钛圆丝、0.016"×0.022"镍钛方丝迅速过渡到0.017"×0.025"β钛合金弓丝。SAS微钛板在治疗初期即植入上颌双侧及下颌左侧第一磨牙颊侧。下颌右侧后牙区不需要微钛板支抗。前牙托槽粘接时需格外注意其位置的精确，从而更好地整平龈缘线。通过放置推簧开辟近远中间隙，对SAS微钛板远移后牙间接产生的间隙进行重新分配（图9.25）。

当近远中间隙开辟充分后，去除托槽，修复科医生用复合树脂修复牙齿形态至理想状态（图9.26）。修复后的牙齿重新粘接托槽，弓丝更换至0.019"×0.025"β钛合金弓丝。SAS微钛板继续远移上颌右侧后牙以纠正右侧Ⅱ类咬合关系。矫治结束后去除矫治器，粘接上下颌前牙区舌侧固定保持器行永久保持，并制作透明压膜保持器，嘱患者全天佩戴以巩固治疗效果。

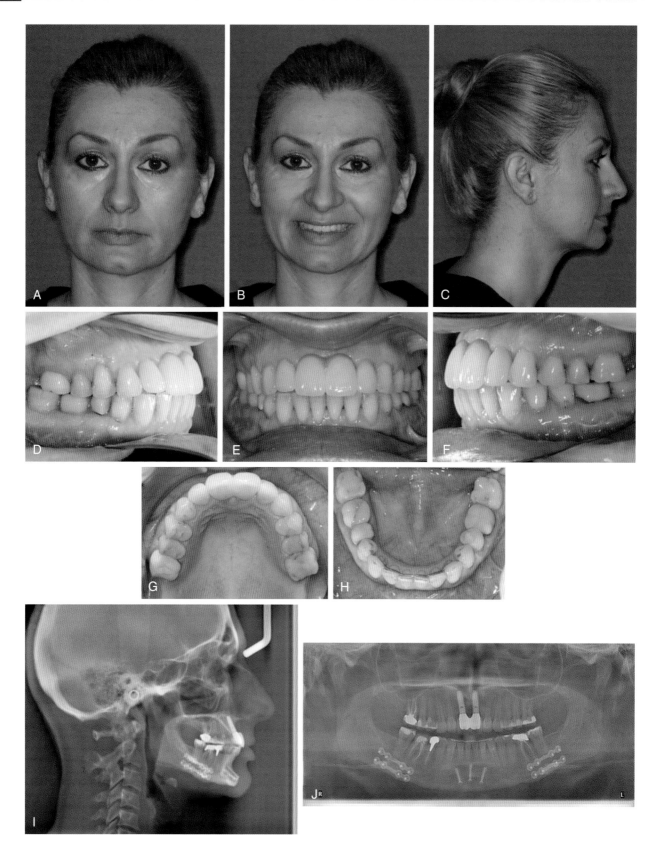

•图9.22　完成时面像（A~C）和口内像（D~H）显示患者侧貌为和谐的直面型，通过改善微笑弧线而获得了极佳的微笑美学，咬合功能良好。头颅侧位片（I）显示下颌骨前徙术伴颏成形术后，颌骨关系和软组织关系都得以协调。全口曲面断层片（J）显示下颌后牙压低后牙齿位置合理，未见明显牙根吸收。

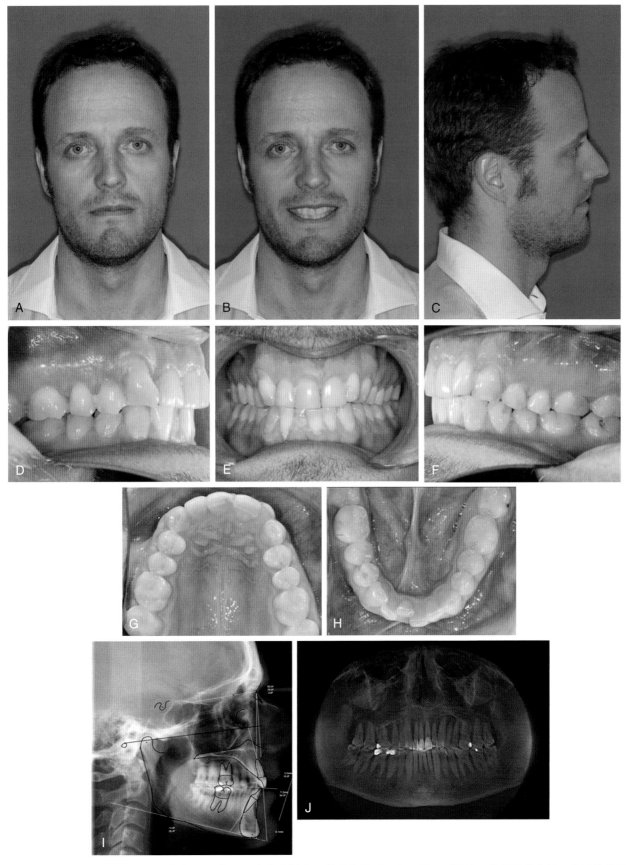

• 图9.23 面像（A~C）和口内像（D~H）显示患者右侧为Ⅱ类咬合关系，上下颌牙列拥挤，前牙异常磨耗。前牙的异常形态通过复合树脂修复行掩饰性治疗。图G和图H可见上下颌牙列弓形不对称。头颅侧位片和头影测量分析显示轻度下颌骨后缩，上颌前牙舌倾，下颌前牙唇倾（I），颏部发育不足。锥形束CT扫描生成的全口曲面断层片显示牙根形态正常，可见4颗第三磨牙（J）。

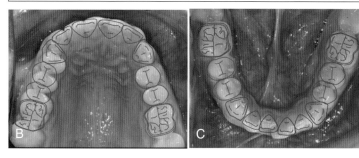

A

治疗顺序	
1. 植入微钛板支抗	BA
2. 上下颌粘接固定矫治器	MG
a. 远移上下颌后牙以开辟间隙	
b. 纠正上下牙列弓形不对称	
3. 上前牙牙冠临时性树脂修复	BGS
4. 完成固定矫治	MG
5. 正畸结束后行永久冠修复	BGS
6. 制作𬌗板作为夜间保持器	BGS

● **图9.24**　如图9.23所示,该患者的多学科联合矫治被指派给不同的学科医生依序进行(A)。上下颌牙列的矫治目标𬌗面重叠图显示需要远移上颌右侧后牙和下颌左侧后牙,以纠正牙列弓形的不对称(B和C)。BA为Dr. Allan;MG为Dr. Goonewardene;BGS为Dr. Shepherd。

保持器佩戴6个月后,上颌前牙行全瓷冠修复以获得理想的色泽和牙齿形态。制作𬌗板作为患者夜间佩戴的保持器。

小结

通过SAS微钛板提供的不对称矫治力,纠正了上下颌牙列弓形的不对称。纠正了右侧的安氏Ⅱ类咬合关系,并且提供了充分的间隙以修复前牙的近远中形态。除了矢状向的改变,对前牙有选择地压低也有助于后期更理想的冠修复治疗(图9.27)。

总而言之,通过治疗,患者获得了更好的咬合功能和牙列美观效果。

病例5:髁状突渐进性吸收致安氏Ⅱ类开𬌗患者的治疗

患者女性,10岁,需治疗替牙期牙列拥挤,上颌右侧乳尖牙早失,导致上颌中线右偏。

面像显示患者面部左右基本对称,轻度凸面型,颏部稍后缩。微笑弧线基本正常。口内像显示患者为混合牙列期后期,前牙覆𬌗、覆盖正常,后牙为安氏Ⅱ类错𬌗畸形亚类(左侧)。上颌牙列弓形不对称,左侧后牙近移,上颌中线右偏。头颅侧位片显示轻度骨性Ⅱ类关系,下颌轻度后缩,上颌前牙稍舌倾(图9.28)。

矫治初期安装钟摆矫治器远移上颌后牙,为前牙开辟间隙。矫治时间6个月,之后粘接腭托维持间隙。在粘接腭托的那一年,患者出现双侧颞下颌关节(TMJ)疼痛及弹响,为此患者服用了处方消炎药。之后患者逐渐出现了前牙开𬌗。请口腔内科医生和风湿病科医生会诊,以常规筛查诊断有无会导致颞下颌关节退行性变的系统性疾病。阶段性头颅侧位片显示,随着关节退行性变的发展,下颌升支逐渐缩短,下颌平面发生顺时针旋转(图9.29)。患者被诊断为特发性髁状突吸收(ICR),并被要求夜间佩戴下颌稳定𬌗板,以缓解关节的负担。患者无法按要求佩戴𬌗板。

后期随访拍摄的X线片显示患者的ICR没有好转,其关节存在持续的退行性变,颏部逐渐后缩,面中部突出,下颌骨相对后缩,前牙区严重开𬌗[37-40](图9.30和图9.31)。

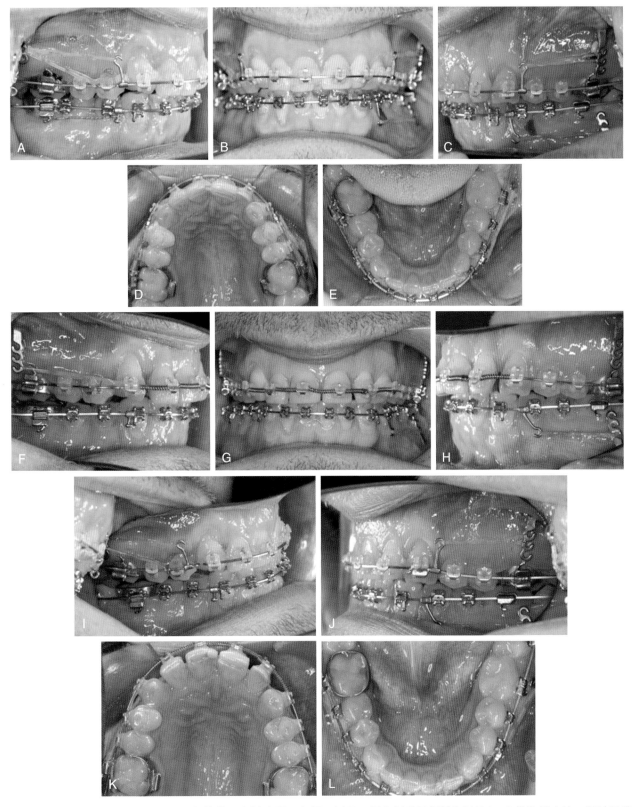

•图9.25 口内像（A～E）显示上下颌粘接固定矫治器，上颌双侧及下颌左侧后牙颊侧分别植入3个微钛板支抗，通过悬臂挂橡皮链驱动后牙远中移动。当后牙远中移动，前牙区放置推簧，为前牙修复开辟间隙（F～J）。后牙咬合已接近Ⅰ类咬合关系，牙弓对称性得到改善（K和L）。

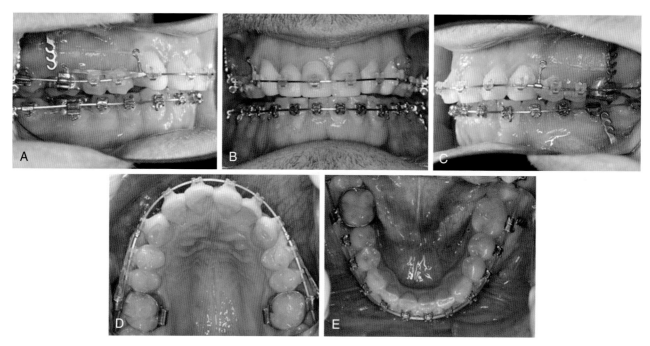

•图9.26 口内像（A~E）显示患者上颌前牙行临时复合树脂修复，以便于为后期的永久性冠修复提供理想的殆龈向距离和近远中宽度。

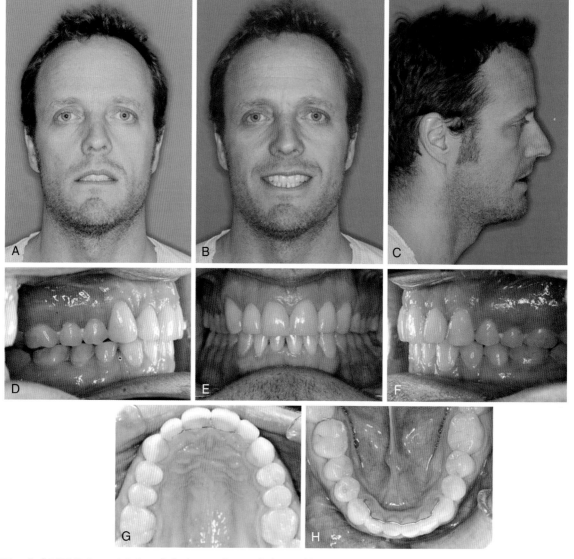

•图9.27 完成时面像（A~C）和口内像（D~H）显示患者上颌前牙行瓷贴面修复后，微笑美学获得了令人惊喜的改变。上下颌牙列弓形恢复对称性后，咬合功能良好。

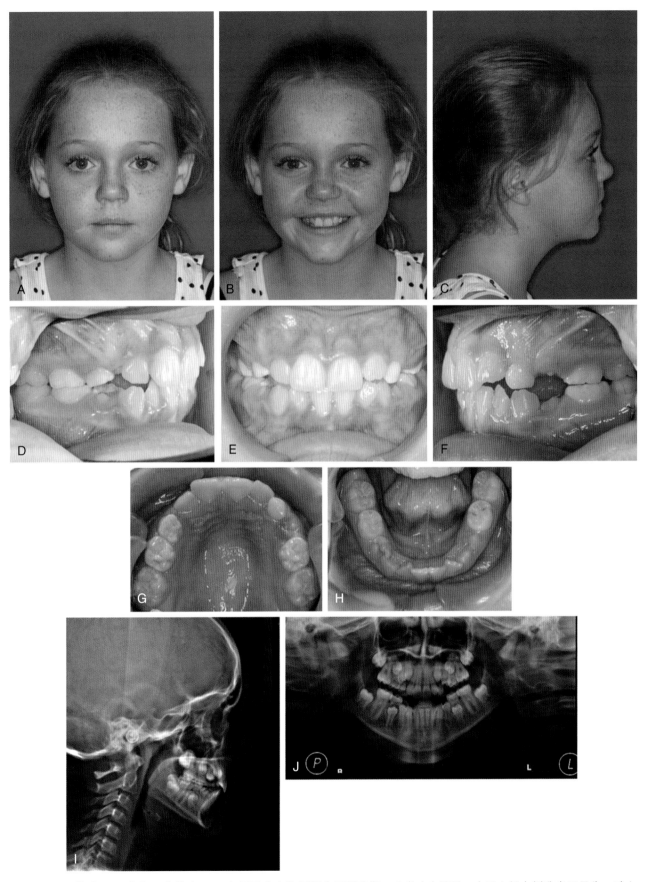

• **图9.28**　面像（A～C）和口内像（D～H）显示患者处于混合牙列晚期，Ⅱ类咬合关系，由于上颌右侧乳尖牙早失，致上颌中线右偏。头颅侧位片显示轻度骨性Ⅱ类关系，下颌骨稍后缩（I）。全口曲面断层片显示牙胚发育相对正常，未见明显颞下颌关节病变（J）。

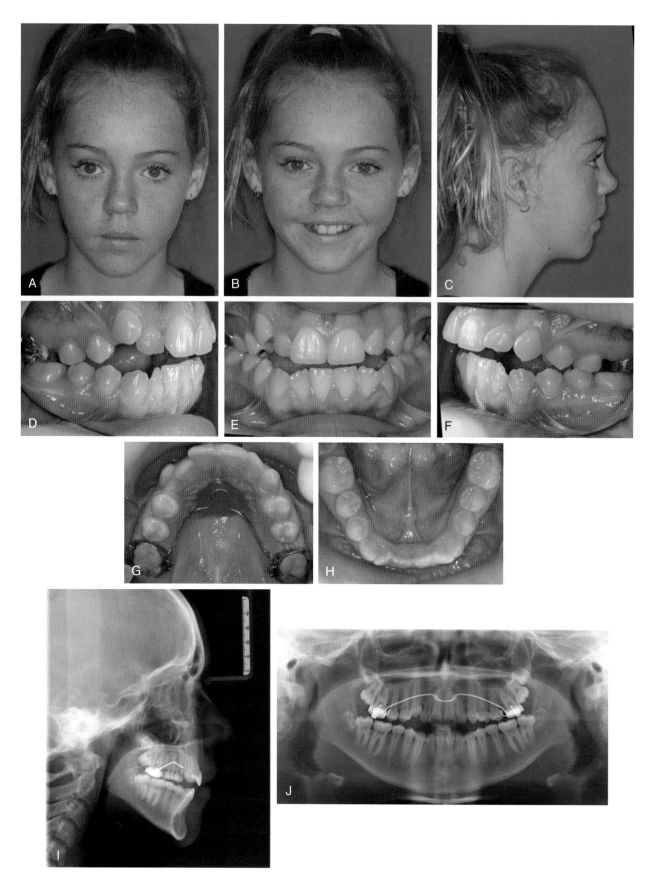

•图9.29　阶段性面像（A～C）和口内像（D～H）显示患者逐渐出现明显的安氏Ⅱ类咬合关系伴前牙开𬌗，使用腭托保持由磨牙远移装置开辟的间隙。头颅侧位片显示轻度骨性Ⅱ类开𬌗，下颌升支高度不足（Ⅰ）。全口曲面断层片显示颞下颌关节存在明显病变（J）。

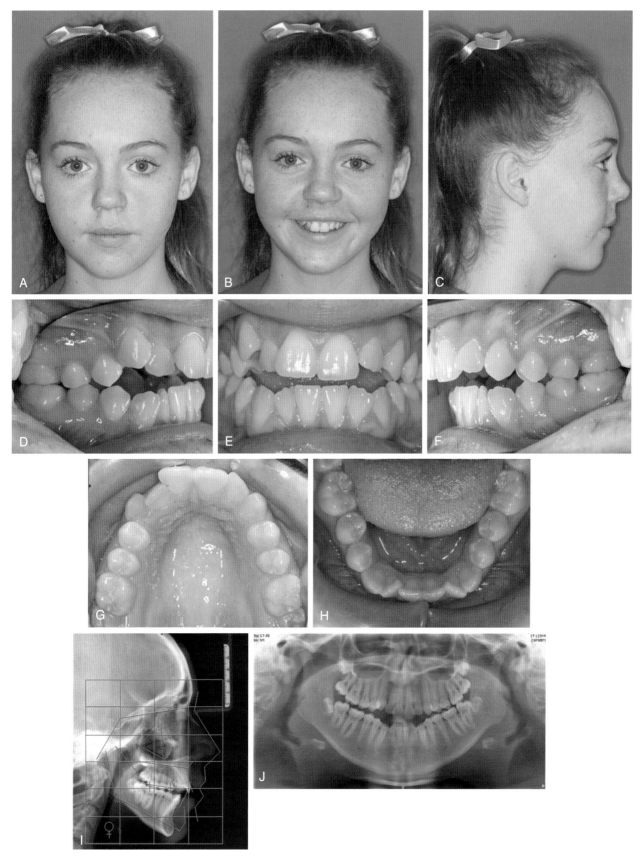

• **图9.30** 发现关节问题24个月后面像（A~C）和口内像（D~H）的进展照片显示Ⅱ类开𬌗型错𬌗畸形。采用Mesh模板覆盖的头颅侧位片显示严重骨性Ⅱ类骨性开𬌗，伴升支后部垂直向距离减小（I）。全口曲面断层片显示颞下颌关节显著病变（J）。

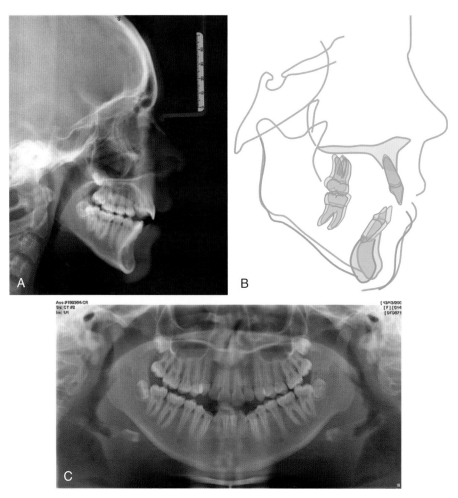

•图9.31　第二阶段的头颅侧位片（A）、头影重叠图（B）和全口曲面断层片（C）显示髁状突继续退行性变或改建。这导致开𬌗和下颌骨后缩进一步加重。

后续阶段性X线片显示上下颌骨间关系逐渐相对稳定，ICR的主动退行性变期终止。

面像显示面部基本对称，凸面型，颏部后缩。微笑分析显示微笑弧线相对正常。口内像显示安氏Ⅱ类咬合关系，前牙覆盖较大，前牙开𬌗，上下颌前牙区中度拥挤（图9.32）。

X线片分析显示患者存在骨性开𬌗，下颌升支高度过短，上颌后牙区牙槽骨高度降低，下颌骨后缩，顺时针旋转。全口曲面断层片显示髁状突曾发生退行性变，髁状突颈部显著缩短（图9.32）。

问题列表

髁状突退行性变。

前牙开𬌗。

下颌升支高度不足。

下颌平面角增大。

凸面型。

下颌骨后缩。

上下颌牙列拥挤。

前牙覆盖增大。

治疗目标

前牙开𬌗通过逆时针旋转下颌骨来纠正。后牙Ⅱ类咬合关系，颏部后缩及下颌骨后缩，通过下颌骨逆时针旋转及导下颌骨向前联合治疗。排齐上下颌牙列，上下颌切牙的前后向位置分别在上下颌基骨上，维持原位。

思考

从颅骨形态学角度出发，正颌手术是理想的方案，通过逆时针旋转上下颌复合体伴下颌骨前徙术。由于髁状突存在隐患（ICR），使手术方案相对来说

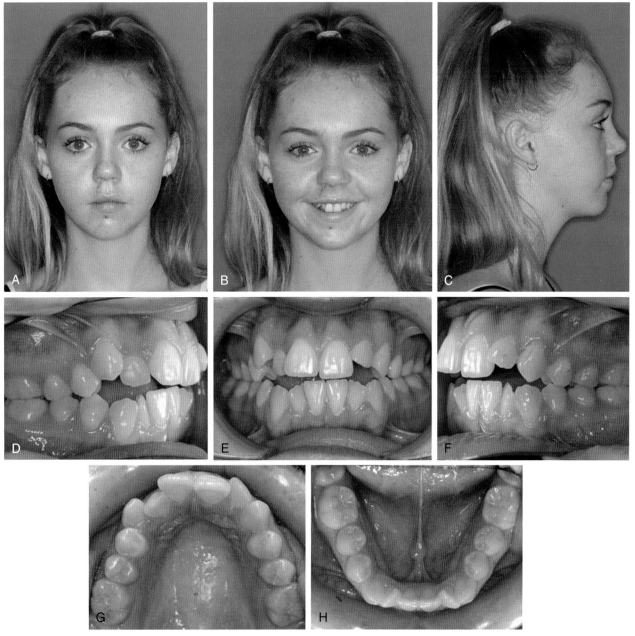

•图9.32 阶段性面像（A~C）和口内像（D~H）显示患者为凸面型，安氏Ⅱ类咬合伴前牙开𬌗，上下颌牙列拥挤，其面型和咬合相对稳定，与影像学检查的结论相一致。

不太稳妥，因为手术可能导致术后关节的继发性改变，从而导致前牙开𬌗及下颌骨后缩的复发[37-40]。有些研究人员报道，正颌手术将关节盘重新定位，能够获得稳定的术后效果[41-42]，但是全球许多正颌外科团队对这一术式的稳定性并不持有同样的乐观态度。

另一备选方案选用骨支抗系统来同时压低和内收上下颌后牙[43-44]。通过降低后牙区垂直距离来纠正前牙区开𬌗，并使下颌骨向前旋转，为前牙排齐提供间隙。该方案对颞下颌关节的负荷造成的冲击非常小，因其本身的限制，与正颌手术相比侵入性更小。

治疗

上下颌第三磨牙的拔除与SAS微钛板支抗在上下颌第一磨牙颊侧的植入同时进行。上下颌前磨牙粘接托槽，上下颌磨牙带环舌侧焊接Burstone舌侧鞘，分别安放0.032" × 0.032"方丝弯制的腭弓和舌弓，用来在SAS微钛板压低后牙时控制后牙的横向移动。顺序更换0.016" × 0.022"镍钛方丝至0.019" × 0.025"钛钼合金

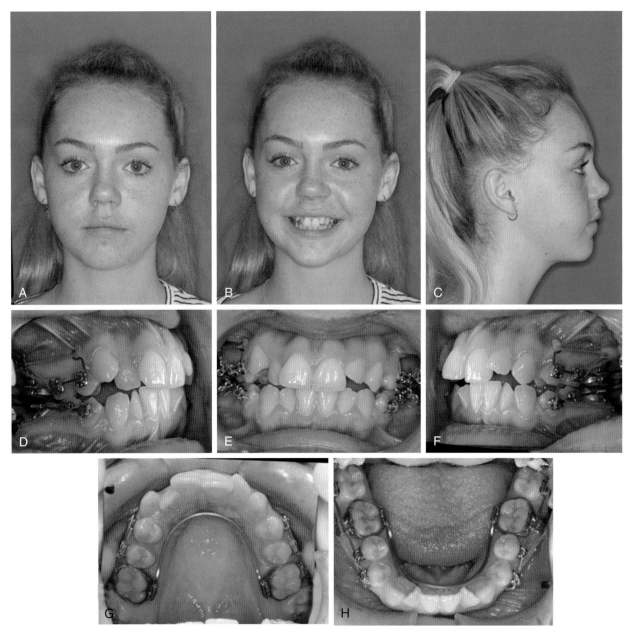

•图9.33　阶段性面像（A~C）和口内像（D~H）显示粘接上下颌后牙区托槽、带环、上颌腭弓、下颌舌弓，在上下颌磨牙颊侧植入4个微钛板支抗。使用橡皮链通过微钛板悬臂压低并内收上下颌后牙段，使后牙段平行远移。上颌腭弓和下颌舌弓使用方丝弯制，从而有效减少压低磨牙时磨牙的颊向倾斜（G和H）。矫治不到4个月，上下颌切牙有了咬合接触。

弓丝（TMA）。通过微钛板悬臂同时施加内收力至上颌弓丝，使内收力尽量接近上颌后牙的阻抗中心，从而尽量减少后牙段倾斜移动。后牙远移不足4个月，前牙开𬌗已有了显著改善（图9.33和图9.34）。后牙的远移并压低共持续了9个月，之后前牙粘接矫治

器，更换0.016"镍钛圆丝启动上下颌牙列的排齐（图9.35A~E）。

　　粘接全口矫治器排齐上下颌牙列5个月后，更换0.016"×0.022"镍钛方丝至0.019"×0.025"TMA弓丝（图9.35F~H）。这一阶段继续压低和内收上下颌后牙，

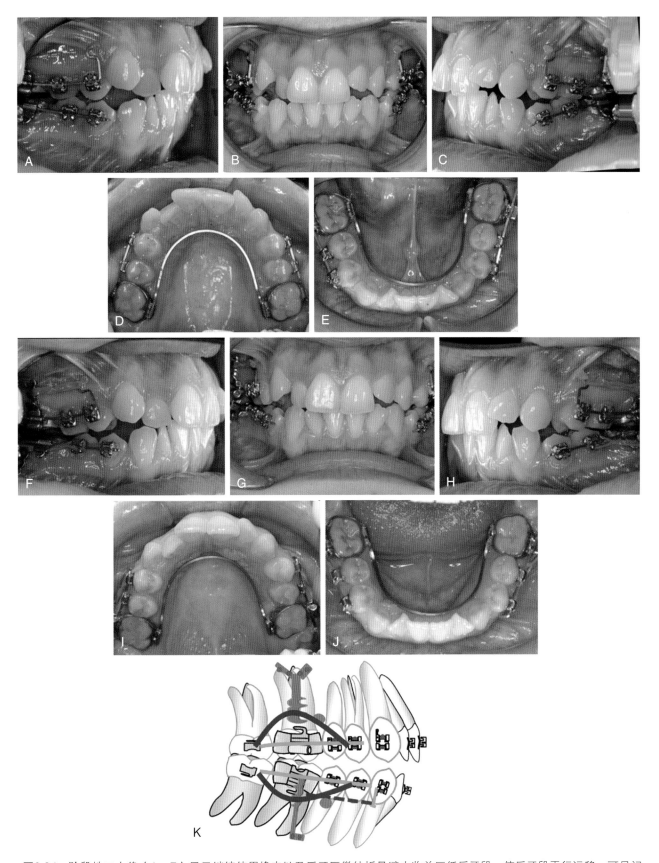

• 图9.34　阶段性口内像（A~E）显示继续使用橡皮链及后牙区微钛板悬臂内收并压低后牙段，使后牙段平行远移。可见间隙开辟有效（F~J）。后牙段压低并内收的复合力学系统接近后牙段的阻抗中心（K）。

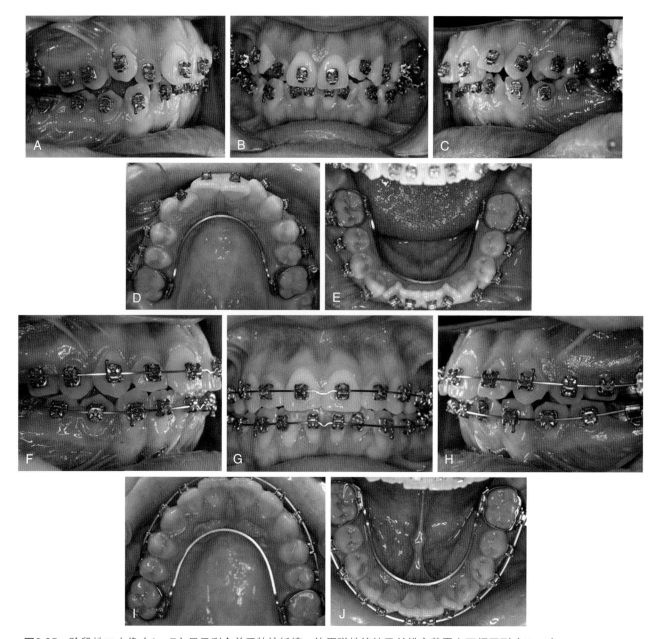

•图9.35　阶段性口内像（A～E）显示剩余前牙粘接托槽，使用弹性镍钛弓丝排齐整平上下颌牙列（F～J）。

通过远移上颌牙列解决后牙轻度Ⅱ类咬合关系的趋势，弓丝上安装长牵引钩来避免上颌牙列的旋转（图9.36A～E）。

下颌更换0.018"不锈钢圆丝进行精细调整和收尾（图9.36F～J），粘接全口矫治器16个月后，去除全口矫治器，结束治疗。矫治共耗时25个月。粘接上下颌前牙舌侧固定保持器，在上颌前牙唇侧粘接小型树脂附件，在其基础上取模制作压模可摘保持器，以尽量减小前牙开𬌗复发的趋势（图9.37）。

小结

矫治完成后，患者面型及牙列的美观及功能都非常理想。使用SAS微钛板压低后牙有几个显著的优

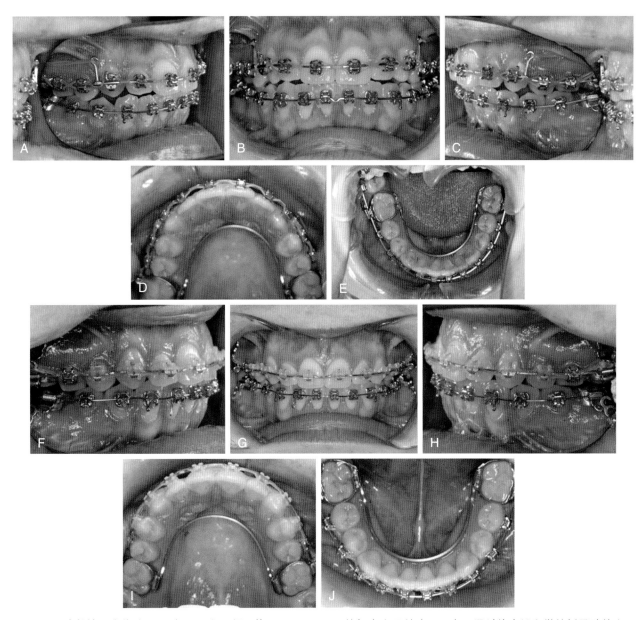

• 图9.36　阶段性口内像（A～E）显示上下颌更换0.019"×0.025"钛钼合金弓丝（TMA），通过橡皮链和微钛板悬臂使上下颌牙列平行远移。结束阶段弯制理想弓进行咬合精细调整（F～J）。

点，包括通过下颌骨逆时针旋转纠正了前牙开𬌗，同时纠正了牙列的安氏Ⅱ类咬合关系，促使颏部前移及形态改善。SAS微钛板也可以用来为排齐拥挤的前牙开辟间隙。另外，通过SAS微钛板支抗系统达到这些效果的医源性风险非常低，与之相反，如果采取正颌手术方案，术后可能产生较高的医源性风险。

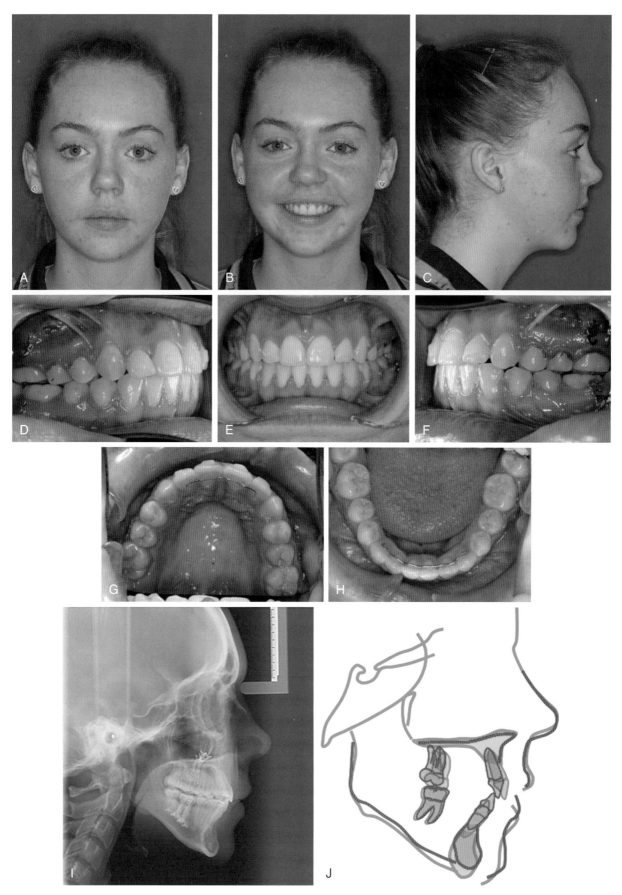

• 图9.37   完成时面像（A~C）和口内像（D~H）显示通过下颌骨逆时针旋转，上下颌牙列排齐整平，纠正了患者的前牙开𬌗，凸面型有了令人称叹的改变。头颅侧位片及头影测量分析显示下颌后牙压低有效，下颌骨出现了向前、向上旋转（I和J）。

参考文献

[1] Burstone C: Application of bioengineering to clinical orthodontics. In Graber T, Vanarsdall R, Vig, K. editors. *Orthodontics: current principles and techniques*. St Louis, MO, 2005 Elsevier Mosby, 293–330.

[2] Burstone CJ: The segmented arch approach to space closure, *Am J Orthod* 82:361–378, 1982.

[3] Nanda R, Kuhlberg AJ: Biomechanics of extraction space closure. In Nanda R, editor: *Biomechanics in clinical orthodontics*, Philadelphia, PA, 1997, Saunders, 156–187.

[4] Creekmore TD, Eklund MK: The possibility of skeletal anchorage, *J Clin Orthod* 17:266–269, 1983.

[5] Roberts WE, Marshall KJ, Mozsary PG: Rigid endosseous implant utilized as anchorage to protract molars and close an atrophic extraction site, *Angle Orthod* 60:135–152, 1990.

[6] Cornelis MA, Scheffler NR, De Clerck HJ, Tulloch JF, Behets CN: Systematic review of the experimental use of temporary skeletal anchorage devices in orthodontics, *Am J Orthod Dentofacial Orthop* 131:S52–58, 2007.

[7] Konomi R: Mini-implant for orthodontic anchorage, *J Clin Orthod* 31:763–767, 1997.

[8] Markic G, Katsaros C, Pandis N, Eliades T: Temporary anchorage device usage: a survey among Swiss orthodontists, *Prog Orthod* 15:29, 2014.

[9] Jambi S, Walsh T, Sandler J, Benson PE, Skeggs RM, O'Brien KD: Reinforcement of anchorage during orthodontic brace treatment with implants or other surgical methods, *Cochrane Database Syst Rev* 8:CD005098, 2014.

[10] Usmani T, O'Brien KD, Worthington HV, et al.: A randomized clinical trial to compare the effectiveness of canine lacebacks with reference to canine tip, *J Orthod* 29:281–286, 2002.

[11] Freudenthaler JW, Haas R, Bantleon HP: Bicortical titanium screws for critical orthodontic anchorage in the mandible: a preliminary report on clinical applications, *Clin Oral Implants Res* 12(4):358–363, 2001.

[12] Motoyoshi M, Hirabayashi M, Uemura M, Shimizu N: Recommended placement torque when tightening an orthodontic mini-implant, *Clin Oral Implants Res* 17:109–114, 2006.

[13] Namburi M, Nagothu S, Kumar C, Chakrapani N, Hanumantharao CH, Kumar SK: Evaluating the effects of consolidation on intrusion and retraction using temporary anchorage devices—a FEM study, *Prog Orthod* 18:2, 2017.

[14] Kravitz ND, Kusnoto B, Tsay TP, Hohlt WF: The use of temporary anchorage devices for molar intrusion, *J Am Dent Assoc* 138:56–64, 2007.

[15] Moon CH, Lee DG, Lee HS, Im JS, Baek SH: Factors associated with the success rate of orthodontic miniscrews placed in the upper and lower posterior buccal region, *Angle Orthod* 78:101–106, 2008.

[16] Lee KJ, Park YC, Park JY, Hwang WS: Miniscrew-assisted nonsurgical palatal expansion before orthognathic surgery for a patient with severe mandibular prognathism, *Am J Orthod Dentofacial Orthop* 137:830–839, 2010.

[17] De Clerck H, Cevidanes L, Baccetti T: Dentofacial effects of bone-anchored maxillary protraction: a controlled study of consecutively treated Class III patients, *Am J Orthod Dentofacial Orthop* 138:577–581, 2010.

[18] Park HS: A new protocol of the sliding mechanics with micro-implant anchorage (M.I.A.), *Korean J Orthod* 30:677–685, 2000.

[19] Park HS, Jeong SH, Kwon OW: Factors affecting the clinical success of screw implants used as orthodontic anchorage, *Am J Orthod Dentofacial Orthop* 130:18–25, 2006.

[20] Cousley RRJ, Sandler PJ: Advances in orthodontic anchorage with the use of mini-implant techniques, *B Dent J* 3:E4, 2015.

[21] Reynders R, Ronchi L, Bipat S: Mini-implants in orthodontics: a systematic review of the literature, *Am J Orthod Dentofac Orthop* 135(5):564.e1–564.e19, 2009.

[22] Kuroda S, Yamada K, Deguchi T, Hashimoto T, Kyung H M, Takano-Yamamoto T: Root proximity is a major factor for screw failure in orthodontic anchorage, *Am J Orthod Dentofacial Orthop* 13:S68–73, 2007.

[23] Papageorgiou SN, Zogakis IP, Papadopoulos MA: Failure rates and associated risk factors of orthodontic miniscrew implants: a meta-analysis, *Am J Orthod Dentofacial Orthop* 142:577–595, 2012.

[24] Jung YR, Kim SC, Kang KH, et al.: Placement angle effects on the success rate of orthodontic microimplants and other factors with cone-beam computed tomography, *Am J Orthod Dentofacial Orthop* 143:173–181, 2013.

[25] Sugawara J: Temporary skeletal anchorage devices: the case for miniplates, *Am J Orthod Dentofacial Orthop* 145(5):559–565, 2014.

[26] Sugawara J, Nishimura N: Minibone plates: the skeletal anchorage system, *Semin Orthod* 11:47–56, 2005.

[27] Bock N, Ruf S: Skeletal anchorage for everybody? A questionnaire study on frequency of use and clinical indications in daily practice, *J Orofac Orthop* 76:113–128, 2015.

[28] Schätzle M, Männchen R, Zwahlen M, Lang NP: Survival and failure rates of orthodontic temporary anchorage devices: a systematic review, *Clin Oral Implants Res* 20:1351–1359, 2009.

[29] Lam R, Goonewardene MS, Allan BP, Sugawara J: Success rates of a skeletal anchorage system in orthodontics: a retrospective analysis, *Angle Orthod* 88(1):27–34, 2018.

[30] Faber J Morum T, Jamilia A, Eslami S, Leal S: Infection predictive factors with orthodontic anchorage miniplates, *Semin Orthod* 24(1):37–44, 2018.

[31] Ludwig B, Glasl B, Kinzinger GSM, Lietz T, Lisson JA: Anatomical guidelines for miniscrew insertion: vestibular interradicular sites, *J Clin Orthod* 45:165–173, 2011.

[32] De Clerck HJ, Cornelis MA, Cevidanes LH, Heymann G C, Tulloch CJF: Orthopedic traction of the maxilla with miniplates: a new perspective for treatment of midface deficiency, *J Oral Maxillofac Surg* 67:2123–2129, 2009.

[33] Kircelli BH, Pektas ZÖ: Midfacial protraction with skeletally anchored face mask therapy: a novel approach and preliminary results, *Am J Orthod Dentofacial Orthop* 133:440–449, 2008.

[34] Oral and Dental Expert Group. Therapeutic guidelines: oral and dental. Version 2. Melbourne: Therapeutic Guidelines Limited; 2012.

[35] Thiruvenkatachari B, Harrison J, Worthington H, O'Brien K: Early orthodontic treatment for Class II malocclusion reduces the chance of incisal trauma: results of a Cochrane systematic review, *Am J Orthod Dentofacial Orthop* 148, 2015.

[36] Tulloch JFC, Proffit WR, Phillips C: Outcomes in a 2-phase randomized clinical trial of early Class II treatment, *Am J Orthod Dentofacial Orthop* 125(6):657–667, 2004.

[37] Arnett GW, Milam SB, Gottesman L: Progressive mandibular retrusion-idiopathic condylar resorption. Part II, *Am J Orthod Dentofacial Orthop* 110:117–127, 1996.

[38] Handelman CS, Greene CS: Progressive/idiopathic condylar resorption: an orthodontic perspective, *Semin Orthod* 19(2):55–70, 2013.

[39] Sarver DM, Janyavula S, Cron RQ: Condylar degeneration and diseases—local and systemic etiologies, *Semin Orthod* 19(2):89–96, 2013.

[40] Wolford LM: Can orthodontic relapse be blamed on the temporomandibular joint? *J Orthod Sci* 3(4):95–105, 2014.

[41] Gonçalves JR, Cassano DS, Wolford LM, Santos-Pinto A, Márquez IM: Postsurgical stability of counterclockwise maxillomandibular advancement surgery: affect of articular disc repositioning, *J Oral Maxillofac Surg* 66:724–738, 2008.

[42] Bodine TP, Wolford LM, Araujo E, Oliver DR, Buschang PH: Surgical treatment of adolescent internal condylar resorption (AICR) with articular disc repositioning and orthognathic surgery in the growing patient—a pilot study, *Prog Orthod* 17:2, 2016.

[43] Alsafadi AS, Alabdullah MM, Saltaji H, Abdo A, Youssef M: Effect of molar intrusion with temporary anchorage devices in patients with anterior open bite: a systematic review, *Prog Orthod* 17:9, 2016.

[44] Mariani L, Maino G, Caprioglio A: Skeletal versus conventional intraoral anchorage for the treatment of class II malocclusion: dentoalveolar and skeletal effects, *Prog Orthod* 15:43, 2014.

第五部分

颧骨支抗
Zygomatic Implants

第10章

颧骨微钛板支抗辅助治疗开𬌗：正颌手术的备选方案

Zygomatic Miniplate-Supported Openbite Treatment: An Alternative Method to Orthognathic Surgery

NEJAT ERVERDI, ÇAĞLA ŞAR

开𬌗及其治疗

前牙开𬌗的定义是上下颌切牙没有重叠，被认为是在正畸治疗中最有挑战性的错𬌗畸形之一。造成开𬌗畸形的病因有很多，包括：遗传，功能失调，不利生长模式，口腔不良习惯以及外伤。Proffit指出，婴儿式吞咽持续时间过短，不足以对牙齿的位置造成影响[1]。吞咽时，舌体顶住前牙的时长仅持续1秒钟。一个人每天会吞咽800~1000次，总共的时长不过几分钟。吞咽持续的时间不足以打破牙列咬合的平衡并导致前牙开𬌗。因此婴儿式吞咽是对前牙开𬌗的生理学适应。另一方面，舌体长期向前或位置异常会产生持续的轻力，阻止前牙萌出至正常位置，这可能是前牙开𬌗畸形的致病因素。而且，如果舌的位置不正常，其息止颌位时产生的压力也不正常。舌的位置总的来说高于下颌后牙的𬌗平面，并阻止下颌后牙萌出。失去咬合接触，下颌顺时针旋转，进而导致上颌后牙过度萌出。

前牙开𬌗可以分类为牙性开𬌗、骨性开𬌗以及混𬌗性开𬌗。牙性开𬌗的病例，开𬌗畸形仅是牙列的改变。骨性前牙开𬌗的特征包括：后面高降低，前下面高增大，下颌平面角增大，上颌后牙区牙槽骨高度增大，安氏Ⅱ类咬合关系的趋势，以及下颌骨的顺时针旋转[2-3]。而且骨性开𬌗畸形往往伴随着唇闭合不全和口周肌功能减弱。针对前牙开𬌗，文献报道了许多治疗方法[4-5]。这些方法包括：破除口腔不良习惯，后牙压低𬌗垫，高位头帽，固定矫治器配合前牙区垂直牵引，多曲方丝弓矫治技术[6-7]，摇椅弓配合颌间垂直牵引，在弓丝弯制压低或抬高曲。治疗方案的选择应该基于患者开𬌗畸形的病因。牙性开𬌗的治疗侧重于破除口腔不良习惯，通过固定矫治伸长上下颌前牙，使用颌间垂直牵引。如果开𬌗是舌体姿势异常导致，治疗应着眼于增大舌体所占的区域。舌体的大小可以是绝对的，也可以是相对的。腺样体切除术和扁桃体切除术能够相对增大口咽腔中舌体所占的区域，而上颌快速扩弓和部分舌体切除术能够绝对增大口咽腔中舌体所占的区域。部分舌体切除术仅在患者患有巨舌症时才能应用。巨舌症的诊断标准包括舌尖位于牙弓外，舌缘有齿痕，牙列唇颊向倾斜。如果舌的体积正常而显得巨大，可能是由于舌习惯性前伸、扁桃体/腺样体肥大、腭穹隆过低或牙弓短小[4,8]。

骨性前牙开𬌗的生长模式可见，髁状突更多地向后上生长，下颌向前、向内旋转不足，后面高发育不足，上颌磨牙垂直向萌出过多，上颌骨位置偏下。最常见的形态学模式是上颌后侧牙槽骨过度生长，下颌骨顺时针旋转[4-5]。因此治疗原则应该包含压低上颌后牙区牙槽骨，这导致舌根向下位移，引导舌体下降并后移，纠正已改变的舌功能，从而引导下颌骨逆时针旋转（CCW）并关闭前牙开𬌗。临床医生采用了很多方法来压低上颌后牙。只有正颌手术能够真正压低上颌后牙区牙槽骨并上抬上颌骨，这是一项已被广泛采纳并被证明有效的术式。但是接受正颌手术的患者通常需要长且艰难的术后恢复期。因此需仔细考虑采用手术治疗的利弊。

随着临时支抗装置被引入正畸治疗，微创治疗前牙开𬌗成为可能[9]。1999年，Umemori等在下颌骨体部植入L形微钛板压低下颌后牙段[10]。2002年，Erverdi等首次将颧突区域作为支抗位点，在颧突植入微钛板支抗以压低上颌牙槽骨[11]。该技术需要在局部麻醉下行微创手术。颧突被证明是一个安全的区域，被用于植入临时支抗装置已经有很多年了。Erverdi[11-13]、Sherwood[14-15]、Lentini-Oliveira[5]和Scheffler[16]都曾使用颧骨支抗压低上颌后牙，将微钛板直接与磨牙和前磨牙的片段弓相连。Erverdi等人[17]发现在压低上颌后牙时出现了后牙颊倾，于是对该装置和技术进行了调整。本章介绍了使用新一代开𬌗矫治器（openbite appliance, OBA）和颧骨支抗来替代正颌手术以矫治骨性开𬌗，并介绍了使用该技术的病例。

颧骨支抗：多用途种植体

颧突区域被证明能够提供充分的支抗，从而进行长距离的正畸牙移动，例如上颌后牙区牙槽骨压低，上颌牙列整体远移。颧突有着上颌最厚的皮质骨，因此是一个植入安全的区域。而且该区域远离上颌后牙的牙根，是种植支抗经常选择的区域[18]。对于传统矫治技术来说很有挑战的复杂错𬌗畸形病例，使用微钛板支抗技术能够顺利达到预期的效果。过去，用于上颌手术的微钛板也用于正畸支抗。近年来，微钛板出现了各种不同的设计，以用于特殊的正畸用途，受到了市场的欢迎。Erverdi博士（Tasarim Med, Istanbul, Turkey）发明的多用途种植体（MPI）包括两个主要部分：固位体和延伸体（图10.1）。固位体包含3个用于固位螺钉的螺丝孔，孔的直径为2.3mm。固位螺钉的长度分别为5mm、7mm和9mm，可以根据皮质骨厚度选择合适长度的固位螺钉将微钛板固位。种植体的延伸体也称延伸臂，由钛金属制造，长20mm，横断

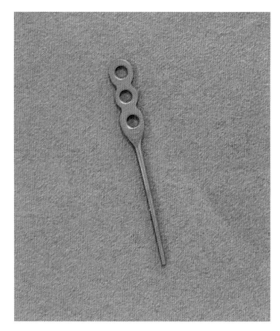

• 图10.1　多用途种植体（MPI）由固位体和延伸体（可弯制）构成。

面为圆形，可以根据需要弯曲。由于不同病例需要不同的牙齿移动，延伸臂可根据需要进行弯制，从而产生所需的正畸力。

上颌后牙段压低时的阻抗中心（C_{RES}）靠近上颌第一磨牙的近中根和颧突区域（图10.2）。因此上颌后牙段牙槽骨压低时，其支抗的最佳区域可能位于颧突区，从而产生与压低方向一致的压低力。在拔除第一前磨牙的病例，后牙段的阻抗中心轻度远移（图10.3），因此可在微钛板延伸臂上弯曲使之远移。

多用途种植体植入的手术方法

MPI的植入手术在局部麻醉下进行。麻药扩散后，沿着颧突行手指触诊，在前庭沟做一垂直切口。理想植入位点的选择应考虑植入后微钛板延伸臂穿出黏膜的位置，该位置应该从膜龈联合处穿过附着龈。因此切口的下缘应该在附着龈和游离龈的交界处。将黏骨膜剥离，预备手术。根据颧突的形态精确地弯制MPI。将微钛板延伸臂修剪至合适长度，并弯制牵引钩（图10.4）。微钛板有3个螺丝孔，至少应植入2颗固位螺钉，从而避免种植体旋转。

MPI在颧缘上的植入位置越高越好，主要有两个原因：获得更好的骨质量，增大颅骨支抗延伸臂与牙

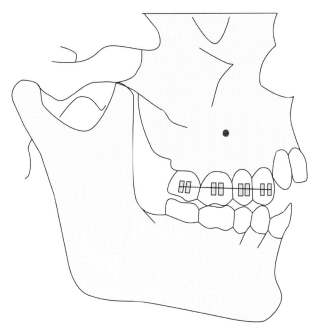

•**图10.2**　上颌后牙段阻抗中心（C$_{RES}$）通过上颌第一磨牙的近中根。

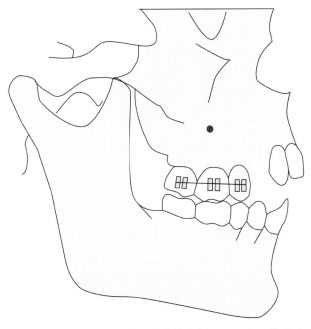

•**图10.3**　上颌第一前磨牙拔除的病例，后牙段阻抗中心（C$_{RES}$）轻微后移至上颌第一磨牙的远中根。

列之间的距离。由于此时所需的是压低力，当距离增大时更容易调整矫治力的大小。但是，在有些病例中，剥离软组织并植入上方固位螺钉在技术上可能会更具挑战性。植入微钛板并用固位螺钉固位后，将切口缝合。术后嘱患者服用抗炎药和止痛药，并使用葡萄糖酸氯己定漱口。

可能的并发症

植入术后可能出现一些并发症。如果附着龈的宽度过窄，延伸臂可能会从游离龈穿出，此时会出现软组织刺激和术后感染，并导致微钛板的松动。术后肿胀和疼痛是患者反映的最常见的并发症。炎症和肿胀一般持续5~7天。

治疗的任何阶段均有可能发生炎症感染。若发生感染则需停止正畸加力，开始抗生素治疗，配合氯己定漱口。嘱患者正确维护口腔卫生。治疗期一般持续15天左右，待感染控制后，可以继续加力。

其他并发症可发生于术中、术后和正畸治疗阶段，包括：牙根损伤，上颌窦穿通，软组织刺激（颊黏膜和嘴唇），牙龈撕裂和支抗折断。

多用途种植体的去除

多用途种植体的去除同样需要在局部麻醉下行黏骨膜切开。在微钛板和固位螺钉周围可能会有一些骨沉积。去除沉积骨后，还应该清除肉芽组织。使用手柄去除固位螺钉，缝合切口。

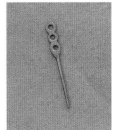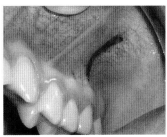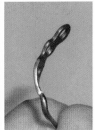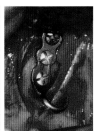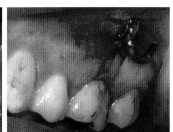

•**图10.4**　多用途种植体（MPI）植入术式。沿着颧突做垂直切口。MPI根据颧突的形状进行弯制，并用3颗微种植体固位。延伸臂修剪至合适长度，并向远中弯制挂钩。

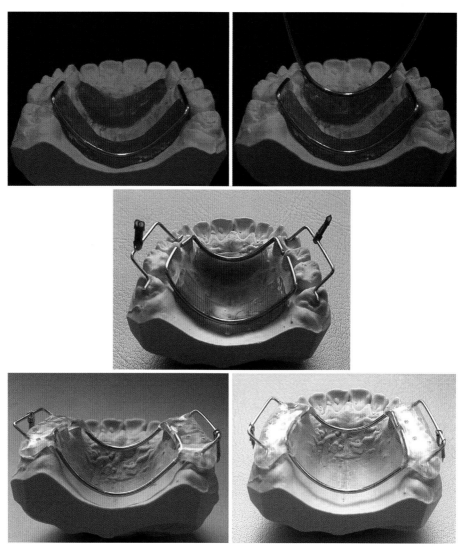

• 图10.5　开粭矫治装置的制作。衬垫两层蜡片后弯制腭杠。通过横向调整颊弓的方向，使矫治力的方向能够与磨牙长轴平行。两侧塑胶粭垫通过两个腭杠相连，并覆盖后牙粭面。

新一代开粭矫治装置

开粭矫治装置（OBA）由Erverdi博士在2006年首次应用于临床[13]，通过临床实践进行了不断的改进。

制作

弓丝弯制

开粭矫治装置包括两个后牙塑胶粭垫，连接左右粭垫的两个腭杠由1.5mm不锈钢圆丝弯制。两个腭杠应离开腭黏膜。为了防止在压低过程中腭杠压迫腭黏

膜，在制作时应在模型的硬腭区衬垫两层蜡片。颊弓作为加力装置，用0.8mm不锈钢圆丝弯制，范围从第一前磨牙延伸至第二磨牙。镍钛拉簧在填胶前套在颊弓之上（图10.5）。通过横向调整颊弓的方向，使其上的拉簧与多用途种植体相连后，所产生的矫治力的方向能够与磨牙长轴平行。颊弓的另一个优点是可以向下弯制，增加垂直向距离，从而额外增加矫治力。

塑胶粭垫

左右塑胶粭垫通过两个腭杠相连。粭垫覆盖待压低的双侧后牙的粭面。其厚度至少应在4mm或更多，

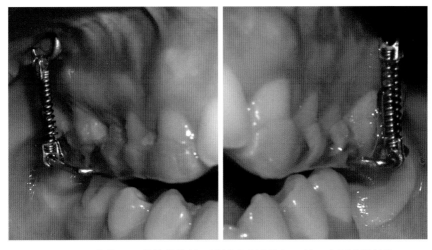

• 图10.6　口内像可见镍钛拉簧从开𬌗矫治装置的颊弓挂至多用途种植体。

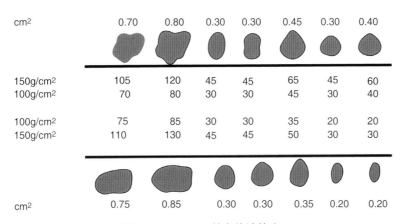

• 图10.7　Ricketts的力值计算表。

从而增大息止𬌗间隙。𬌗面应穿孔，以便在将矫治器粘接至后牙时提供固位。

临床应用

粘接前，OBA应在口内试戴是否合适。塑胶𬌗垫应与所有后牙均匀接触。嘱患者做开闭口运动，调磨过重的咬合接触点，从而减少咬合干扰。矫治装置使用玻璃离子粘接。MPI植入术后7天拆线，将套在颊弓上的两个9mm镍钛拉簧分别挂在两侧微钛板延伸臂的挂钩上，从而产生共400g（200g/侧）的压低力（图10.6）。

压低后牙的力学系统由3个部分构成，它们均以有效的方式压低上颌后牙。两侧镍钛拉簧产生的压低力是这个力学系统中的主要构成部分。压低力的大小根据Ricketts的力值计算表决定（图10.7）。颊弓位于MPI同一平面，使压低力能够直接传递至后牙。塑胶𬌗垫作为该力学系统非常有用的部分，能够有效地将肌张力和咀嚼肌力直接传递至后牙。而且，两个腭杠与舌接触，能够将舌肌的压低力传递至后牙，是该力学系统的第三个部分（图10.8）。

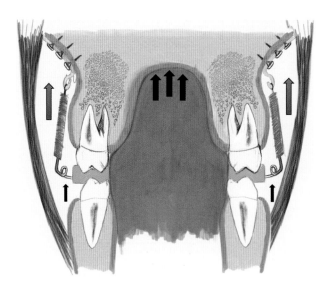

• 图10.8   开𬌗矫治力学系统示意图。开𬌗矫治装置产生3种压低力。小黑箭头：塑胶𬌗垫产生的压低力；大黑箭头：舌肌的压低力；灰色箭头：镍钛拉簧产生的压低力。

开𬌗治疗的保持

前牙开𬌗矫治的保持通常会非常困难。需要粘接尖牙-尖牙的舌侧固定保持器，并配合肌功能训练。增强咀嚼肌最简单的方式是咀嚼天然无糖口香糖，保持阶段的前3个月每天咀嚼3~4小时。这种类型的口香糖无香无味，而且质地较硬。固定舌侧矫治器能够防止前牙拥挤的复发，但是如果舌位置异常仍然存在，就不能阻止前牙开𬌗的复发。

临床经验

该矫治技术只能用于口腔卫生较好的患者。种植体暴露于口腔内的部分应该保持清洁，患者必须严格遵守医嘱，在整个治疗期间按要求维护口腔卫生。上颌第三磨牙应在治疗开始前拔除。

治疗的第一阶段包括使用OBA纠正前牙开𬌗，需时5~6个月。待开𬌗纠正，下颌骨逆时针旋转后去除矫治装置。在一些病例中，切牙的位置可能使下颌骨在OBA去除后无法自行旋转。此类病例应该在后牙压低阶段将上颌切牙排齐唇展。为此应该磨除第一前磨牙颊侧的塑胶，并粘接第一前磨牙、尖牙和切牙的托槽。

当OBA矫治器纠正了错𬌗畸形的骨性因素后，即开始固定矫治，这是治疗的第二阶段。第一磨牙应与MPI连扎以维持磨牙的垂直向位置至矫治结束。

病例1

病例摘要

患者男性，25岁，硬组织和软组织侧貌均为凸面型，下颌后缩。双侧尖牙Ⅱ类、磨牙Ⅰ类咬合关系，前牙开𬌗，下颌平面角增大，前下面高增大。上颌后牙段牙槽骨垂直向发育过度（图10.9）。

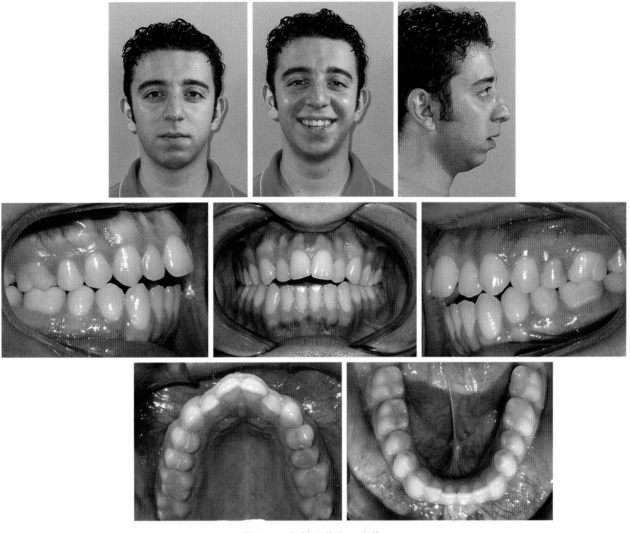

• 图10.9 初始面像和口内像。

问题列表

维度分析	骨性问题	牙性问题	软组织问题
前后向	下颌骨后缩导致骨性凸面型	覆盖：5mm	下唇及颏部后缩
	骨性Ⅱ类关系	尖牙Ⅱ类咬合关系	
垂直向	下前面高增大	覆骀：–4mm	闭唇时颏肌紧张
	下颌平面角增大	上颌微笑弧线平坦	开唇露齿
	上颌后牙段牙槽骨高度增大		
横向		右侧后牙段轻度反骀趋势	下颌轻度左偏
		下颌骨中线在面中线右侧1mm	

矫治目标

维度分析	骨性问题	牙性问题	软组织问题
前后向	下颌骨逆时针旋转以改善骨性凸面型	通过旋转下颌骨减小前牙覆盖	改善软组织侧貌
垂直向	通过压低上颌后牙并逆时针旋转下颌骨，来减小下前面高度和下颌平面角	通过压低上颌后牙并维持上颌前牙的垂直向位置，来纠正前牙开𬌗，改善微笑弧线	改善开唇露齿 通过压低上颌后牙段牙槽骨来改善侧貌 闭唇时降低颏肌紧张度 下颌轻度左偏
横向		纠正右侧后牙段的反𬌗趋势 下颌中线左移1mm	

治疗方案

骨性前牙开𬌗的治疗需根据错𬌗畸形的病因，压低上颌后牙段的颌骨或牙槽骨。颌骨压低只能通过正颌手术实现。作为正颌手术的替代方案，可以使用颧骨微钛板支抗压低上颌后牙段牙槽骨。

治疗顺序

颧骨微钛板在局部麻醉下植入。OBA装置在术后1周用玻璃离子粘接至上颌。使用长9mm镍钛拉簧将双侧颊弓与MPI挂钩相连（图10.10）。每侧施加200g压低力。每4周复诊一次并观察进展。上颌后牙段压低后，开始固定矫治（图10.11和图10.12）。在矫治阶段上颌第一磨牙与种植体紧密连扎以维持磨牙的压低。咬合精细调整后，去除托槽，粘接上下颌舌侧固定矫治器。嘱患者每天咀嚼硬口香糖2小时以防开𬌗复发。

治疗结果

在治疗结束时，患者达到了尖牙、磨牙Ⅰ类咬合关系。通过压低上颌后牙段牙槽骨、前牙开𬌗得以纠正。下颌平面呈现逆时针旋转（图10.13）。

病例2

病例摘要

患者女性，21岁，主诉为前牙开𬌗。硬组织和软组织侧貌均为凸面型，下颌后缩。双侧磨牙、尖牙均为Ⅱ类咬合关系。患者前牙开𬌗5mm，覆盖4mm。下颌平面角和前下面高增大。微笑弧线与下唇弧线一致（图10.14）。

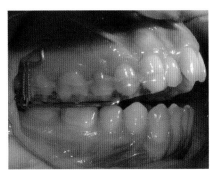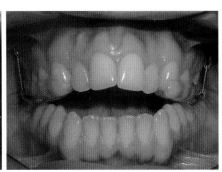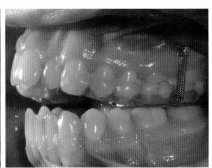

• 图10.10　镍钛拉簧从开𬌗矫治装置的颊弓挂至MPI挂钩以产生压低力。

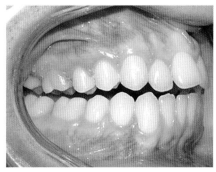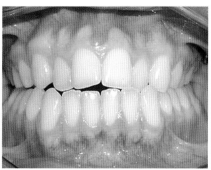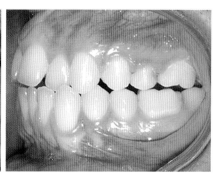

• 图10.11 上颌后牙段压低完成。

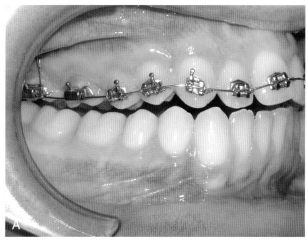

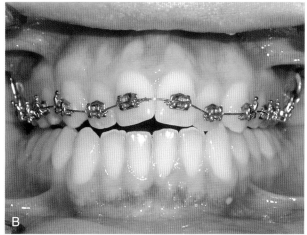

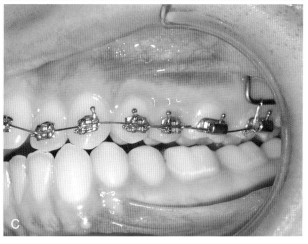

• 图10.12 上颌后牙段压低后，开始固定矫治。在治疗第二阶段上颌第一磨牙与种植体紧密连扎。（A）右侧后牙口内像。（B）正面口内像。（C）左侧口内像。

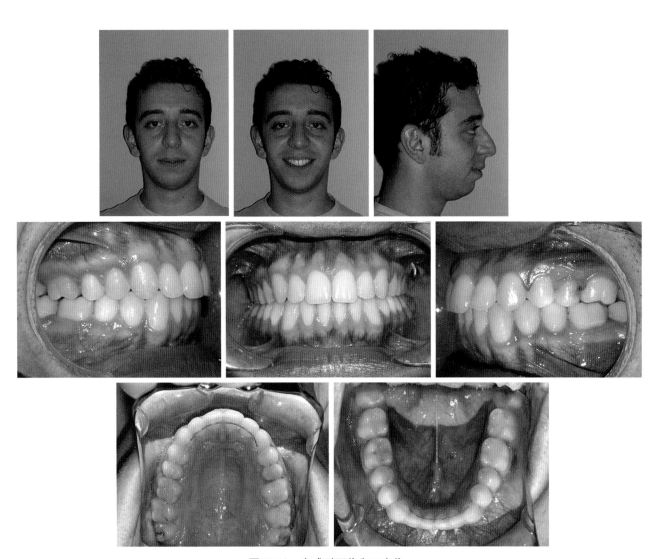

•图10.13　完成时面像和口内像。

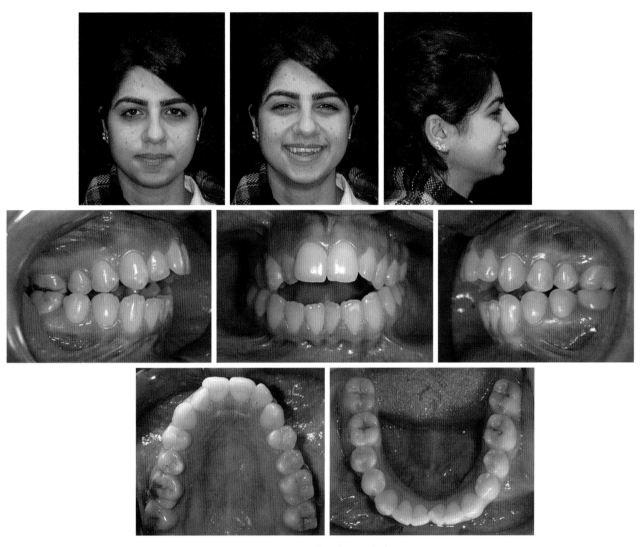

• 图10.14 初始面像和口内像。

问题列表

维度分析	骨性问题	牙性问题	软组织问题
前后向	下颌骨后缩导致骨性凸面型	覆盖：5mm 尖牙、磨牙Ⅱ类咬合关系	下唇及颏部后缩
垂直向	下前面高增大 上颌后牙段牙槽骨垂直向发育过度	覆𬌗：−5mm 上颌微笑曲线反弓	下前软组织面高增大 上颌后牙区露龈过多
横向	上颌牙弓狭窄	下颌牙弓宽大 右侧后牙区反𬌗 下颌中线右移1mm	

矫治目标

维度分析	骨性问题	牙性问题	软组织问题
前后向	下颌骨逆时针旋转以改善骨性凸面型	通过旋转下颌骨减小前牙覆盖	改善软组织侧貌
垂直向	通过压低上颌后牙并逆时针旋转下颌骨来减小下前面高度和下颌平面角	通过压低上颌后牙并维持上颌前牙的垂直向位置，来纠正前牙开𬌗，改善微笑弧线	通过压低上颌后牙段牙槽骨来改善侧貌
横向	维持横向颌骨宽度 上颌牙列扩弓	纠正右侧后牙段的反𬌗 下颌中线左移	

治疗方案

患者的前牙开𬌗计划通过压低上颌后牙、下颌骨逆时针旋转来纠正。该病例中切牙的暴露量正常，因此应避免伸长切牙。计划使用颧骨微钛板行上颌后牙段牙槽骨的压低。

治疗顺序

多用途微钛板植入术后粘接OBA矫治器。术后第7天，使用长9mm镍钛拉簧将双侧颊弓与MPI挂钩相连。每4周复诊一次并观察进展。上颌后牙段压低后，开始固定矫治。在治疗第二阶段上颌第一磨牙与种植体紧密连扎以维持磨牙的压低。咬合精细调整后，去除托槽，粘接上下颌舌侧固定矫治器。嘱患者每天咀嚼硬口香糖2小时。

治疗结果

在治疗结束时，患者达到了尖牙、磨牙Ⅰ类咬合关系（图10.15）。前牙覆盖正常，通过压低上颌后牙段牙槽骨，前牙开𬌗得以纠正。上颌后牙段过度生长得以纠正。头颅侧位片显示下颌平面呈现逆时针旋转（图10.16和图10.17）。

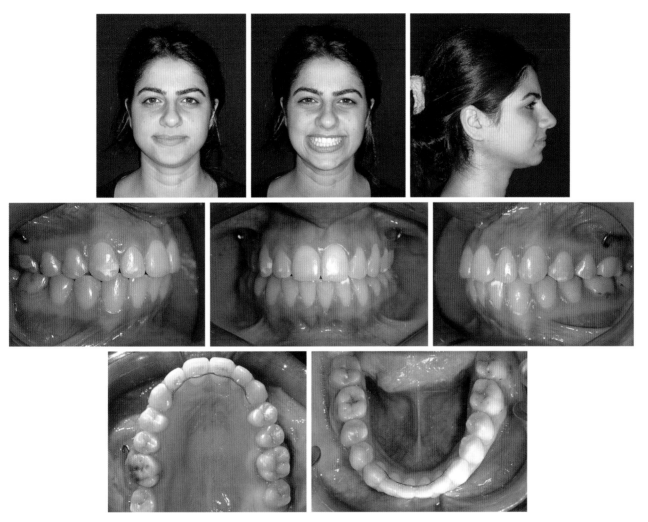

•图10.15　完成时面像和口内像。

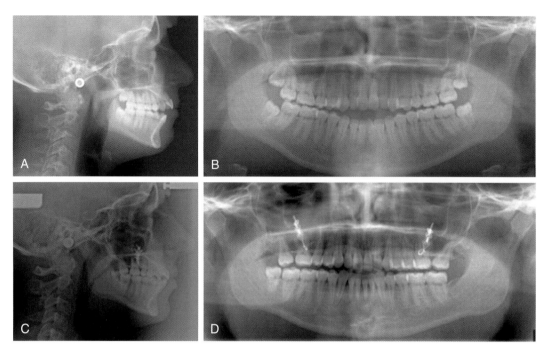

•图10.16 初始及完成时全口曲面断层片和头颅侧位片。（A）初始头颅侧位片。（B）初始全口曲面断层片。（C）完成时头颅侧位片。（D）完成全口曲面断层片。

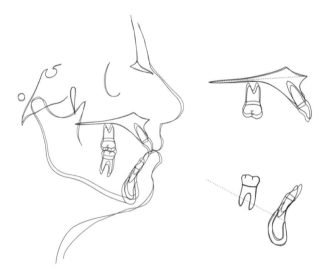

•图10.17 头影重叠图。通过上颌后牙段压低，下颌骨出现明显的逆时针旋转。

参考文献

[1] Proffit W, Fields H: *Contemporary orthodontics*, ed 5, St Louis, 2013, Mosby, p 413.

[2] Subtelny JD, Sakuda M: Open bite diagnosis and treatment, *Am J Orthod* 50:337–358, 1964.

[3] Ngan P, Fields H: Open bite: a review of etiology and management, *Pediatr Dent* 19:91–98, 1997.

[4] Cozza P, Mucedero M, Baccetti T, Franchi L: Early orthodontic treatment of skeletal open-bite malocclusion: a systematic review, *Angle Orthod* 75(5):707–713, 2005.

[5] Lentini-Oliveira DA, Carvalho FR, Rodrigues CG, et al.: Orthodontic and orthopaedic treatment for anterior open bite in children (Review), *Cochrane Database Sys Rev* 9:Art No: CD005515, 2014.

[6] Kim YH: Anterior openbite and its treatment with multiloop edgewise archwire, *Angle Orthod.* 57(4):290–321, 1987.

[7] Kucukkeles N, Acar A, Demirkaya A, Evrenol B, Enacar A: Cephalometric evaluation of open bite treatment with NiTi archwires and anterior elastics, *Am J Orthod Dentofacial Orthop* 116:555–562, 1999.

[8] Erverdi N. *Çağdaş Ortodonti,* 1st ed. Istanbul: Quintessence Yayıncılık;2017; 33–34.

[9] Park HS, Kwon OW, Sung JH: Nonextraction treatment of an open bite with microscrew implant anchorage, *Am J Orthod Dentofacial Orthop* 130(3):391–402, 2006.

[10] Umemori M, Sugawara J, Mitani H, Nagasaka H, Kawamura H: Skeletal anchorage system for open-bite correction, *Am J Orthop* 115:166–174, 1999.

[11] Erverdi N, Tosun T, Keles A: A new anchorage site for the treatment of anterior open bite: zygomatic anchorage case report, *World J Orthod* 3:147–153, 2002.

[12] Erverdi N, Keles A, Nanda R: The use of skeletal anchorage in open bite treatment: a cephalometric evaluation, *Angle Orthod* 74:381–390, 2004.

[13] Erverdi N, Üşümez S, Solak A: New generation open-bite treatment with zygomatic anchorage, *Angle Orthod* 76:519–526, 2006.

[14] Sherwood KH, Burch JG, Thompson WJ: Closing anterior openbites by intruding molars with titanium miniplate anchorage, *Am J Orthod Dentofacial Orthop* 122:593–600, 2002.

[15] Sherwood KH, Burch JG, Thompson WJ: Intrusion of supererupted molars with titanium miniplate anchorage, *Angle Orthod* 73:597–601, 2003.

[16] Scheffler NR, Proffit WR, Phillips C: Outcomes and stability in patients with anterior open bite and long anterior face height treated with temporary anchorage devices and a maxillary intrusion splint, *Am J Orthod Dentofacial Orthop* 146(5):594–602, 2014.

[17] Erverdi N, Üşümez S, Solak A, Koldaş T: Noncompliance open-bite treatment with zygomatic anchorage, *Angle Orthod* 77:986–990, 2007.

[18] Sugawara J, N M: Minibone plates: the skeletal anchorage system, *Semin Orthod* 11(1):47–56, 2005.

第11章
颧骨微钛板支抗辅助磨牙远移
Zygomatic Miniplate-Supported Molar Distalization

NEJAT ERVERDI, NOR SHAHAB

传统固定矫治器仅依赖口内支抗来进行磨牙远移[1-2]。因此这些矫治器设计了多种方式来尝试预防前牙唇倾、前牙覆盖明显增大等支抗丧失。这类矫治器通常有一个副作用，当后牙远移时下颌骨顺时针旋转，从而导致下面高增大[2-5]。而且，磨牙远移后还需在下一阶段作为支抗来内收前磨牙、尖牙和切牙，因此磨牙远移后的复发也很常见。

为了减少此类并发症，各种口内磨牙远移技术与临时支抗装置（TAD）被联合应用于临床。因为通过使用绝对支抗，能够可靠并高效地远移上颌磨牙并杜绝支抗丧失。许多寻求正畸治疗的患者都有完整牙列，因此没有合适的牙槽骨支抗植入位点来保证磨牙远移的时候不受支抗钉干扰，往往在内收前牙时需更换位置重新植入支抗钉。因此，一些学者探讨了牙槽骨外的替代位点，例如硬腭区、下颌磨牙后垫区、颧突下缘以及下颌骨正中联合区[6]。

因为手术入路直接且避开了重要的解剖结构，颧突下缘的解剖结构非常适合TAD的植入。因为颧突靠近上颌磨牙，该区域能够为磨牙移动提供直接或间接支抗[7-8]。颧骨微钛板在局部麻醉下能够容易地植入和去除，可以应用于各种正畸治疗。

本章介绍了颧骨微钛板配合片段弓在上颌磨牙远移中的矫治策略和治疗效果。

方法说明

植于颧突的颧骨微钛板支抗系统包括微钛板和连接装置两部分（图11.1）。微钛板体部（多用途种植体，Tasarim Med, Istanbul, Turkey）有两个孔，可使用微种植体进行固定。微钛板植入术在局部麻醉下进行。微钛板固定于颧骨后，微钛板另一端从第一磨牙根分叉水平穿出附着龈。1周后切口愈合良好，拆线。随后即可开始磨牙远移。上颌第一前磨牙和第二磨牙粘接矫治器（Roth托槽，规格为0.018"槽沟），第一磨牙粘接带环，与远移装置连接。在磨牙远移时，第二前磨牙一般不粘接托槽（图11.2）。用镍钛弓丝排齐整平后牙段后，更换0.016"不锈钢圆丝片段弓，配合0.036"镍钛开大螺簧推磨牙远移。阻挡管（Dentaurum, Ispringen, Germany）借助阻挡螺丝固定在微钛板延伸臂上。阻挡管（Dentaurum, Ispringen, Germany）使正畸弓丝穿过以引导磨牙远移。阻挡管和加力管由牙科技工分别焊接于一根1.1mm粗多曲不

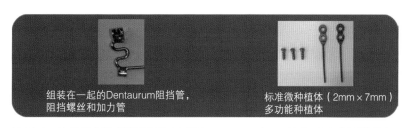

组装在一起的Dentaurum阻挡管，阻挡螺丝和加力管

标准微种植体（2mm×7mm）多功能种植体

• 图11.1 连接装置和微钛板图示（经Dentaurum GmbH&Co.KG.公司授权）。

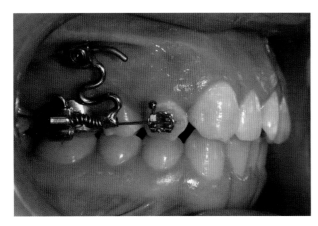

• 图11.2　颧骨微钛板推磨牙远移的应用。

锈钢圆丝的两端（图11.1）。微钛板悬臂和牙齿之间的多曲不锈钢圆丝可以根据患者的解剖外形进行灵活调整，从而将磨牙远移力的作用点置于弓丝的水平。

上颌磨牙远移开始于微钛板植入术后的2～4周。患者每4～5周复诊一次以监测磨牙远移的过程，当需要加力远移时，可以将滑动锁向远中调整，或更换更长的镍钛开大螺簧。磨牙远移通常需要4～6个月。

病例1

患者男性，16岁，面中部过突，双唇闭合正常，主诉为上下颌牙列拥挤。全科和牙科既往史无特殊。颞下颌关节（temporomandibular joint，TMJ）检查正常，下颌开口度正常。

治疗前准备

面型分析（图11.3）

面型	均面型
面部对称性	无明显不对称
颏点	与面中线重合
𬌗平面	正常
侧貌	由于上颌前突至轻度凸面型
面高	上面高/下面高：正常
	下面高/喉深度：正常
唇型	嘴唇闭合完全；上唇，正常；下唇，正常
鼻唇角	增大
颏唇沟	正常

微笑分析（图11.4）

微笑弧线	不和谐
上颌切牙暴露量	息止位：2mm
	微笑位：9mm
后牙暴露量	上颌右侧第一前磨牙至上颌左侧第二前磨牙
颊廊	狭窄
牙龈	龈缘：牙列拥挤至上颌龈缘不规则
龈乳头	所有牙齿间均存在
牙列	牙齿大小和比例：正常
	牙齿形状：正常
	牙列轴倾度：上颌后牙舌倾
	邻间隙：正常
切牙外展隙	正常
中线	上颌中线居中，下颌中线左偏1.5mm（相对面中线）

口内分析（图11.4）

牙列式	7654321/1234567（第三磨牙未萌出）
	7654321/1234567（第三磨牙未萌出）
磨牙关系	右侧安氏Ⅰ类，左侧安氏Ⅱ类
尖牙关系	右侧安氏Ⅰ类，左侧安氏Ⅱ类
覆盖	5mm
覆𬌗	5mm
上颌牙弓	U形，弓形不对称，拥挤度2.5mm
下颌牙弓	U形，拥挤度4mm，Spee曲线正常
口腔卫生状况	良好

功能分析

吞咽功能	正常成人吞咽模式
颞下颌关节	正常，下颌开口度正常

诊断和病例小结

患者男性，16岁，面中部过突，双唇闭合正常，主诉为上下颌牙列拥挤。微笑弧线正常；上颌前牙与下唇弧线不协调。上颌中线居中，下颌中线左偏1.5mm。患者右侧尖牙磨牙Ⅰ类咬合关系，左侧尖牙磨牙Ⅱ类咬合关系。头影测量分析显示骨性Ⅱ类关系，垂直向生长模式正常，上颌前牙稍唇倾，下颌前牙唇倾。上颌牙列拥挤度2.5mm，下颌牙列拥挤度4mm。

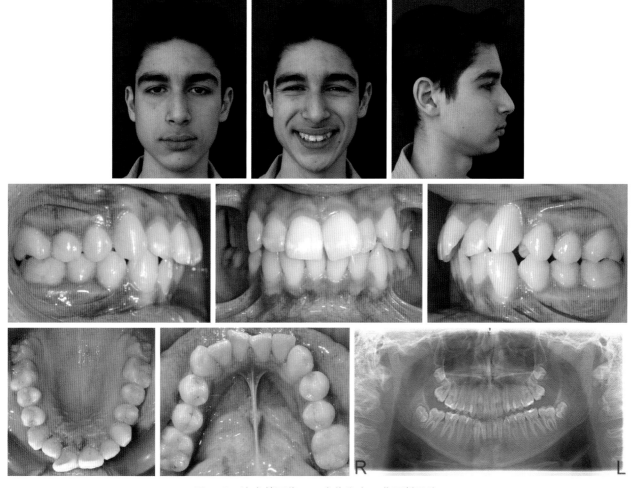

• 图11.3　治疗前面像、口内像和全口曲面断层片。

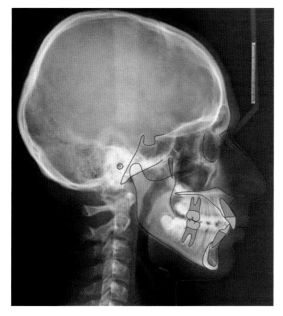

测量项目	正常值	测量值
SNA (°)	82	84
SNB (°)	80	78
ANB (°)	2	6
FMA (°)	24	29
MP-SN (°)	32	37
U1-NA (mm/°)	4/22	3.8/ 26
L1-NA (mm/°)	4/25	8.4/35
IMPA (°)	95	98
U1-L1 (°)	130	126
OP-SN (°)	14	16
Upper Lip – E Plane (mm)	−4	−2
Lower Lip – E Plane (mm)	−2	−0.1
Nasolabial Angle (°)	103	125
Soft Tissue Convexity (°)	135	124

• 图11.4　治疗前头颅侧位片、重叠图及头影测量分析。

问题列表

病理学	前牙龈缘不规则		
拥挤度	上颌牙列2.5mm，下颌牙列4mm		
维度分析	**骨性问题**	**牙性问题**	**软组织问题**
前后向	Ⅱ类骨面型	左侧Ⅱ类咬合关系	鼻唇角增大
	上颌前突，呈现为凸面型	上颌前牙稍唇倾，下颌前牙唇倾	
垂直向	FMA角增大	前牙覆𬌗增大	
横向		上颌中线居中，下颌中线左偏1.5mm	

FMA：Frankfurt平面–下颌平面交角

矫治目标

病理学	密切监视		
拥挤度	上颌左侧后牙段远移以开辟间隙排齐上颌牙列并建立左侧Ⅰ类咬合关系 上下颌牙列解除拥挤。牙齿邻面去釉，内收下颌前牙		
维度分析	**骨性问题**	**牙性问题**	**软组织问题**
前后向		纠正左侧Ⅱ类咬合关系	
垂直向		建立前牙正常覆𬌗	
横向		使下颌中线居中	

治疗选项

该病例可以拔除上颌牙列左侧第一/第二前磨牙，左侧尖牙远移建立Ⅰ类咬合关系，左侧第一磨牙近移建立完全Ⅱ类咬合关系。该方案的缺点是关闭间隙时会导致上颌前牙舌倾及中线偏斜。

第二个方案为非拔牙矫治，上颌左侧磨牙远移，建立左侧尖牙、磨牙Ⅰ类咬合关系。患者选择了该方案。

下颌牙列的排齐可以通过邻面去釉提供间隙，并内收唇倾的下颌前牙。

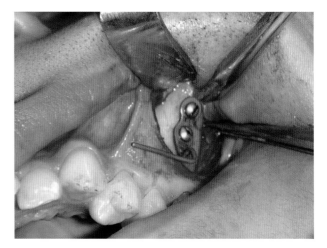

• 图11.5 上颌左侧植入微钛板支抗。

矫治顺序及生物力学原理

上颌	下颌
上颌左侧植入微钛板支抗（图11.5）	
粘接16、26带环，粘接24、27矫治器	
24-27（25未粘接托槽）更换0.012"、0.014"、0.016"镍钛圆丝片段弓进行排齐整平	
如图11.6所示，更换0.016"不锈钢圆丝，插入加力管行磨牙远移	
继续磨牙远移至过矫治	
粘接上颌牙列余牙矫治器，镍钛圆丝排齐（图11.7）	粘接下颌牙列矫治器，镍钛弓丝排齐
更换0.016"×0.016"、0.016"×0.022"镍钛方丝进行整平	更换0.016"×0.016"、0.016"×0.022"镍钛方丝进行整平
更换全尺寸弓丝并收尾	更换全尺寸弓丝并收尾
去除矫治器，粘接舌侧固定保持器、透明保持器	去除矫治器，粘接舌侧固定保持器、透明保持器
每6个月复诊检查保持效果	每6个月复诊检查保持效果

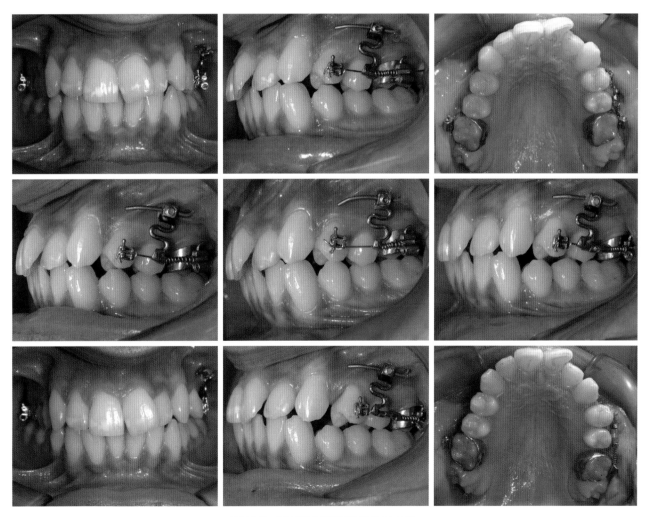

• 图11.6　后牙段远移的阶段性口内像。

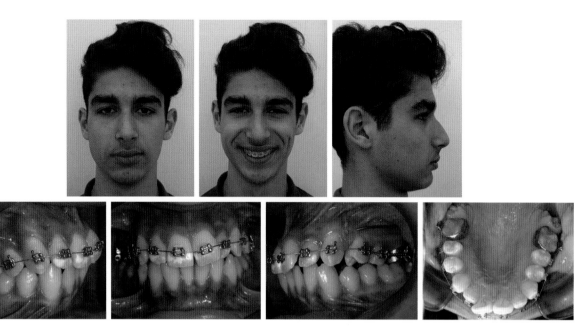

•图11.7　上颌牙列粘接矫治器进行排齐，如有需要可重启磨牙远移。

治疗顺序

磨牙远移仅用4.5个月即高效完成，达到了过矫治，没有支抗丢失，随后进行了上下颌牙列的排齐整平。

最终结果

患者获得了良好的咬合及美学效果，远移的牙齿维持了根尖的完整（图11.8）。

上颌左侧第一磨牙远移的量为6.48mm（图11.9和图11.10），平均每个月远移1.44mm。磨牙远移时出现了轻度的伸长（0.82mm）、颊向移动（0.55mm）和远中倾斜（6°）。上颌右侧牙齿没有变化，左侧牙齿均出现明显远移。上颌切牙唇倾度减少了4°（图11.10和图11.11）。

磨牙远移时未发生支抗牙的近中移动。但是由于远移的加力位于磨牙颊侧，上颌左侧第一磨牙发生了6°的倾斜和少许远中腭向旋转。当后期需要直立磨牙时，会占用一些磨牙远移后的间隙。因此建议行过矫治来进行补偿。尽管如此，该技术无须患者配合，能够高效且无害地实现磨牙远移。

是什么导致了该患者的不对称错𬌗畸形？

上颌牙弓不对称，单侧完全Ⅱ类错𬌗畸形的矫治，对正畸医生来说可能会是一个挑战。安氏Ⅱ类错𬌗畸形亚类可能与左侧乳磨牙的早失有关。乳磨牙早失可能由龋齿导致，且在混合牙列期没有针对缺隙进行保持的预防性矫治。

多年来各种治疗模式得到了发展和成功的应用。单侧前磨牙拔除方案通常可行，但可能会导致牙弓形变或中线偏斜。已证明单侧安氏Ⅱ类错𬌗畸形可以通过头帽配合不对称口外弓来治疗，但这需要患者的严格配合。此外，该力学系统不可避免地包含一个侧向力，可能导致后牙反𬌗。磨牙远移也可以通过其他无须患者配合的治疗方法进行，如本病例所选择的骨支抗。

病例2

患者女性，14岁，凸面型，双唇闭合正常，主诉为上牙前突。全科和牙科既往史无特殊，颞下颌关节检查正常，下颌开口度正常。

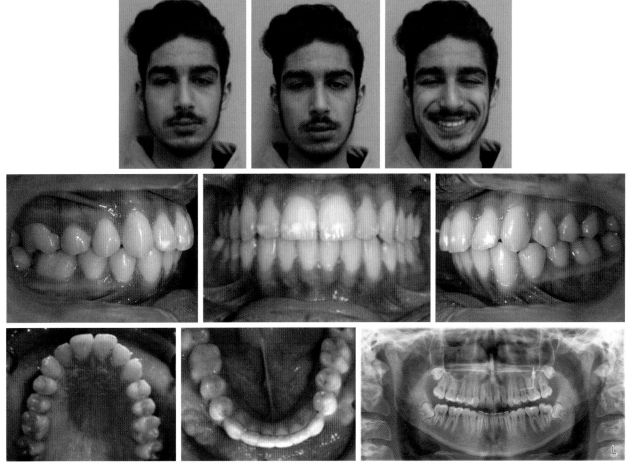

•图11.8　完成时面像、口内像和全口曲面断层片。

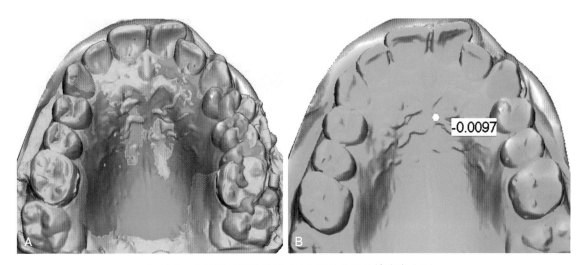

•图11.9　左侧后牙远移的量（A）及重叠图的精确度（B）。

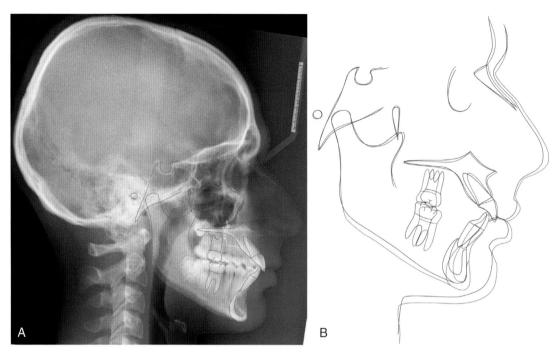

•图11.10　（A）完成头颅侧位片。（B）头影重叠图。蓝色：治疗前；红色：完成时。

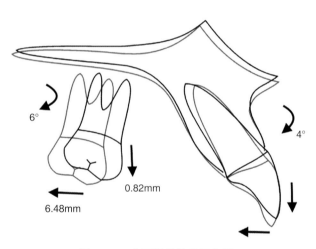

•图11.11　磨牙远移效果示意图。

治疗前准备

面型分析（图11.12）

面型	均面型
面部对称性	无明显不对称
颏点	与面中线重合
𬌗平面	正常
侧貌	由于上颌前突至轻度凸面型
面高	上面高/下面高：正常偏低 下面高/喉深度：正常
唇型	嘴唇闭合完全；上唇，正常；下唇，正常
鼻唇角	正常
颏唇沟	正常

微笑分析（图11.12）

微笑弧线	不和谐
上颌切牙暴露量	息止位：3mm
	微笑位：龈缘暴露5mm（从侧切牙向后）
后牙暴露量	上颌右侧第二前磨牙至上颌左侧第二前磨牙
颊廊	正常
牙龈	龈缘：牙龈缘高度不规则（中切牙龈缘较高）
龈乳头	所有牙齿间均存在
牙列	牙齿大小和比例：正常
	牙齿形状：正常（上颌右侧中切牙曾因外伤行切缘修复）
	牙列轴倾度：上颌后牙舌倾
	邻间隙：正常
切牙外展隙	正常
中线	上颌中线居中，下颌中线左偏1mm（相对面中线）

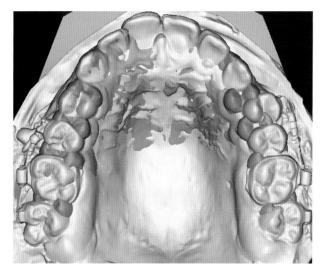

•图11.15 治疗前（绿色）和牙列远移后（白色）的上颌牙弓重叠图。

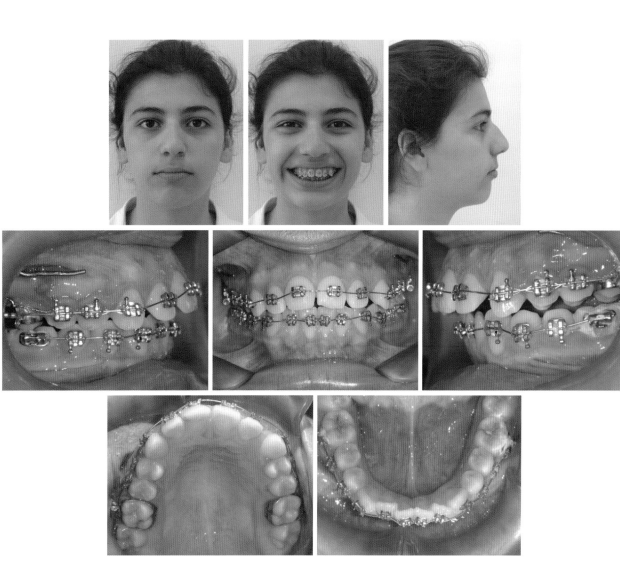

•图11.16 后牙段远移后，上下颌牙列完全排齐的阶段性面像和口内像。

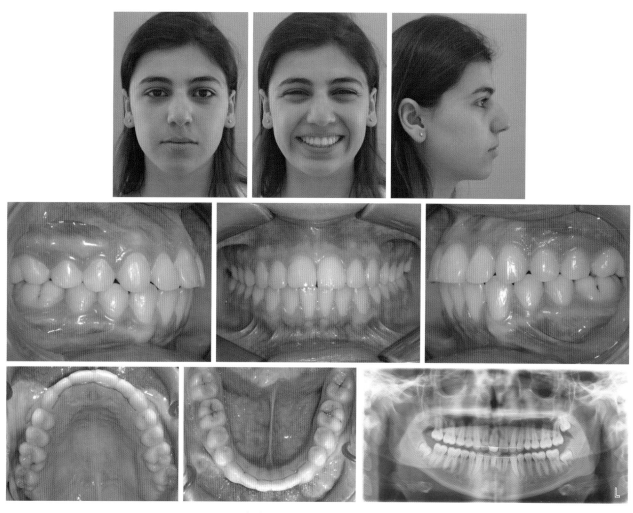

•图11.17 完成时面像、口内像和全口曲面断层片。

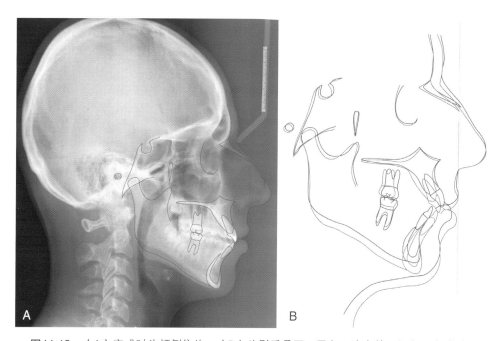

•图11.18 （A）完成时头颅侧位片。（B）头影重叠图。黑色：治疗前；红色：完成时。

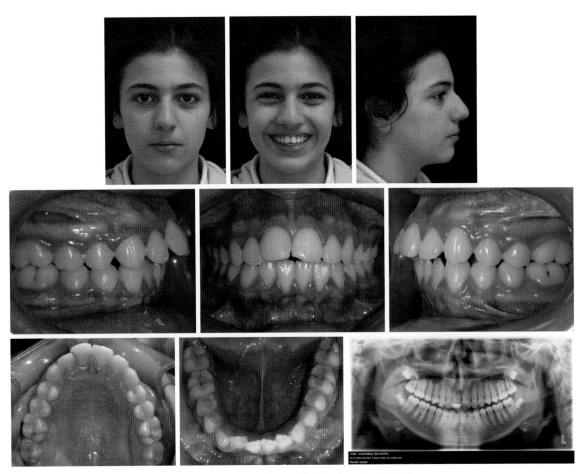

• 图11.12　治疗前面像、口内像和全口曲面断层片。

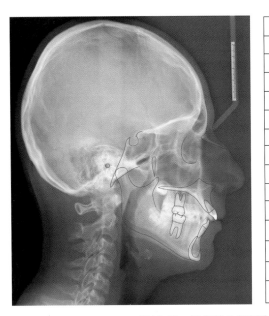

测量项目	正常值	测量值
SNA (°)	82	86
SNB (°)	80	80
ANB (°)	2	6
FMA (°)	24	26
MP-SN (°)	32	32
U1-NA (mm/°)	4/22	5.5/29
L1-NA (mm/°)	4/25	7.1/30
IMPA (°)	95	98
U1-L1 (°)	130	114
OP-SN (°)	14	17
Upper Lip – E Plane (mm)	−4	−3.5
Lower Lip – E Plane (mm)	−2	−2.3
Nasolabial Angle (°)	103	113
Soft Tissue Convexity (°)	135	122

• 图11.13　治疗前头颅侧位片、重叠图及头影测量分析。

口内分析（图11.12）

牙列式	7654321/1234567（第三磨牙未萌出）
	7654321/1234567（第三磨牙未萌出）
磨牙关系	双侧安氏Ⅱ类
尖牙关系	双侧安氏Ⅱ类
覆盖	8mm
覆𬌗	0mm
上颌牙弓	U形，弓形对称，拥挤度2.05mm
下颌牙弓	U形，拥挤1.67mm，Spee曲线正常
口腔卫生状况	良好

功能分析

吞咽功能	正常成人吞咽模式
颞下颌关节	正常，下颌开口度正常

问题列表

病理学	前牙龈缘不规则；后牙露龈笑；上颌切牙与下唇弧线不协调（反微笑弧线）；下颌切牙唇侧牙龈为薄龈型		
拥挤度	上颌牙列2.05mm，下颌牙列1.67mm		
维度分析	骨性问题	牙性问题	软组织问题
前后向	Ⅱ类骨面型	双侧Ⅱ类咬合关系	
	上颌前突	上颌前牙舌倾，下颌前牙唇倾	
垂直向	正常偏低角	前牙覆𬌗减小	
横向		上颌中线居中，下颌中线左偏1mm	

矫治目标

病理学	11正畸结束后重新修复 监测下颌切牙唇侧牙周状况		
拥挤度	远移并压低上颌后牙段以获得Ⅰ类咬合关系，纠正后牙露龈笑 上下颌牙列解除拥挤		
维度分析	骨性问题	牙性问题	软组织问题
前后向		纠正双侧Ⅱ类咬合关系	
垂直向		纠正上颌前牙舌倾、下颌前牙唇倾，改善上下颌切牙交角	
		改善前牙覆𬌗	
横向		纠正下颌中线偏斜	

诊断和病例小结

　　患者女性，14岁，凸面型，双唇闭合正常，主诉为上颌前突。患者后牙露龈笑；上颌牙列与下唇弧线及下颌前牙显露度不协调。上颌中线与面中线一致，下颌牙列中线左偏1mm。患者双侧尖牙、磨牙均为Ⅱ类咬合关系。根据头影测量分析，患者侧貌为正常偏低角面型，骨性Ⅱ类关系（上颌轻度前突，下颌骨较大），上颌切牙唇倾度减小，下颌切牙唇倾度增大（图11.13）。上颌牙列拥挤度2.05mm，下颌牙列拥挤度1.67mm。

治疗选

　　该
通过片
• 使用

矫治顺

上颌
粘接双
双侧4-
镍钛圆
0.016"
继续磨
调节微
粘接上
更换0
更换全
去除矫
每6个

治疗顺

　　磨
治，没
向扭转
排齐时
后，使
尾阶段

最终矫

　　患
维持了
　　上
和图Ⅰ
远移时
（2.61
牙远移
上颌牙

页

例中，前牙和后牙的聆平面略微不同，需要
弓技术予以矫治。两个方案可选：

骨支抗整体远移并压低上颌后牙时，上颌聆

平面顺时针旋转，下颌骨随之旋转。排齐上下颌牙
列并咬合精细调整。

- 拔除上颌前磨牙也可行。但是患者选择了非拔牙矫
治方案。

及生物力学原理

6带环，粘接双侧4、7矫治器

（25未粘接托槽）更换0.012"、0.014"、0.016"
片段弓进行排齐整平（图11.14）

锈钢圆丝插入加力管行磨牙远移

远移至过矫治（图11.14）

板垂直向结构以适度压低后牙

牙列余牙矫治器，镍钛圆丝排齐

6"×0.016"、0.016"×0.022"镍钛方丝继续整平

寸弓丝并收尾

器、粘接舌侧固定保持器、透明保持器

复诊检查保持效果

下颌

粘接下颌牙列矫治器，镍钛弓丝排齐

更换0.016"×0.016"、0.016"×0.022"镍钛方丝进行整平

更换全尺寸弓丝并收尾

去除矫治器、粘接舌侧固定保持器、透明保持器

每6个月复诊检查保持效果

远移仅用6个月即高效完成，达到了过矫
支抗丢失。上颌左侧后牙远移时出现轻度颊
图11.15）。在更换弓丝进行上颌牙列整体
正了该副作用（图11.16）。完成磨牙远移
刚性不锈钢圆丝获得合适弓形，进入完成收

小了5°，从而减小了覆盖。相对聆平面，切牙出现了
垂直向改变，从而增加了覆聆。上颌尖牙之间宽度显
著增大，增量3.47mm；上颌磨牙之间宽度也显著增
大，增量4.49mm。软组织头影测量分析显示鼻唇角减
小了4°（图11.18）。

该方法行磨牙远移无须患者主动配合，未出现不
期望的副作用，如前牙唇倾、下颌骨顺时针旋转或牙
根吸收。

获得了良好的咬合及美学效果，远移的牙齿
的完整（图11.17）。

右侧第一磨牙远移的量为5.61mm（图11.18
9），平均每个月远移了0.94mm。磨牙
现了轻度的伸长（1.35mm）、颊向移动
）和远中倾斜（双侧平均5°）。上颌左侧磨
.72mm，压低1.52mm，颊向移动1.88mm。
出现了明显的整体远移。上颌前牙唇倾度减

结论

对于上颌磨牙远移来说，骨支抗系统非常高效且
没有支抗丢失、前牙段过度唇倾等副作用。该系统的
多曲钢丝可以根据患者的口内情况灵活调节，并根据
预计的治疗目标调整施力的方向和大小，如后牙远移
时还可行后牙压低。而且，这为患者提供了一个非拔
牙矫治的方案。

*注：此页非印装质量问题，为防控盗版特殊设计。

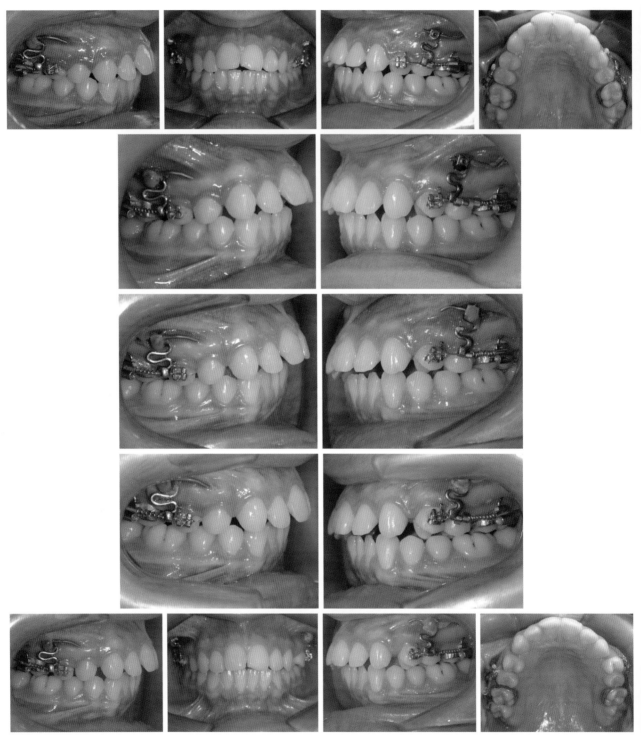

•图11.14　片段弓磨牙远移的阶段性口内像。

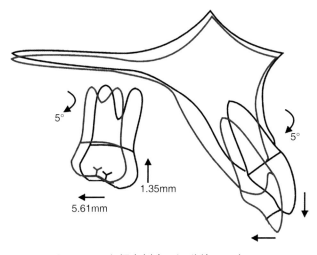

5°

5°

1.35mm

5.61mm

• 图11.19　上颌右侧磨牙远移效果示意图。

参考文献

[1] Bondemark L, Karlsson I: Extraoral vs intraoral appliance for distal movement of maxillary first molars: a randomized controlled trial, *Angle Orthod* 75:699–706, 2005.

[2] Bussick TJ, McNamara Jr JA: Dentoalveolar and skeletal changes associated with the pendulum appliance, *Am J Orthod Dentofacial Orthop* 117:333–343, 2000.

[3] Chiu PP, McNamara Jr JA, Franchi L: A comparison of two intraoral molar distalization appliances: distal jet versus pendulum, *Am J Orthod Dentofacial Orthop* 128:353–365, 2005.

[4] Karlsson I, Bondemark L: Intraoral maxillary molar distalization, *Angle Orthod* 76:923–929, 2006.

[5] Gelgör IE, Büyükyilmaz T, Karaman AI, Dolanmaz D, Kalayci A: Intraosseous screw-supported upper molar distalization, *Angle Orthod* 74:838–850, 2004.

[6] Polat-Ozsoy O: The use of intraosseous screw for upper molar distalization: a case report, *Eur J Dent* 2:115–121, 2008.

[7] Nur M, Bayram M, Celikoglu M, Kilkis D, Pampu AA: Effects of maxillary molar distalization with Zygoma-Gear Appliance, *Angle Orthod* 82:596–602, 2012.

[8] Gianelly AA: Distal movement of the maxillary molars, *Am J Orthod Dentofacial Orthop* 114:66–72, 1998.

第六部分

颊侧TAD和牙槽外区TAD
Buccal TADs and Extra-Alveolar TADs

第12章
C形管微钛板支抗辅助复杂正畸牙齿移动

Managing Complex Orthodontic Tooth Movement with C-Tube Miniplates

SEONG-HUN KIM, KYU-RHIM CHUNG, GERALD NELSON

引言

正畸支抗装置的应用为患者提供了更多的治疗选择。临时骨支抗装置（Temporary Skeletal Anchorage Devices，TSAD）与传统方法相比有一些优点，特别是更为简单的力学系统设计。在临床我们更喜欢应用C形管微钛板支抗。中线偏斜的矫治需要仔细制订方案，有时需要设计复杂的生物力学系统[1-2]。中线居中是牙列和谐美观、咬合功能良好的重要组成部分[3]。如果中线偏斜包含骨性因素，制订治疗方案就变得更为棘手[4-5]。当面部不对称的患者选择掩饰性治疗时，调整牙列中线居中对于最终的美学效果是必不可少的[6]。

矫治中线偏斜的良好的生物力学设计始于设立明确的牙齿移动目标。最佳的力学系统能够实现高效牙齿移动，并尽量减少副作用。治疗牙列中线偏斜有许多方法：不对称拔牙矫治，不对称正畸加力，一侧Ⅲ类牵引、另一侧Ⅱ类颌间牵引，前牙斜行牵引或复杂的弓丝弯制技术[7-10]。接下来的两个病例，使用C形管微钛板作为支抗纠正牙列中线偏斜，展示了新颖和简单的力学设计原理。

方法

在下颌牙弓，使用了由Ⅱ级钛金属制造的C形管

微钛板（Jin Biomed co., Bucheon, Korea）进行矫治。该微钛板比其他骨支抗装置要小。微钛板头部允许圆形或方形弓丝穿过，也可调整后作为橡皮圈牵引钩。短Ⅰ形C形管微钛板的基底部有两个螺丝孔，可通过固位螺钉进行固定；其头部为预成型管，能够穿过弓丝。非常适用于下颌后牙颊侧或磨牙后垫区。在本章的病例中，Ⅰ形C形管微钛板非常实用，可植入正中联合区唇侧以远移后牙段，并控制下颌切牙的垂直位置。

Ⅰ形设计便于在局部麻醉下行支抗体植入术。例如，颊侧植入术需拉开嘴唇，在两牙间做一与牙长轴平行的垂直切口（图12.1A～C）。然后剥离骨膜，在皮质骨表面安放C形管微钛板的基板（图12.1D）。基板通过两颗单皮质微种植体进行固定，首先应安装远中微种植体（直径1.5mm，长度4mm）。微钛板定位准确，则C形管可以从膜龈联合处穿出黏膜（图12.1E和F）。微钛板支抗要在正中联合区唇侧成功固位，需预先将基板弯曲调整以适应骨表面形态。基板形态的精细调整还增强了微钛板在后续治疗时的稳定性。Ⅰ形设计使微钛板植入时能够避开牙根和下牙槽神经。由于C形管的颈部延展性较好，通过调整位置能够获得最佳的生物力学条件。其颈部仍然有着足够的刚性，能够在后续加力后保持稳定。

该正畸加力系统通过微钛板C形管伸出的方丝将后牙远移。我们称该设计为C形管推磨牙远移技术

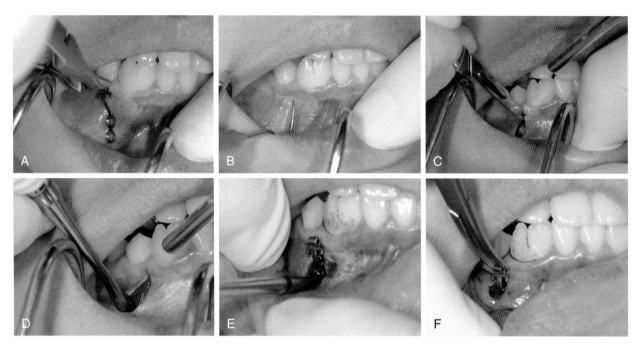

• 图12.1　I形C形管微钛板植入手术过程。（A）术前评估微钛板植入位置。（B）用探针压痕引导更为精确的定位。（C）用15号刀片的尖端在牙槽骨附着龈上行垂直切口，不超过膜龈联合。（D）用骨膜剥离器充分剥离骨膜。（E）微钛板定位后用2颗1.5mm×4mm微种植体进行固位。（F）微钛板固位后，根据需要的牙齿移动，用温氏钳调整C形管位置（经Jin Biomed公司授权）。

（图12.2和图12.3）。磨牙远移力通过压缩开大螺簧产生，其方向与𬌗平面平行。插入C形管的方丝能够很好地控制磨牙倾斜。

病例报告

病例1

　　患者女性，25岁，主诉为下颌前牙拥挤。下颌右侧第三磨牙明显水平阻生，其前方的磨牙和前磨牙均近中倾斜，导致右侧尖牙为Ⅲ类咬合关系。下颌前牙重度拥挤。如果直接排齐，将导致下颌前牙左移、中线偏左。治疗目标是排齐下颌前牙，直立并远移下颌右侧后牙段至磨牙Ⅰ类咬合关系，下颌中线与面中线对齐。为了获得正常咬合，没有采取非对称拔牙。治疗前拔除了4颗第一前磨牙和双侧下颌第三磨牙。下颌骨前牙区植入I形C形管种植体，以在下颌前牙内收时提供对下颌前牙的垂直向控制，并作为支抗远移下颌右侧后牙（图12.4）。治疗前上颌中线与面中线一致，固定于下颌正中联合区唇侧的C形管支抗体辅助推磨牙远移。下颌前牙内收关闭间隙时，将下颌前牙区弓丝与C形管头部连扎，以对下颌前牙进行垂直向

控制（图12.5）。

病例2

　　患者男性，30岁，主诉为前牙对刃𬌗（图12.6）。下颌中线向左偏斜，前牙区及后牙区个别牙反𬌗。矫治需远移下颌右侧后牙。推磨牙远移技术被用来行下颌右侧后牙远移。在下颌第二前磨牙和第一磨牙之间颊侧牙槽骨植入I形C形管微钛板（图12.7B～E）。获得充足间隙以解决后牙区拥挤后，内收下颌前牙（图12.7F～I）。下颌𬌗平面像显示磨牙远移显著（图12.8）。治疗后检查显示双侧磨牙、尖牙Ⅰ类咬合关系，牙尖交错𬌗。牙列中线与面中线一致（图12.9和图12.10）。

病例3

　　患者女性，主诉为左侧咀嚼不适。患者的左侧咬合存在许多问题。下颌左侧第一磨牙于不久前拔除，第一、第二前磨牙和第二磨牙近中舌侧倾斜、伸长。上颌左侧第二前磨牙和第一、第二磨牙伸长，左侧后牙深覆𬌗伴正跨𬌗，咬合紊乱（图12.11）。治疗目标是恢复左侧后牙咬合，同时尽量减少前牙及右侧牙不

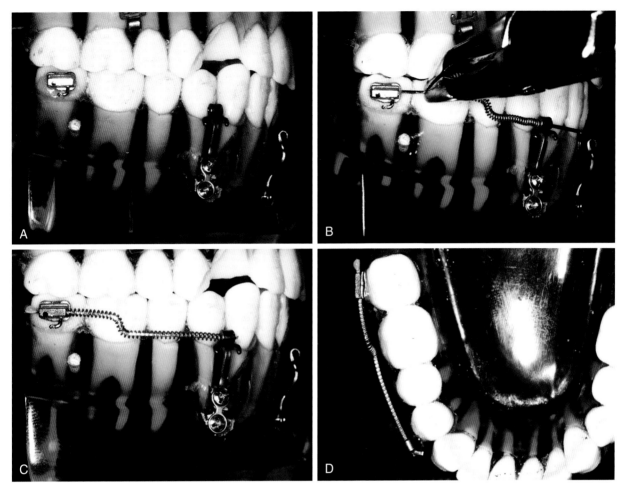

• 图12.2　C形管微钛板支抗辅助推磨牙远移的原理：用C形管做支抗用开大螺簧对目标牙施加推力。（A）将微钛板置于下颌骨后牙区，目标牙粘接矫治器。（B）弯制方丝穿过C形微钛板管头部的孔和后牙槽沟，先穿过C形管再穿过后牙槽沟以便于放置开大螺簧。（C和D）推磨牙远移系统的侧面像和船面像（经Jin Biomed公司授权）。

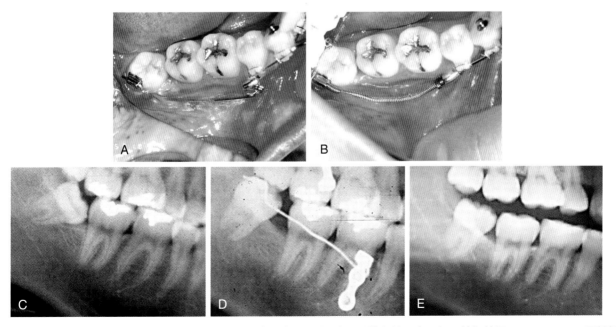

• 图12.3　C形管微钛板支抗辅助推近中倾斜的第三磨牙直立。（A）C形管和第三磨牙颊面管间放置0.017"×0.025"不锈钢方丝片段弓以扶正磨牙。（B）应用开大螺簧开辟间隙。（C）治疗前X线片。（D）C形管辅助推磨牙技术扶正第三磨牙。（E）完成时X线片（经Jin Biomed公司授权）。

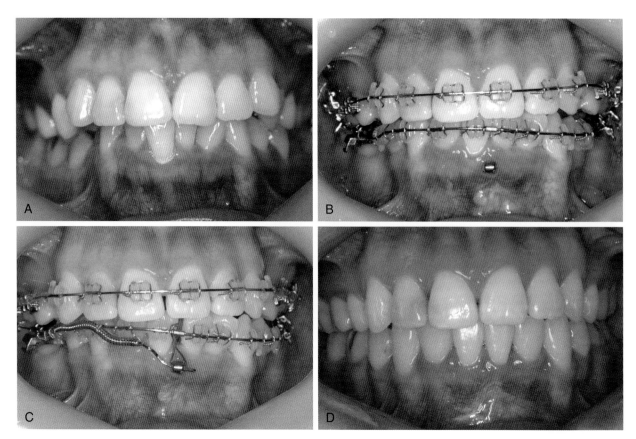

• 图12.4 该创新技术的临床应用。（A~D）口内像显示正中联合区的C形管微钛板支抗通过推下颌右侧后牙远移，纠正了下颌中线偏斜（经Jin Biomed公司授权）。

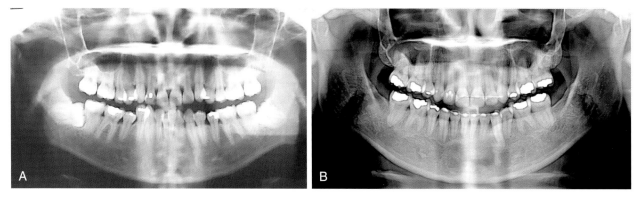

• 图12.5 （A和B）治疗前后全口曲面断层片对比。

需要的牙齿移动。为达到这个目的，使用了片段弓技术（图12.12B）。后牙有选择地粘接固定矫治器，使用片段弓以独立控制其移动。C形管微钛板作为该病例的骨支抗。上颌左侧后牙区颊舌侧各植入一个I形C形管微钛板，下颌左侧磨牙后垫区植入C形管微钛板（图12.13）。每个微钛板均用2颗自钻式微种植体固定。待后牙正跨𬌗纠正后，上下颌牙列粘接方丝弓矫治器，排齐整平上下颌牙列（图12.12C）。咬合精细调整及收尾，从而建立可靠的功能𬌗，建立理想覆𬌗、覆盖，并且为下颌左侧第一磨牙预留修复空间。左侧咬合紊乱得以纠正，余牙没有任何副作用（图12.12D和图12.14）。建立了尖牙I类、磨牙II类咬合关系，覆𬌗、覆盖理想。后续修复了下颌左侧第一磨牙（图12.15C）。正畸完成12年后回访，显示治疗效果稳定。系列全口曲面断层片显示左侧咬合得到改善，治疗完成12年后依然保持良好（图12.16）。

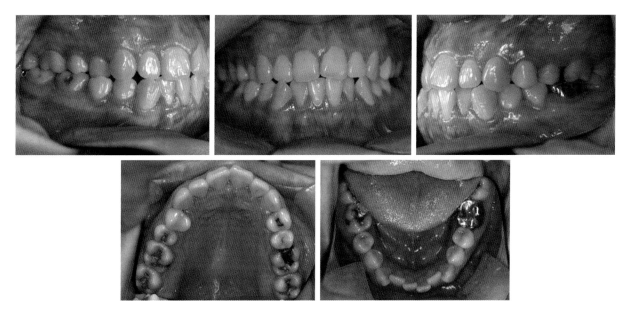

•**图12.6**　患者男性，30岁。口内像显示后牙近移、中线偏斜，需远移磨牙以调整中线位置。

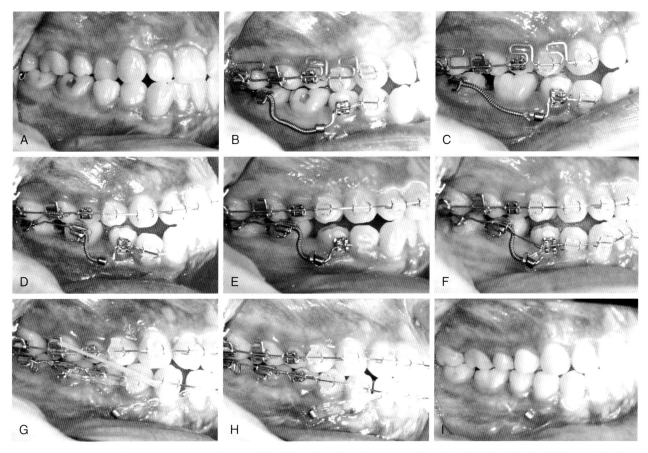

•**图12.7**　（A）治疗前口内像。（B~F）I形C形管微钛板植入第一磨牙和第二前磨牙之间牙槽骨颊侧，推簧加力系统首先用于下颌右侧粘接颊面管的目标牙，之后用于整个牙列。（G和H）推后牙远移成功开辟间隙；通过Ⅲ类颌间牵引结合C形管微钛板支持的内收力以内收前牙。（I）完成口内像侧面观显示咬合关系较好（经Jin Biomed公司授权）。

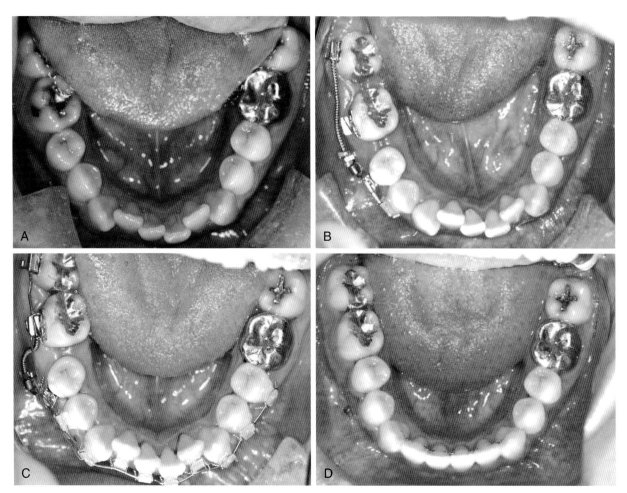

•**图12.8**　患者男性，30岁。（A）治疗前口内𬌗面像显示下颌前牙严重拥挤，导致右侧Ⅲ类咬合关系，需单侧后牙远移。（B）口内像显示仅目标牙粘接了矫治器。（C）第二磨牙明显远移。（D）完成口内像显示前牙排齐。

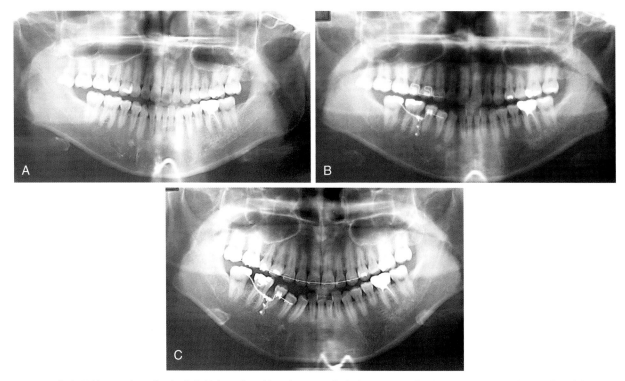

•**图12.9**　患者男性，30岁。（A）治疗前全口曲面断层片显示Ⅲ类咬合关系，需单侧后牙远移。（B）全口曲面断层片显示仅目标牙粘接了矫治器。（C）第二磨牙明显远移。

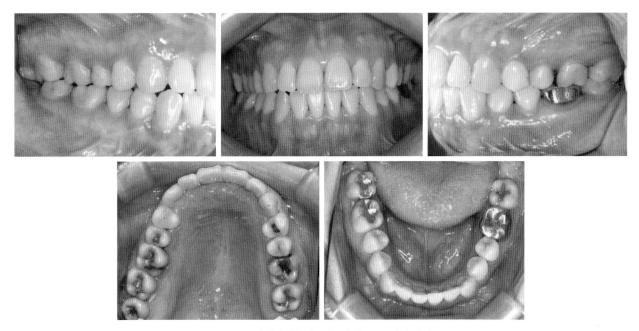

•图12.10　患者保持3年后口内像显示咬合稳定。

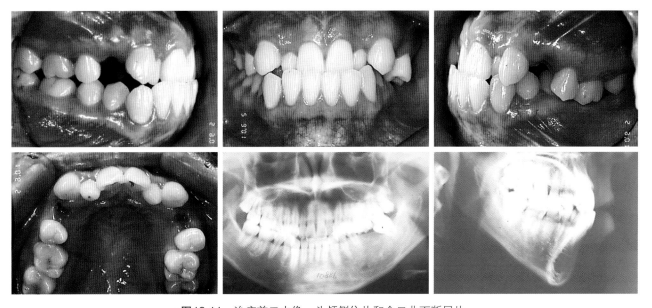

•图12.11　治疗前口内像、头颅侧位片和全口曲面断层片。

讨论

　　牙列不对称的治疗可能非常困难，因为这需要牙列的整体移动。治疗牙列弓形不对称患者备选方案的第一步通常是为纠正中线偏斜提供间隙。治疗始于在非偏斜侧进行磨牙远移。许多传统方法被用于临床以进行磨牙远移。但是这些方法都有副作用，如前磨牙和切牙的近中移动[11-13]。

　　微种植体等TSAD技术的出现，使磨牙远移的同时避免前牙近中移动成为可能[14-16]。虽然TSAD技术的应用使正畸治疗更为高效，还有一些重要因素需要考虑。为远移后牙段，TSAD应提供最佳生物学稳定性、简单舒适的结构以及避免对牙弓内其余牙齿产生副作用。

　　借助C形管微钛板，病例1和病例2中的推力机制通过简单的力学原理实现了个性化的磨牙远移。从

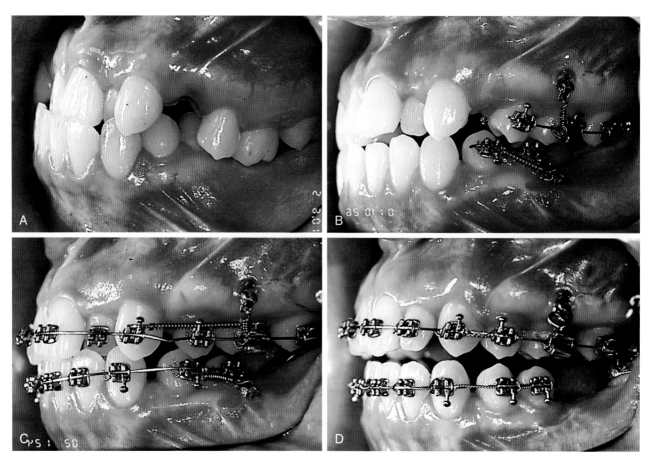

•图12.12　阶段性口内像。（A）治疗前。（B）目标牙移动前准备。应用片段弓技术，I形C形管微钛板作为颅骨支抗植入上颌左侧后牙颊腭侧和下颌后牙颊侧。镍钛拉簧压低上颌前磨牙和磨牙。镍钛拉簧加力使下颌前磨牙唇移并压低。（C）目标牙移动到位后，粘接全口矫治器，更换连续弓丝。（D）咬合紊乱得以恢复（经Jin Biomed公司授权）。

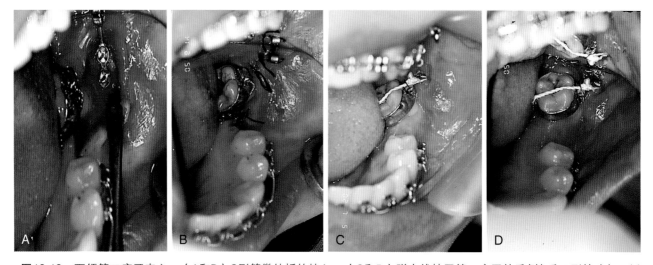

•图12.13　下颌第二磨牙直立。（A和B）C形管微钛板的植入。（C和D）弹力线挂于第二磨牙的舌侧扣和C形管头部，以压低并颊向直立磨牙（经Jin Biomed公司授权）。

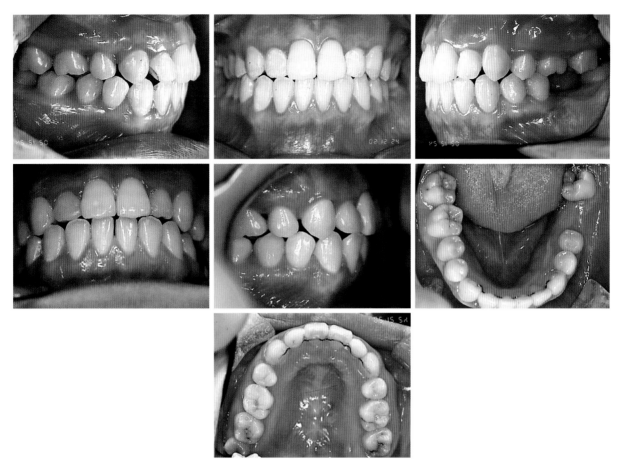

• 图12.14　完成口内像。

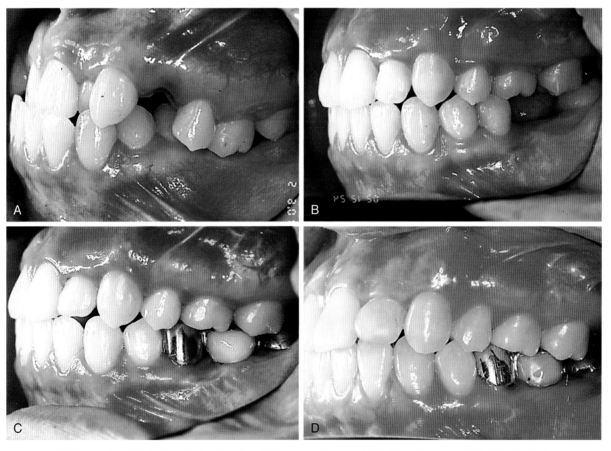

• 图12.15　系列口内像。（A）治疗前。（B）正畸治疗后。（C）修复治疗后。（D）保持12年后。

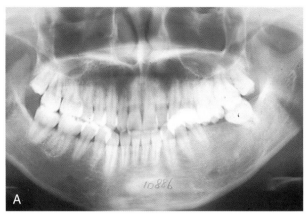

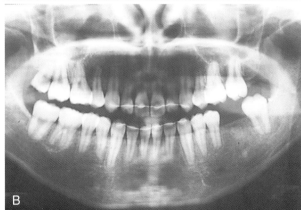

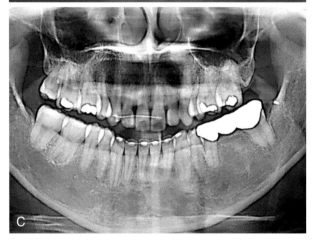

•图12.16　系列全口曲面断层片。（A）治疗前。（B）正畸治疗后。（C）保持12年后。

TSAD直接加力至目标牙，消除了余牙发生不需要的额外移动的可能性。

　　咬合紊乱临床常见，对于正畸医生来说较为棘手。咬合紊乱的一个常见病因是缺牙后长时间未予修复。长时间缺牙后，余牙的位置会发生改变，典型的表现是邻牙向缺隙移动、中线偏斜、垂直距离降低及多层次𬌗平面[17]。缺牙及邻牙倾斜导致牙列中部分牙无咬合接触，对𬌗牙伸长，𬌗平面扭转。

　　咬合紊乱的另一个病因是反𬌗或正跨𬌗。有文献

报道，即使没有后牙段牙弓长度不调，下颌第二磨牙也可能舌向萌出，导致后牙反𬌗或正跨𬌗[18-19]。

　　后牙反𬌗的主要特征是上颌牙列至少有一颗牙相对于下牙颊侧或舌侧牙弓外错位[20]。

　　虽然文献已报道了一些传统方法来矫治恒牙列的后牙反𬌗，如改良式横腭杆[21]及后牙颌间牵引[22]，大多数方法都会导致支抗牙不需要的牙齿移动。

　　当传统矫治技术应用连续弓丝时，作用力和反作用力的法则决定了支抗牙的反应性移动是不可避免的。如果咬合紊乱的患者采用传统方法进行矫治，将无法获得理想的对称性咬合，而会导致咬合代偿和医源性不对称弓形。因此在治疗第一阶段，使用问题导向的片段弓技术代替了连续弓丝技术以纠正咬合紊乱。片段弓技术特别针对解决各区存在的牙齿垂直向位置和倾斜的问题。在片段弓区域使用有限的固定矫治器也简化了正畸的生物力学原理。该技术将明显缩短精细调整用时，而且由于只用了有限的固定矫治器，提高了患者的舒适度和满意度。

　　骨支抗系统的发展也使仅移动特定牙齿，而不牵涉余牙成为可能。骨支抗减少了牙列支抗常见的副作用，简化了正畸矫治器和治疗的生物力学原理[23-25]。

　　Yun等[20]报道了粘接固定矫治器后，使用TSAD作为间接骨支抗来矫治正跨𬌗。虽然该技术尽可能减少了不需要的牙齿移动，但其控制是有限度的。矫治咬合紊乱时，正畸医生为了控制该段牙弓中的数颗牙，会倾向于更为稳定的支抗。微种植体装置的成功率从75.2%到93.6%，当需要用到更大的矫治力时，其稳定性会受到影响[26]。正畸微钛板被引入临床并得到应用，能够成为微种植体的一个可靠的备选方案[27-28]。

　　病例3中的C形管微钛板提供了可靠的骨支抗以矫治严重倾斜的牙列。该支抗装置能够承受更大的矫治力，稳定性可靠。

　　当设计生物力学时，C形管微钛板比简单的微种植体或其他刚性微钛板更有优势，当正畸医生需要调整力值或加力方向时，微钛板的头部及颈部可以相应地调整[29]。

　　微钛板体部能够弯曲或调整，以密切贴合骨面的

解剖外形。微钛板远离牙根和附着龈，长颈部使C形管从附着龈穿出。

微钛板的固位螺钉很少会靠近邻牙牙根，这是一个重要的特性。因为矫治咬合紊乱时，需进行大范围的牙齿移动以扶正和压低倾斜的牙齿。即使牙齿移动量大，也无须对C形管微钛板支抗重新定位。

C形管微钛板是一种高效完美的支抗装置，通过推力传递系统移动牙齿，能够全程辅助矫治中线偏斜及咬合紊乱而不产生副作用，从而缩短了矫治期。该技术提供了最高的治疗效率，用最少的复杂硬件有效降低了成本。

结论

I形C形管微钛板提供了可靠的骨支抗，支持施加充分的推力以影响整个象限的牙列。其生物力学原理能够实现必要的牙齿移动，以高效纠正中线偏斜，能够舒适地达到理想效果。

参考文献

[1] Lewis PD: The deviated midline, *Am J Orthod* 70:601–616, 1976.

[2] Van Steenbergen E, Nanda R: Biomechanics of orthodontic correction of dental asymmetries, *Am J Orthod Dentofacial Orthop* 107:618–624, 1995.

[3] Gianelly AA, Paul IA: A procedure for midline correction, *Am J Orthod* 58:264–267, 1970.

[4] Beyer JW, Lindauer SJ: Evaluation of dental midline position, *Semin Orthod* 4:146–152, 1998.

[5] Cheng HC, Cheng PC: Factors affecting smile esthetics in adults with different types of anterior overjet malocclusion, *Korean J Orthod* 47:31–38, 2017.

[6] Kai R, Umeki D, Sekiya T, Nakamura Y: Defining the location of the dental midline is critical for oral esthetics in camouflage orthodontic treatment of facial asymmetry, *Am J Orhtod Dentofacial Orthop* 150:1028–1038, 2016.

[7] Bishara SE, Burkey PS, Kharouf JG: Dental and facial asymmetries: a review, *Angle Orthod* 64:89–98, 1994.

[8] Nanda R, Margolis MJ: Treatment strategies for midline discrepancies, *Semin Orthod* 2:84–89, 1996.

[9] Tayer BH: The asymmetric extraction decision, *Angle Orthod* 62:291–297, 1992.

[10] Rebellato J: Asymmetric extractions used in the treatment of patients with asymmetries, *Semin Orthod* 4:180–188, 1998.

[11] Carano A, Testa M: The distal jet for upper molar distalization, *J Clin Orthod* 30:374–380, 1996.

[12] Byloff FK, Darendeliler MA: Distal molar movement using the pendulum appliance. Part 1: clinical and radiological evaluation, *Angle Orthod* 67:249–260, 1997.

[13] Fuziy A, Rodrigues de Almeida R, Janson G, Angelieri F, Pinzan A: Sagittal, vertical, and transverse changes consequent to maxillary molar distalization with the pendulum appliance, *Am J Orthod Dentofacial Orthop* 130:502–510, 2006.

[14] Sugawara J, Daimaruya T, Umemori M, et al.: Distal movement of mandibular molars in adult patients with the skeletal anchorage system, *Am J Orthod Dentofacial Orthop* 125:130–138, 2004.

[15] Choi YJ, Lee JS, Cha JY, Park YC: Total distalization of the maxillary arch in a patient with skeletal Class II malocclusion, *Am J Orthod Dentofacial Orthop* 139:823–833, 2011.

[16] Oh YH, Park HS, Kwon TG: Treatment effects of microimplant aided sliding mechanics on distal retraction of posterior teeth, *Am J Orthod Dentofacial Orthop* 139:470–481, 2011.

[17] Chung KR, Kim SH: Correction of collapsed occlusion with degenerative joint disease focused on the mandibular arch and timely relocation of a miniplate, *Am J Orthod Dentofacial Orthop* 141:e53–e63, 2012.

[18] Tollaro I, Defraia E, Marinelli A, Alarashi M: Tooth abrasion in unilateral posterior crossbite in the deciduous dentition, *Angle Orthod* 72:426–430, 2002.

[19] Pinto AS, Buschang PH, Throckmorton GS, Chen P: Morphological and positional asymmetries of young children with functional unilateral posterior crossbite, *Am J Orthod Dentofacial Orthop* 120:513–520, 2001.

[20] Yun SW, Lim WH, Chong DR, Chun YS: Scissors-bite correction on second molar with a dragon helix appliance, *Am J Orthod Dentofacial Orthop* 132:842–847, 2007.

[21] Gerhard K, Weiland FJ: Goal-oriented positioning of maxillary second molars using the palatal intrusion technique, *Am J Orthod Dentofacial Orthop* 110:466–468, 1996.

[22] Menezes LM, Ritter DE, Locks A: Combining traditional technique to correct anterior open bite and posterior crossbite, *Am J Orthod Dentofacial Orthop* 143:412–420, 2013.

[23] Moon CH, Lee JS, Lee HS, Choi JH: Non-surgical treatment and retention of open bite in adult patients with orthodontic mini-implants, *Korean J Orthod* 39:402–419, 2009.

[24] Kim MJ, Park SH, Kim HS, Mo SS, Sung SJ, Jang GW, et al.: Effects of orthodontic mini-implant position in the dragon helix appliance on tooth displacement and stress distribution: a three-dimensional finite element analysis, *Korean J Orthod* 41:191–199, 2011.

[25] Lee KJ, Park YC, Hwang WS, Seong EH: Uprighting mandibular second molars with direct miniscrew anchorage, *J Clin Orthod.* 41:627–635, 2007.

[26] Lee JH: Replacing a failed mini-implant with a miniplate to prevent interruption during orthodontic treatment, *Am J Orthod Dentofacial Orthop* 139:849–857, 2011.

[27] Chen CH, Hsieh CH, Tseng YC, Huang IY, Shen YS, Chen CM: The use of mini-plate osteosynthesis for skeletal anchorage, *Plast Reconstr Surg* 120:232–237, 2007.

[28] Sugawara J, Kanzaki R, Takahashi I, Nagasaka H, Nanda R: Distal movement of maxillary molars in nongrowing patients with the skeletal anchorage system, *Am J Orthod Dentofacial Orthop* 129:723–733, 2006.

[29] Ahn HW, Chung KR, Kang SM, Lin L, Nelson G, Kim S H: Correction of dental Class III with posterior open bite by simple biomechanics using an anterior C-tube miniplate, *Korean J Orthod* 42:270–278, 2012.

第13章
应用颊侧TAD远移牙齿

Application of Buccal TADs for Distalization of Teeth

TORU DEGUCHI, KEIICHIRO WATANABE

临时支抗装置（TAD）作为近10年来正畸领域最有效的支抗装置之一，得到了广泛的应用。TAD可用于在矢状向、垂直向和横向三个维度中控制支抗。本章将阐述的内容是关于TAD在非拔牙病例全牙列远移时控制矢状向支抗的有效性。

远移磨牙的方法

远移磨牙是矫正Ⅱ类或Ⅲ类磨牙关系以及获得间隙以解除拥挤所需要的牙齿移动方式之一。特别是当以非拔牙的方案治疗拥挤病例时，远移磨牙尤其关键。传统远移磨牙的方法是使用基托型矫治器[1]、含弹簧的矫治器[2-3]、改良钟摆矫治器[4]、颌间弹性牵引以及滑动杆[5-6]。然而，如果第二磨牙存在并且已经萌出，使磨牙远移到位是非常困难的。很多Ⅱ类病例的矫治技术需要患者配合，而且导致反作用力施加于其他牙齿，造成不期望的牙齿移动。

应用TAD远移磨牙

最近，使用牙科种植体[7]、微种植体[8]、微钛板[9]作为正畸支抗已经被证明在正畸临床中非常有效。由于没有支抗丢失且不需要患者配合，微种植体和微钛板已应用于纠正Ⅱ类或Ⅲ类患者错𬌗，以及远移整个牙弓。某些类型的TAD，例如颊侧微种植体[10]、腭侧微种植体[11]以及微钛板[12]已经应用于远移牙齿。颊侧TAD比腭侧TAD的优势在于不需要额外的技工制作，并且易于植入。根据腭侧TAD植入的位

点，需要小心，避免损伤神经、血管以及上颌窦穿孔。微钛板也很有用，且能够承受更大的正畸力，特别是远移下颌牙列。然而，微钛板比颊侧TAD需要更大范围的外科操作，从而更容易导致感染的发生。另一方面，颊侧TAD劣势在于可能损伤牙根以及离牙根过近导致稳定性下降[13-15]。特别是在远移牙列时，由于颊侧TAD最常植入在前磨牙或磨牙区，相邻的牙齿有时会离TAD过近。这样，在理想情况下，颊侧TAD应尽可能小，以避免治疗中牙根损伤和离牙根过近[16]。

TAD远移磨牙的生物力学

与传统生物力学相比，使用TAD时生物力学方面的考虑要更加简单。建议植入TAD的最理想位点是在第二前磨牙和第一磨牙之间[17]，在尖牙近中或远中添加牵引钩，在TAD和牵引钩之间使用橡皮链或弹簧（图13.1A）。然而，在某些病例中，根据不同的因素［例如牙根形态、牙槽骨类型（质与量）、咬合力差异等］，需要额外的力学机制使全牙弓有效地整体远中移动。一种简单的方式是在磨牙之间增加一个开大螺簧，首先远移第二磨牙，然后再远移其他磨牙（图13.1A）。我们也使用Tweed力学机制[18]，通过带圈开大曲、开大螺簧来远移第二磨牙，并使用TAD代替头帽J钩抵抗反作用力（图13.1B）。此外，需要在第一或第二前磨牙远中添加停止扣以保持该曲处于激活状态（图13.1B）。如果患者合作，可以增加Ⅱ类牵引加强支抗。远移磨牙的一个问题是因为倾斜移动而产生的牙齿伸长。使用TAD时，可以通过将其与磨牙结

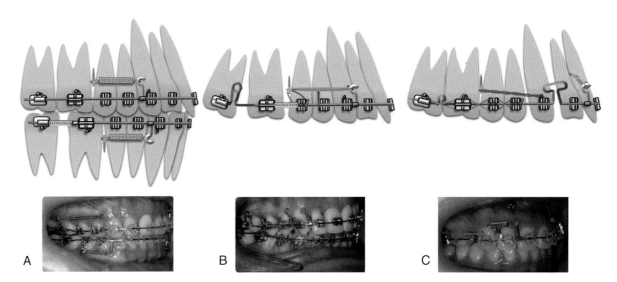

•图13.1　各种远移牙列方法的示意图。（A）通过来自TAD的直接支抗和通过开大螺簧的辅助进行远移。（B）类似于Tweed力学机制的远移。（C）弯制关闭远移曲远移尖牙和切牙，并在切牙区增加垂直向控制。

扎而进行垂直向控制，同时远移磨牙（或者前磨牙，根据需要控制的牙齿来决定）（图13.1B）。如果需要滑动机制而不是全牙列整体远移，TAD内收牙齿的力可以直接加在尖牙，并使用关闭曲同时内收尖牙和切牙（图13.1C）。此外，在前牙区植入TAD可更好地控制切牙内收。

在远移（也包括前牙内收）过程中需要考虑的因素包括TAD的位置以及牵引钩的位置和长度。在使用TAD远移时，牙列的排齐和整平已经完成，需要前牙的整体移动，并不需要后牙的伸长。只有当TAD至牵引钩的内收力的方向接近或在阻抗中心（C$_{RES}$）上方时，才能实现这种不伴随伸长的全牙弓的整体移动[19-20]。由于已知6颗前牙的CR位于接近尖牙远中牙槽骨上方大约7mm的位置[21]，几乎不可能使力通过C$_{RES}$上方。为了使内收力尽可能接近C$_{RES}$，TAD应该植入于靠上的部位，接近附着龈与游离龈的边界[19]。然而，在大多数病例中，附着龈的区域有限，这样很难在接近CR的位置植入TAD。牵引钩也需要尽可能长，以使内收力接近CR[19-20]。

TAD远移牙列的治疗结果

以往已经有一些研究对比了传统方法与应用TAD的治疗结果[22-24]。远移磨牙矫治Ⅱ类病例的治疗结果也有报道[10]。使用TAD后，观察到磨牙2.8mm的远移

距离，4.8°的倾斜，0.6mm的压低。这显示单纯通过远移磨牙（这些病例仅远移，没有额外矫治器）可以将Ⅱ类尖对尖的磨牙关系纠正至磨牙Ⅰ类咬合关系。通过应用Tweed力学机制，我们认为可能实现更大的远移距离，最大可以达到5.0mm，这样可以将完全Ⅱ类磨牙关系纠正至磨牙Ⅰ类咬合关系。

最近，腭侧TAD已经成为正畸领域TAD使用者中的主要兴趣点[25]。由于能够容易地移动较大的磨牙舌根，腭侧TAD也是一个有效远移磨牙的方法。过去的研究显示，使用腭侧TAD可以使磨牙实现4.0mm的远移距离[26]。然而，正如前面提到的，腭侧TAD需要复杂的设计和装置。微钛板也能有效远移磨牙[27]，据报道，它能平均远移磨牙4.0mm，且不伴有任何副作用；然而，它需要在植入和取出时进行黏骨膜切开与翻瓣，在植入过程中伴随着较多疼痛和不适，并且医疗花费较高。对于患者来说，我们认为理想的正畸治疗应使用简单和直接的装置提供足够的治疗效果。

TAD远移的稳定性

仅仅有极少研究报道了TAD治疗病例的稳定性[23,28]。大多数研究表明，传统方法与TAD治疗的稳定性无统计学差异。然而，由于在远移中，牙齿的移动量比传统方法要大得多，因此人们可能会倾向于认为应用TAD治疗的病例不太稳定。在开𬌗的病例中，

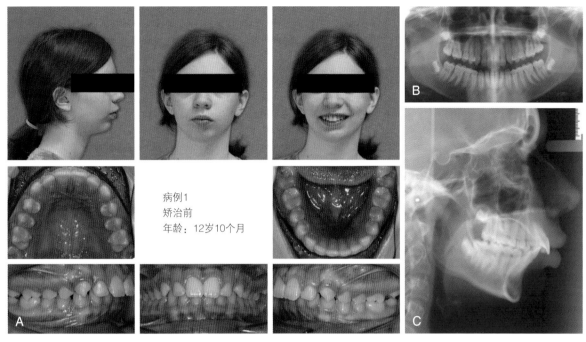

• 图13.2 病例1。治疗前面像和口内像（A）、全口曲面断层片（B）和头颅侧位片（C）。

学者曾稍微倾向于认为TAD治疗的病例较传统方法复发量大[23]。此外，复发的类型也有所不同，即TAD治疗后的开𬌗病例具有下颌磨牙伸长的趋势，这导致了显著的复发。最近的研究评估了磨牙远移的稳定性，结果显示在保持2～3年后，矢状向上大约有0.8mm（20%）的复发，垂直向上大约有0.5mm（49%）的复发，在牙齿倾斜度上有0.6°（118%）的复发。在远移病例中，磨牙后区域的量是稳定性的另一个重要因素。我们发现磨牙后区域在治疗前少于18mm或治疗后少于15mm会导致磨牙的显著复发（未发表数据）。

病例1：骨性Ⅱ类、安氏Ⅱ类病例的上颌磨牙远移

诊断

患者女性，12岁10个月，主诉上牙前突。她的侧貌为凸面型，唇闭合不全，颏部紧张（图13.2A）。从口内像来看，她的安氏分类为Ⅱ类磨牙和尖牙关系，覆盖和覆𬌗增加。下颌牙列有较深的Spee曲线，上颌牙列有间隙。

全口曲面断层片显示为全口恒牙列（图13.2B）。头颅侧位片分析显示骨性Ⅱ类，ANB角（A点–鼻根点–B点）为10°，下颌短小，下颌切牙唇倾（图13.2C和表13.1）。

治疗计划

计划采用非拔牙矫治方法，0.022"槽沟方丝托槽系统，使用上颌第二前磨牙和第一磨牙之间的TAD作为绝对支抗。我们计划用TAD远移上颌后牙大约3.0mm。通过整平Spee曲线和压低上颌切牙来纠正深覆盖与深覆𬌗。

治疗过程

6个月的治疗后，牙列基本排齐整平，TAD植入于上颌第二磨牙与第一磨牙之间。即刻加载50rm的负荷以远移磨牙（图13.3A）。在远移过程中，右侧TAD松动，在磨牙间重新植入一次（图13.3B）。在矫治13个月后，磨牙关系几乎为Ⅰ类；继续远移以纠正尖牙Ⅱ类咬合关系（图13.3C）。在去除方丝弓矫治器后，上下颌牙列使用全包裹式的保持器。主动矫治时间是19个月。

治疗结果

矫治后面像（图13.4A）显示侧貌改善，但仍然有一点凸面型。颏肌的紧张和唇闭合不全得到改善。

表13.1	病例1的头影测量分析				
测量项目	正常值	标准差	矫治前	矫治后	保持2年后
硬组织					
SNA (°)	82.0	3.5	86.1	83.1	83.6
SNB (°)	80.9	3.4	75.7	74.5	75.0
SN – MP (°)	32.9	5.2	33.8	35.1	34.4
FMA (MP–FH) (°)	23.9	4.5	29.6	31.8	30.4
ANB (°)	1.6	1.5	10.4	8.6	8.6
U1 – NA (mm)	4.3	2.7	2.5	−0.8	−1.0
U1 – SN (°)	102.8	5.5	102.6	93.2	95.4
L1 – NB (mm)	4.0	1.8	9.9	9.4	8.8
L1 – MP (°)	95.0	7.0	103.0	107.3	105.0
覆𬌗 (mm)	2.5	2.0	6.0	1.2	1.6
覆盖 (mm)	2.5	2.5	6.5	1.6	2.1
软组织					
下唇至E线 (mm)	−2.0	2.0	4.1	2.9	3.6
上唇至E线 (mm)	−6.0	2.0	2.1	0.7	0.2

ANB：A点–鼻根点–B点；FMA：Frankfort平面–下颌平面交角；SNA：蝶鞍点–鼻根点–A点；SNB：蝶鞍点–鼻根点–B点

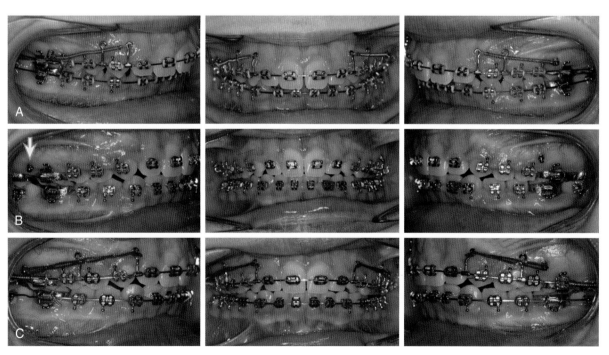

• 图13.3　治疗过程中的口内像。（A）在正畸治疗开始6个月后。（B）上颌右侧TAD植入位置从第一磨牙近中改为第二磨牙近中（箭头所示）。（C）正畸治疗开始13个月后。

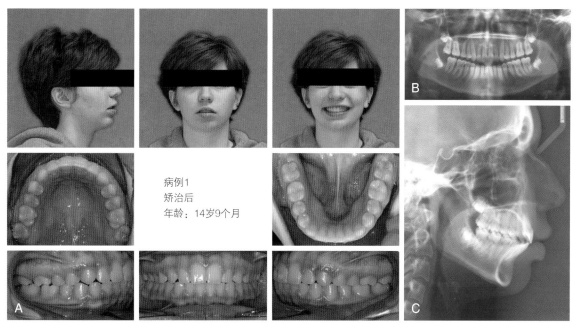

• 图13.4 病例1。正畸治疗后的面像和口内像（A）、全口曲面断层片（B）和头颅侧位片（C）。

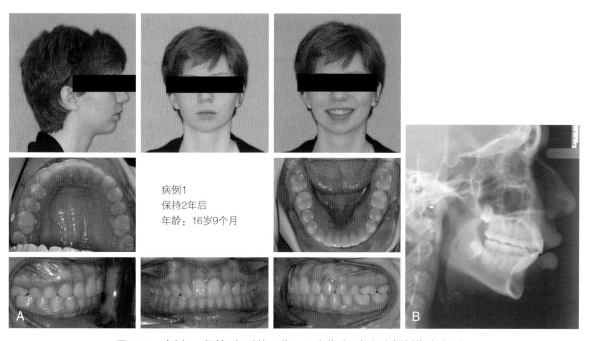

• 图13.5 病例1。保持2年后的面像、口内像（A）和头颅侧位片（B）。

矫治后口内像显示咬合改善至磨牙、尖牙达到Ⅰ类咬合关系，覆𬌗、覆盖达到理想水平。然而，在右侧尖牙区的尖窝交错关系有轻度欠缺。

全口曲面断层片显示牙根平行度良好（图13.4B）。头影测量分析结果显示ANB角减小，但是下颌切牙唇倾度增加，下颌平面角增大（图13.4C和表13.1）。

保持

在保持2年后，观察到咬合稳定，并且右侧前牙的咬合也得到了改善（图13.5A）。同时，她的侧貌也有显著改善。头影测量分析结果显示下颌切牙唇倾度轻微减小，导致覆盖的轻度增加（图13.5B和表13.1）。软组织分析指标（例如上、下唇至E线距以及鼻唇角），均在保持后得到了改善。

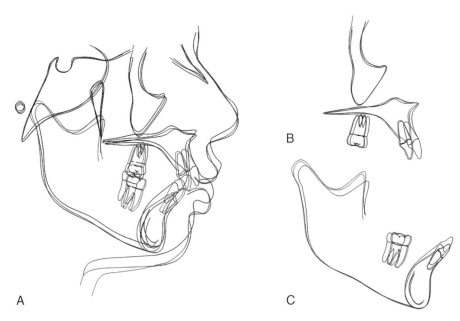

•图13.6　病例1。整体（A）、上颌（B）和下颌（C）的头影测量描记图的矫治前（黑色）、矫治后（红色）以及保持2年后的（蓝色）的重叠图。

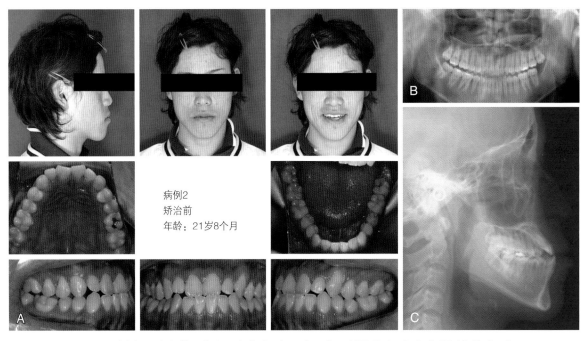

病例2
矫治前
年龄：21岁8个月

•图13.7　病例2。治疗前面像和口内像（A）、全口曲面断层片（B）和头颅侧位片（C）。

头影测量重叠

　　整体重叠图显示下颌顺时针旋转，侧貌得到一些改善（图13.6A）。局部重叠图显示，在上颌，磨牙有约2.5mm的远移量并且不伴有垂直向改变，同时观察到约7°的内收以及2.0mm的压低（图13.6B）。在下颌，约3.0mm的近中移动和轻度伸长（导致下颌顺时针旋转），同时观察到下颌切牙的少量唇倾和3.0mm的伸长（图13.6C）。

病例2：骨性Ⅲ类、安氏Ⅲ类病例的下颌磨牙远移

诊断

　　患者男性，21岁8个月，主诉前牙反𬌗。侧貌为凹面型，伴前面高增加（图13.7A）。口内像显示磨牙和右侧尖牙Ⅲ类咬合关系，左侧尖牙Ⅰ类咬合关系（磨牙完全Ⅲ类咬合关系），前牙反𬌗。下颌向左偏

表13.2 病例2的头影测量分析

测量项目	正常值	标准差	矫治前	矫治后	保持2年后
硬组织					
SNA (°)	82.0	3.5	84.9	85.1	84.7
SNB (°)	80.9	3.4	85.9	86.2	86.0
SN – MP (°)	32.9	5.2	35.0	34.7	33.9
FMA (MP–FH) (°)	26.9	4.5	28.1	28.0	27.5
ANB (°)	1.6	1.5	–1.0	–1.1	–1.3
U1 – NA (mm)	4.3	2.7	6.6	9.3	8.4
U1 – SN (°)	102.1	5.5	115.9	120.2	120.5
L1 – NB (mm)	4.0	1.8	7.2	4.9	4.5
L1 – MP (°)	95.0	7.0	78.9	76.8	75.1
覆𬌗 (mm)	2.3	2.0	0.1	1.8	1.1
覆盖 (mm)	3.2	2.5	–2.4	2.9	2.0
软组织					
下唇至E线 (mm)	2.0	2.0	4.6	1.7	1.2
上唇至E线 (mm)	–1.0	2.0	0.2	–0.7	0.1

ANB：A点–鼻根点–B点；FMA：Frankfort平面–下颌平面交角；SNA：蝶鞍点–鼻根点–A点；SNB：蝶鞍点–鼻根点–B点

斜2.5mm。口腔卫生不佳，该问题在正畸开始时就进行了强调。

全口曲面断层片（图13.7B）显示下颌左侧第三磨牙缺失。头影测量分析结果显示为ANB角–1.0°的骨性Ⅲ类，前面高增加，上颌前牙唇倾，下颌切牙前突（图13.7C和表13.2）。

治疗计划

计划采用非拔牙矫治方法，0.022″槽沟方丝托槽系统，使用下颌第二前磨牙和第一磨牙之间的TAD作为绝对支抗。计划通过内收下颌牙列达到磨牙、尖牙Ⅰ类咬合关系和理想的覆盖与覆𬌗。

治疗过程

在主动矫治前，拔除下颌右侧第三磨牙。在开始治疗3个月后，在下颌第二前磨牙和第一磨牙之间植入TAD。首先将尖牙与TAD结扎，直至下颌牙弓达到排齐整平（图13.8A）。在10个月的排齐之后，通过将TAD与尖牙远中的牵引钩以拉簧连接，从而开始内收下颌牙列（图13.8B）。使用长牵引钩，因此内收力接近CR。治疗21个月后，重新在左侧植入了TAD，因为需要进一步内收（图13.8C）。在去除了方丝矫治器后，使用全包裹式保持器保持上下颌牙列，还在下颌使用了粘接式舌侧保持器。主动矫治时间33个月。

治疗结果

治疗后面像（图13.9A）显示前面高和下唇突度得到改善，但仍然为凹面型。口内像显示，达到尖牙Ⅰ类咬合关系，但是磨牙以Ⅲ类咬合关系结束（超Ⅰ类）。反𬌗得到纠正，达到理想的覆盖与覆𬌗。然而，由于患者口腔卫生维护较差，切牙牙面出现白垩斑，以及尖牙和前磨牙牙龈退缩。

全口曲面断层片（图13.9B）显示牙根平行度良好，但上颌切牙观察到有些牙根外吸收。头影测量分析结果显示，晚期的下颌骨生长发育造成ANB角度轻度

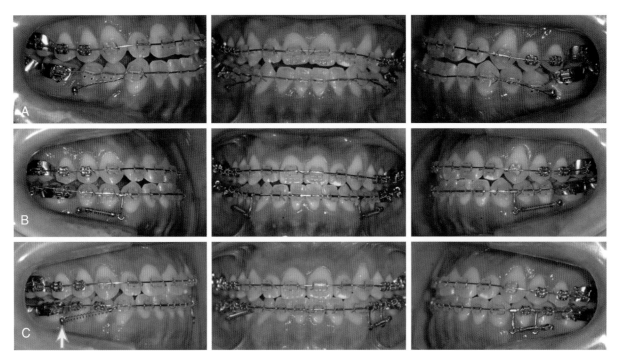

• **图13.8**　病例2。治疗过程中的口内像。正畸治疗3个月（A）、10个月（B）、21个月（C）。10个月后，右侧TAD重新植入，以进一步内收（C中的箭头所示）。

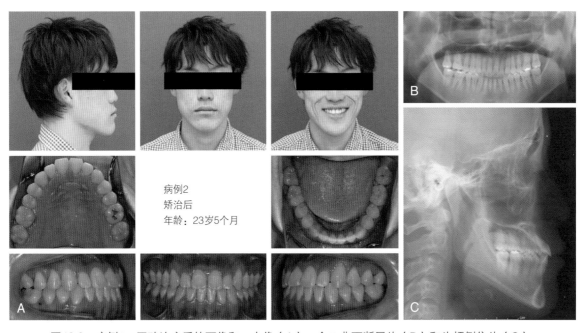

病例2
矫治后
年龄：23岁5个月

• **图13.9**　病例2。正畸治疗后的面像和口内像（A）、全口曲面断层片（B）和头颅侧位片（C）。

减小、上颌切牙唇倾度增大（图13.9C和表13.2）。

保持

　　保持2年后（图13.10A），侧貌未见显著变化。口内像显示咬合稳定，但上颌右侧侧切牙处有轻度的覆盖减小。全口曲面断层片（图13.10B）和头颅侧位片分析（图13.10C和表13.2）没有显著改变。

头影测量重叠

　　矫治前后整体重叠图（图13.11A）显示下颌有2.0～3.0mm的生长。上颌重叠图显示上颌切牙有1.5～2.0mm的近中移动和唇倾（图13.11B）。下颌重叠图显示下颌磨牙有2.0～3.0mm的远中移动及后倾，磨牙未伸长，且下颌切牙有3.0mm的整体内收（图13.11C）。

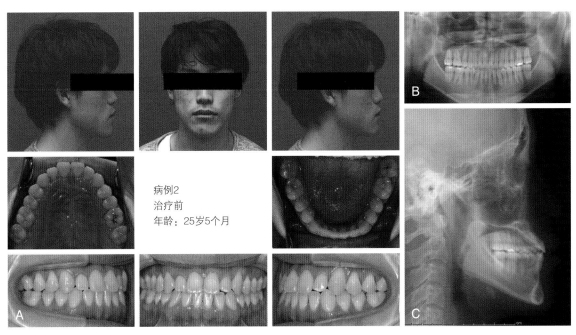

•图13.10　病例2。保持2年后的面像和口内像（A）、全口曲面断层片（B）和头颅侧位片（C）。

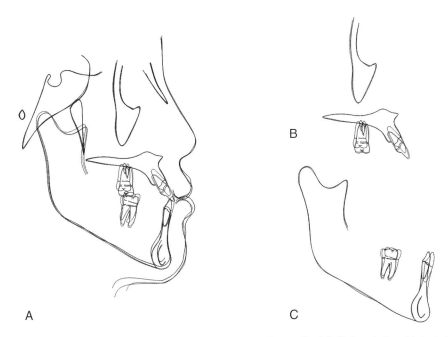

•图13.11　病例2。整体（A）、上颌（B）和下颌（C）的头影测量描记图的矫治前（黑色）、矫治后（红色）以及保持2年后（蓝色）的重叠图。

病例3：骨性Ⅱ类、安氏Ⅱ类病例的上下颌磨牙远移

诊断

患者女性，21岁7个月，主诉牙齿前突和拥挤。她侧貌呈凸面型（图13.12A）。口内像显示磨牙和尖牙Ⅰ类咬合关系，左侧上下颌第二磨牙正跨𬌗。

全口曲面断层片（图13.12B）显示下颌切牙牙根短，上颌右侧中切牙有外伤史，曾行根管治疗。头影测量分析结果显示骨性Ⅱ类，ANB角4.2°，下颌平面角增加，下颌切牙唇倾度增大（图13.12C和表13.3）。

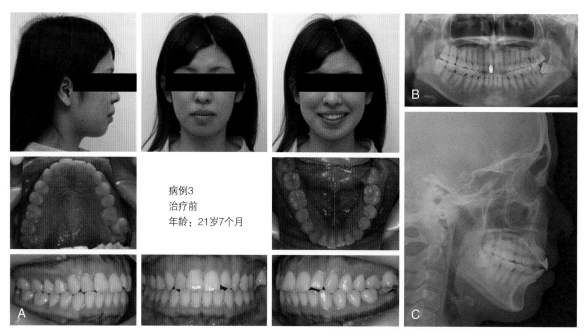

• 图13.12　病例3。治疗前面像和口内像（A）、全口曲面断层片（B）和头颅侧位片（C）。

表13.3	病例3的头影测量分析				
测量项目	正常值	标准差	矫治前	矫治后	保持2年后
硬组织					
SNA (°)	82.0	3.5	78.2	78.0	77.5
SNB (°)	80.9	3.4	74.0	73.7	73.5
SN – MP (°)	32.9	5.2	45.1	41.4	38.0
FMA (MP–FH) (°)	27.9	4.5	36.5	37.4	34.8
ANB (°)	1.6	1.5	4.2	4.3	4.0
U1 – NA (mm)	4.3	2.7	9.1	4.6	5.8
U1 – SN (°)	101.8	5.5	110.5	98.5	99.3
L1 – NB (mm)	4.0	1.8	12.5	9.4	10.4
L1 – MP (°)	95.0	7.0	102.3	100.4	101.6
覆𬌗 (mm)	2.3	2.0	0.5	1.5	1.7
覆盖 (mm)	3.2	2.5	3.9	1.8	2.2
软组织					
下唇至E线 (mm)	–2.0	2.0	4.0	2.6	2.5
上唇至E线 (mm)	–1.8	2.5	0.5	–1.5	–2.5

ANB：A点–鼻根点–B点；FMA：Frankfort平面–下颌平面交角；SNA：蝶鞍点–鼻根点–A点；SNB：蝶鞍点–鼻根点–B点

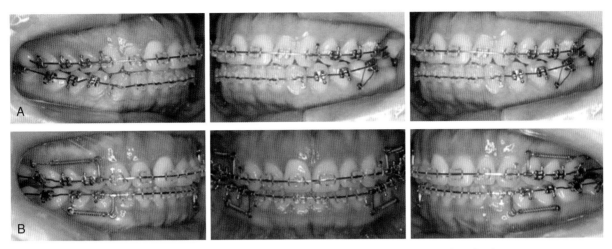

•图13.13 病例3。治疗过程中的口内像。正畸治疗2个月（A）和5个月（B）。

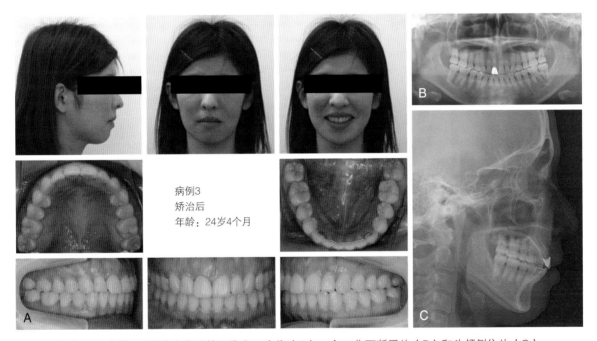

病例3
矫治后
年龄：24岁4个月

•图13.14 病例3。正畸治疗后的面像和口内像（A）、全口曲面断层片（B）和头颅侧位片（C）。

治疗计划

计划拔除上颌右侧第三磨牙、左侧第二磨牙以及双侧下颌第三磨牙，使用0.018"槽沟方丝托槽系统，在下颌第二前磨牙和第一磨牙之间、上颌第一磨牙与第二磨牙之间植入TAD。计划通过同时内收上下颌牙列达到磨牙、尖牙Ⅰ类咬合关系和理想的覆盖与覆𬌗。

治疗过程

矫治2个月后，在下颌第二前磨牙和第一磨牙间植入TAD。首先结扎了下颌左侧第一磨牙，防止在下

颌第二磨牙排齐过程中第一磨牙舌倾（图13.13A）。5个月后，在上颌第一和第二磨牙之间植入TAD，开始内收整个牙列（图13.13B）。在去除了方丝弓矫治器后，在上颌牙列使用全包裹式保持器，在下颌使用了粘接式舌侧保持器。主动矫治时间33个月。

治疗结果

治疗后面像（图13.14A）显示侧貌达到了直面型。口内像显示达到尖牙磨牙Ⅰ类咬合关系。正跨𬌗得到纠正，达到理想的覆盖与覆𬌗。

全口曲面断层片（图13.14B）显示牙根平行度良好，但观察到上颌切牙有些牙根外吸收。头影测量分析结果显示下颌顺时针旋转导致ANB角轻度增大，上下颌切牙唇倾度增加（图13.14C和表13.3）。

保持

保持3年后（图13.15A），侧貌未见显著变化。口内像显示咬合稳定，没有显著变化。全口曲面断层片（图13.15B）和头颅侧位片分析（图13.15C和表13.3）未见显著改变。

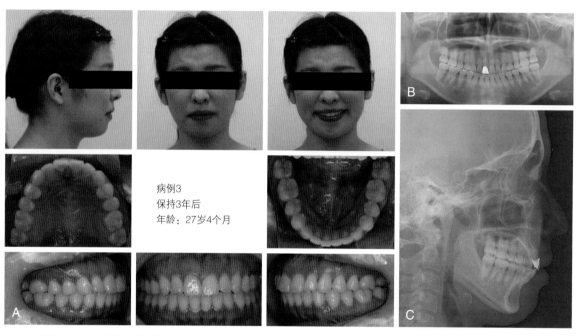

病例3
保持3年后
年龄：27岁4个月

• 图13.15 病例3。保持3年后的面像和口内像（A）、全口曲面断层片（B）和头颅侧位片（C）。

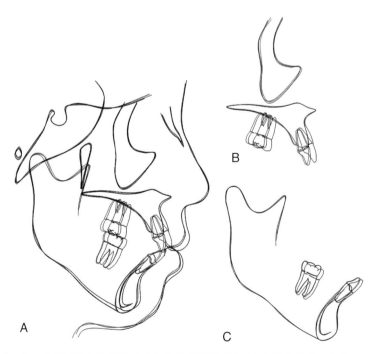

• 图13.16 病例3。整体（A）、上颌（B）和下颌（C）的头影测量描记图的矫治前（黑色）、矫治后（红色）以及保持2年后（蓝色）的重叠图。

头影测量重叠

　　矫治前后整体重叠图（图13.16A）显示下颌顺时针旋转，上下唇内收。上颌重叠图显示大约有4.5mm的上颌磨牙远移以及5.0mm的切牙内收（图13.16B）。下颌重叠图显示下颌有3.0mm的远中移动以及磨牙的后倾，磨牙未伸长，且下颌切牙有3.0mm的内收（图13.16C）。

致谢

　　感谢冈山大学Dr. Hiroshi Kamioka和德岛大学Dr. Eiji Tanaka的建议和帮助。作者将本章献给Dr.Shingo Kuroda——一位优秀的临床医生、学者和朋友，以赞美他的一生。

参考文献

[1] Hilgers JJ: The pendulum appliance for Class II non-compliance therapy, *J Clin Orthod* 26(11):706–714, 1992.

[2] Locatelli R, Bednar J, Dietz VS, Gianelly AA: Molar distalization with superelastic NiTi wire, *J Clin Orthod* 26(5):277–279, 1992.

[3] Erverdi N, Koyutürk O, Küçükkeles N: Nickel-titanium coil springs and repelling magnets: a comparison of two different intra-oral molar distalization techniques, *Br J Orthod* 24(1):47–53, 1997.

[4] Carano A, Testa M: The distal jet for upper molar distalization, *J Clin Orthod* 30(7):374–380, 1996.

[5] Jones RD, White JM: Rapid Class II molar correction with an open-coil jig, *J Clin Orthod* 26(10):661–664, 1992.

[6] Haydar S, Uner O: Comparison of Jones jig molar distalization appliance with extraoral traction, *Am J Orthod Dentofacial Orthop* 117(1):49–53, 2000.

[7] Roberts WE, Helm FR, Marshall KJ, Gongloff RK: Rigid endosseous implants for orthodontic and orthopedic anchorage, *Angle Orthod* 59(4):247–256, 1989.

[8] Kanomi R: Mini-implant for orthodontic anchorage, *J Clin Orthod* 31(11):763–767, 1997.

[9] Umemori M, Sugawara J, Mitani H, Nagasaka H, Kawamura H: Skeletal anchorage system for open-bite correction, *Am J Orthod Dentofacial Orthop* 115(2):166–174, 1999.

[10] Yamada K, Kuroda S, Deguchi T, Takano-Yamamoto T, Yamashiro T: Distal movement of maxillary molars using miniscrew anchorage in the buccal interradicular region, *Angle Orthod* 79(1):78–84, 2009.

[11] Wehrbein H, Merz BR, Diedrich P, Glatzmaier J: The use of palatal implants for orthodontic anchorage. Design and clinical application of the orthosystem, *Clin Oral Implants Res* 7(4):410–416, 1996.

[12] Sugawara Y, Kuroda S, Tamamura N, Takano-Yamamoto T: Adult patient with mandibular protrusion and unstable occlusion treated with titanium screw anchorage, *Am J Orthod Dentofacial Orthop* 133(1):102–111, 2008.

[13] Kuroda S, Sugawara Y, Deguchi T, Kyung HM, Takano-Yamamoto T: Clinical use of miniscrew implants as orthodontic anchorage: success rates and postoperative discomfort, *Am J Orthod Dentofacial Orthop* 131(1):9–15, 2007.

[14] Kuroda S, Yamada K, Deguchi T, Hashimoto T, Kyung H M, Takano-Yamamoto T: Root proximity is a major factor for screw failure in orthodontic anchorage, *Am J Orthod Dentofacial Orthop* 131(4 Suppl l):S68–S73, 2007.

[15] Watanabe H, Deguchi T, Hasegawa M, Ito M, Kim S, Takano-Yamamoto T: Orthodontic miniscrew failure rate and root proximity, insertion angle, bone contact length, and bone density, *Orthod Craniofac Res* 16(1):44–55, 2013.

[16] Suzuki M, Deguchi T, Watanabe H, et al.: Evaluation of optimal length and insertion torque for miniscrews, *Am J Orthod Dentofacial Orthop* 144(2):251–259, 2013.

[17] Deguchi T, Nasu M, Murakami K, Yabuuchi T, Kamioka H, Takano-Yamamoto T: Quantitative evaluation of cortical bone thickness with computed tomographic scanning for orthodontic implants, *Am J Orthod Dentofacial Orthop* 129(6). 721, 2006. e7–e12.

[18] Chae JM: A new protocol of Tweed-Merrifield directional force technology with microimplant anchorage, *Am J Orthod Dentofacial Orthop* 130(1):100–109, 2006.

[19] Lee KJ, Park YC, Hwang CJ, et al.: Displacement pattern of the maxillary arch depending on miniscrew position in sliding mechanics, *Am J Orthod Dentofacial Orthop* 140(2):224–232, 2011.

[20] Kojima Y, Kawamura J, Fukui H: Finite element analysis of the effect of force directions on tooth movement in extraction space closure with miniscrew sliding mechanics, *Am J Orthod Dentofacial Orthop* 142(4):501–508, 2012.

[21] Vanden Bulcke M, Sachdeva R, Burstone CJ: The center of resistance of anterior teeth during intrusion using the laser reflection technique and holographic interferometry, *Am J Orthod* 90(3):211–219, 1986.

[22] Deguchi T, Murakami T, Kuroda S, Yabuuchi T, Kamioka H, Takano-Yamamoto T: Comparison of the intrusion effects on the maxillary incisors between implant anchorage and J-hook headgear, *Am J Orthod Dentofacial Orthop* 133(5):654–660, 2008.

[23] Deguchi T, Kurosaka H, Oikawa H, et al.: Comparison of orthodontic treatment outcomes in adults with skeletal open bite between conventional edgewise treatment and implant-anchored orthodontics, *Am J Orthod Dentofacial Orthop* 139(4 Suppl l):S60–S68, 2011.

[24] Kuroda S, Yamada K, Deguchi T, Kyung HM, Takano-Yamamoto T: Class II malocclusion treated with miniscrew anchorage: comparison with traditional orthodontic mechanics outcomes, *Am J Orthod Dentofacial Orthop* 135(3):302–309, 2009.

[25] Lee SK, Abbas NH, Bayome M, et al.: A comparison of treatment effects of total arch distalization using modified C-palatal plate vs buccal miniscrews, *Angle Orthod* 88(1):45–51, 2018.

[26] Gelgör IE, Büyükyilmaz T, Karaman AI, Dolanmaz D, Kalayci A: Intraosseous screw-supported upper molar distalization, *Angle Orthod* 74(6):838–850, 2004.

[27] Sugawara J, Kanzaki R, Takahashi I, Nagasaka H, Nanda R: Distal movement of maxillary molars in nongrowing patients with the skeletal anchorage system, *Am J Orthod Dentofacial Orthop* 129(6):723–733, 2006.

[28] Marzouk ES, Kassem HE: Long-term stability of soft tissue changes in anterior open bite adults treated with zygomatic miniplate-anchored maxillary posterior intrusion, *Angle Orthod* 88(2):163–170, 2018.

第14章
应用牙槽外区微种植体管理各类复杂牙齿移动

Application of Extra-Alveolar Mini-Implants to Manage Various Complex Tooth Movements

MARCIO RODRIGUES DE ALMEIDA

引言

微种植体是绝对支抗系统，在正畸临床中用处很大。虽然其常用植入位点是相邻牙根之间的牙槽骨突上，但Cheng[1]、Park[2]和Almeida[3]以及其他学者提出牙槽外区（extra-alveolar，E-A）这一新型位点。这些学者推荐将颧牙槽嵴（infrazygomatic crest，IZC）和颊棚区（buccal shelf，BS）位点应用于需要安全有效的支抗系统的多种正畸治疗中（图14.1）。

解剖上看，IZC是骨质强度较高的区域，皮质骨厚度更大，从颧骨沿着上颌骨延伸至磨牙。它是一个可触及的骨突起，位于上颌结节的前方。有些学者[4-7]验证了IZC是一个适合微种植体植入的区域，可用于尖牙内收、前牙整体内收、整个上颌牙列的内收以及后牙的压低，后面会描述（图14.2）。

颊棚区对应于下颌磨牙颊面和下颌外斜线之间的骨平台。该平台在接近第二磨牙和第三磨牙的过程中变宽。根据Chang等[8]和Almeida[9]的报道，理想的微种植体植入区域是在第一和第二磨牙之间，因为皮质骨厚度和附着龈（越靠近牙齿远中越少）的量较为合

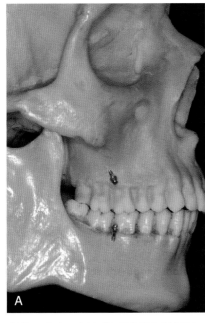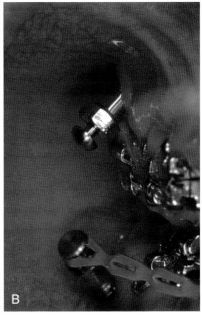

• 图14.1　（A和B）牙槽外区位点，例如颧牙槽嵴和颊棚区，现在是非常常见的绝对支抗植入区域，能提供上颌或下颌牙齿与牙槽的内收。

适。这些考虑对于成角度和垂直植入微种植体（即几乎是垂直于磨牙长轴植入）是很有效的（图14.3）。

适应证

不同于骨内微种植体，植入于IZC和BS区的E-A

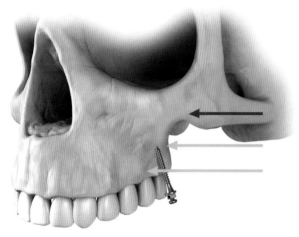

• 图14.2 颧牙槽嵴（IZC）区的解剖结构：上方箭头示颧牙槽突，中间箭头示IZC中部，下方箭头示IZC下部。

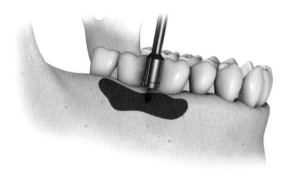

• 图14.3 颊棚区（红色区域），微种植体的理想植入区域在第一和第二磨牙之间。

微种植体有着严格的适应证，后文将会描述。E-A微种植体在整体远中移动上下颌牙列中有广泛应用。这是因为它们在植入到上下颌骨强度较高的区域中时，能够提供更强支抗，植入后即可加力（初期稳定性）。

IZC微种植体推荐在双颌前突病例中整体内收前牙、整体内收上颌牙列，压低后牙，单独内收尖牙、前磨牙和磨牙，远中移动尖牙、前磨牙以获得前牙间隙（图14.4），以及在需要纠正中线的病例中整体远移牙齿（图14.5）。

其他使用IZC区微种植体的适应证为：在上颌拔牙病例中作为内收前牙的支抗，纠正𬌗平面倾斜，作为支抗应用于悬臂梁牵引阻生尖牙，Ⅲ类病例的早期矫治，Ⅲ类正颌病例的手术准备。

使用BS区微种植体的适应证和IZC区类似，即应用于Ⅲ类患者保守治疗（掩饰性治疗）。同时，也能在下颌牙列拥挤、磨牙近中移动的患者中用于内收和/或远移磨牙，为下颌拔牙患者内收前牙提供支抗，压低后牙，纠正𬌗平面倾斜和中线偏斜，作为支抗应用于悬臂梁牵引阻生下颌尖牙，以及为正颌手术做准备。

双颌前突病例可使用BS区和IZC区的微种植体来矫治（图14.6）。

笔者[9]在论著《正畸中的牙槽外区种植体》中对该主题有广泛的研究。该书重点论述了近期该高效支抗技术的生物力学原则和临床应用。

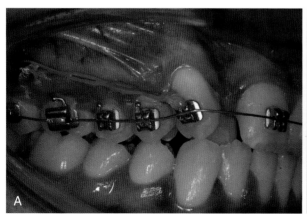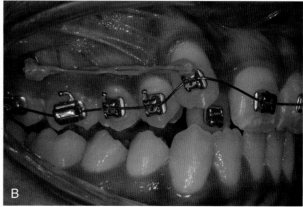

• 图14.4 （A和B）在非拔牙矫治中使用颧牙槽嵴微种植体单独内收尖牙为前牙提供间隙。

微种植体的特性

在IZC区和BS区植入的微种植体是由钛合金（Ti-6 Al-4 V）或不锈钢（SS），由于它们都不能促进骨整合，因此可以很容易在需要的时候去除。

然而，使用其中哪一种类型的材质存在一定的争议。一些学者，例如Park等[10]，推荐使用钛合金。Chang等[7-8]推荐使用外科不锈钢，由于其弹性模量较大，提供了抗断裂的能力。

当前，可在市场上买到一些不同形状、直径、长度和表面处理的微种植体。不管是使用不锈钢或钛合金，它们都具有自攻和自钻的特性。自攻式微种植体需要植入前打孔（用刀尖或临床探针在黏膜和皮质骨上穿孔），因为其顶端是圆形的，没有切削能力。反之，自钻式微种植体，不需要事先钻孔，因为这些微种植体非常薄和尖锐，在植入过程中会开辟其骨内路径，使植入过程简单化。微种植体的螺纹长度可从4mm至12mm不等，直径可从1.2mm至2mm不等。根间微种植体通常更小，外径也较小，因为可能会损伤相邻的重要结构，如牙根。相反，E-A微种植体的长度（10mm、12mm、14mm、17mm）和直径（1.5～2mm）都更大。微种植体的直径影响植入扭矩的大小，即，直径越大，植入所需扭矩就越大，因此初期稳定性也越强。初期稳定性是指微种植体植入后不久所表现出来的力学稳定性。这是治疗的先决条件，也是TAD最重要的特征之一。它取决于多

种因素，例如微种植体的形态、螺纹数量及形状、长度、直径、皮质骨的厚度和密度以及植入的技术。Lemieux等[11]报道，更长的微种植体能提供更好的支抗。然而，它们也与邻近组织结构的损伤风险增加相关，特别是上颌窦穿孔。植入的深度和骨密度是初期稳定性的最佳预测指标。Chen等[12]指出，使用8mm而不是6mm的微种植体将成功率从72%提高到90%。其他学者也报道了使用更长微种植体的成功率更高。

如前所述，微种植体的抗扭转断裂能力与直径直接相关，也就是说，直径越大，断裂扭矩越大。使用更大直径和更长的微型植入物似乎是有利的，例如Chang[7]描述的在E-A区使用的不锈钢微种植体。

由于在临床环境中，E-A区微种植体被植入于骨密度高（皮质骨）的部位，在某些情况下，即使使用钢制的自钻式正畸微种植体，也需要用刀尖或临床探针进行初始打孔。这一程序的目的是尽量减小植入时

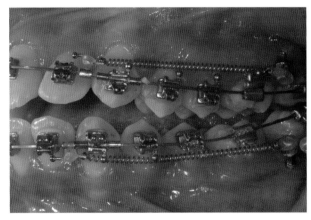

•图14.6　牙槽外区微种植体应用于整个牙列以纠正双颌前突。

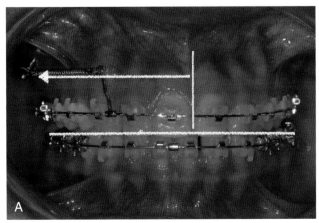
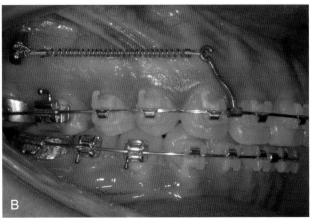

•图14.5　（A和B）单侧Ⅱ类错𬌗的患者，上颌右侧颧牙槽嵴植入种植体，该病例需要纠正中线及磨牙关系。

出现种植体断裂的风险。

　　Motoyoshi等[13]报道，增加青少年微种植体初期稳定性的方法之一是植入前在皮质骨上钻一个小孔，即引导孔。虽然世界范围内的趋势是使用外科钢制微种植体植入于E-A区域，Almeida[9]也成功使用了巴西的钛制工具（Morelli，Sorocaba，SP，Brazil）。应该强调的是，植入技术因微种植体是由不锈钢还是钛制成而有所不同，将在后面讲到。

　　Almeida[9]首选使用的基本工具（图14.7），包括手柄、长刀及打孔器，包含了植入E-A区微种植体需要的所有材料。微种植体具有不同的长度和直径。建议是用更长的种植体，长10mm、直径1.5/2.0mm，且具有2mm的肩领（穿黏膜部[9]）。

　　尽管种植体较小的头部和圆孔阻止了插入悬臂梁的加力激活，但是橡皮筋和镍钛弹簧，可以同时放置在微种植体的头部（图14.8）。

　　Almeida[9]开发的Peclab微种植体套装是巴西市场中的另一个选择（Peclab，Belo Horizonte，MG，Brazil）。它也是由钛制的，尺寸是2mm×12mm或12mm×14mm；它有一个长方形的孔，允许悬臂梁插入和激活以应用于埋伏尖牙的牵引。因为具有2mm直径和良好的植入扭矩，该微种植体已经被认为可以替代钢钉，因为使用它获得了令人鼓舞的效果（图14.9）。

　　然而，在骨密度通常较高的部位，使用不锈钢微种植体可能更好。这种情况下，植入扭矩更高，这样如前文所述，具有更强的抗断裂能力的不锈钢钉是理想选择。

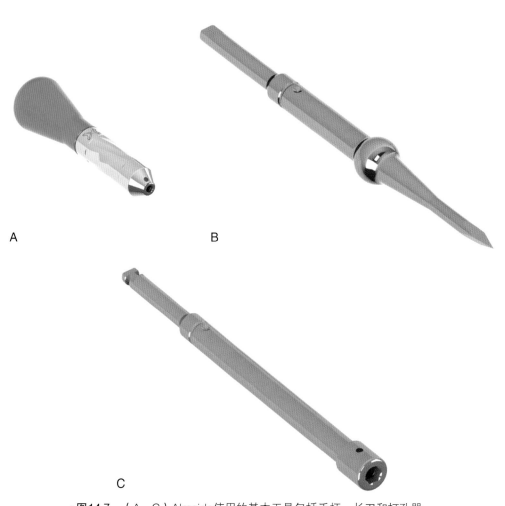

A　　　　　　　　　　B

C

•图14.7　（A～C）Almeida使用的基本工具包括手柄、长刀和打孔器。

这些病例中，Chang等[14]提倡使用长度12mm、直径2mm的微种植体，这种微种植体有一些特殊的特性，并且有适合在IZC区和BS区植入的设计。

植入技术

所讨论的微种植体植入技术（IZC和BS）取决于种植体的材料（钢或钛），以增加成功率（稳定性）。在这方面，Chang和Roberts[15]强调了3个关键因素：①骨的质量；②微种植体设计；③植入技术。这是相互关联的。

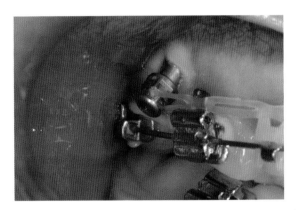

• 图14.8　尽管微种植体较小的头部和圆孔阻止了插入悬臂梁的加力激活，但是橡皮筋和镍钛弹簧，可以同时放置在微种植体的头部。

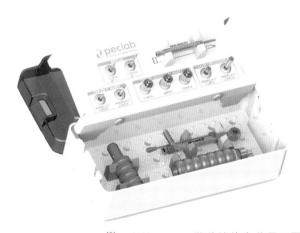

• 图14.9　Almeida[9]开发的Peclab微种植体套装是巴西市场中的另一个选择（Peclab，Belo Horizonte，MG，Brazil）。它也是由钛制的，尺寸是2mm×12mm或12mm×14mm；它有一个长方形的孔，允许悬臂梁插入和激活以应用于埋伏尖牙的牵引。因为具有2mm直径和良好的植入扭矩，该微种植体已经被认为可以替代钢钉，因为使用它获得了令人鼓舞的效果。

颧牙槽嵴区的植入

在植入微种植体之前，必须严格遵守生物安全原则。最基本的是微种植体在IZC区植入的角度。Park等[10]评估了微种植体和皮质骨之间的角度。他们总结，植入角度几乎是平行于磨牙牙根长轴，增加了它与皮质骨的接触面积，保证了更大的稳定性。微种植体更直立的植入位置减少了接触牙根的概率。Hsu等[16]建议遵循以下步骤以在IZC区安全植入微种植体：

1. 手术区域麻醉。

2. 首先，将微种植体的尖端与IZC区的骨表面成90°，然后用根管探针在膜龈联合处刺入皮质骨。

3. 将尖端穿透皮质骨1mm，位于在颊根的高度，成人的植入区域在第一和第二磨牙之间，年轻人则在第二前磨牙与第一磨牙之间，因为可以由局部触诊检查到他们的颧–上颌嵴位置更靠前。

4. 然后，将手柄转动至与𬌗平面成60°~70°，将微种植体顺时针旋转拧入（图14.10）。

5. 应予以考虑患者的年龄、骨形态和生物力学类型。在矢状面即前后向，微种植体头部稍微向近中方向倾斜。图14.11展示了一个正确放置的微种植体，用于上颌牙列的近中移动。

颊棚区的植入

应该在植入微种植体前仔细对BS区进行评估。骨和牙龈是微种植体穿入的部位，骨量和牙龈范围应当予以考虑。Nucera等[17]和Elshebiny等[18]将位于下颌第二磨牙远中根的颊侧距釉牙骨质界4~8mm处的位点描述为定点的最佳解剖位置。然而，需要强调的是，该区域有显著的形态变异，一些患者可能有界限分明的骨平台，而另一些患者则没有，他们的骨轮廓几乎是直线的。这个差异可由临床触诊和锥形束计算机断层扫描（CBCT）来诊断发现。

需要考虑的一点是下颌管的位置形态，下牙槽神经穿行其中。因为它更多位于下颌磨牙根尖舌侧，即使是2mm×12mm的微种植体，距离接触到它也是非常远的。

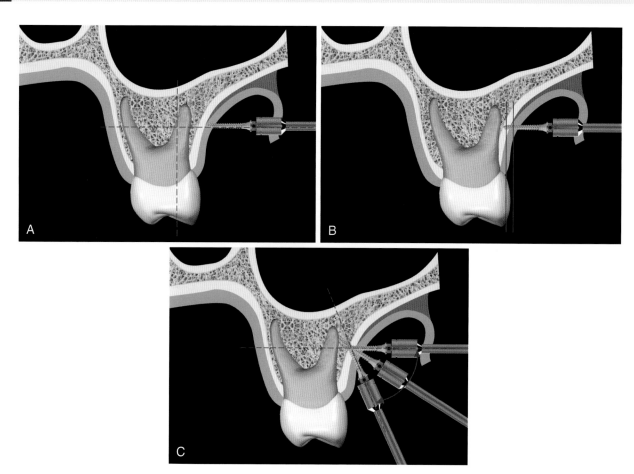

• 图14.10　（A~C）在颧牙槽嵴区安全放置微种植体的步骤。

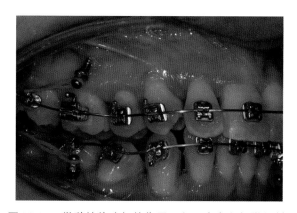

• 图14.11　微种植体头部的位置，向近中方向轻微倾斜，以使上颌牙齿近中移动。

对于有明确的平台和附着良好的牙龈的患者，微种植体的植入要简单得多；较大的BS区允许微种植体以几乎垂直的位置、几乎平行于下颌磨牙根植入。如果BS区不太适合植入，则植入会变得更加困难，因为

微种植体应以更大的角度从游离的黏膜部位植入。

学者们主张，BS区微种植体的使用，无论在附着龈还是在游离龈[14]，尤其在后一种情况下，需要更加仔细的口腔卫生维护，以避免可能出现的感染和种植体周围的黏膜炎，继而发生支抗的不稳定。

需要强调的是，附着龈范围在下颌第一磨牙区较大，在下颌牙弓远中端减小。虽然下颌第二磨牙区骨密度更高，但仍有必要充分评估微种植体的最佳定位，不仅要考虑骨密度，还要考虑其他因素，以确保微种植体更大的稳定性。

小结

植入技术

如前所述，植入技术不仅取决于微种植体的材料，还取决于它们的设计和患者的骨骼结构。

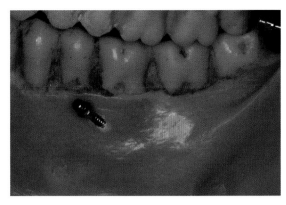

• 图14.12　颊棚区微种植体植入的改良。在某些情况下，根据生物力学，微种植体方向朝向近中，提供牙列的整体近中移动。

颊棚区的植入

　　植入技术与在IZC区中植入微种植体遵循相同程序；也就是说，在遵循生物安全的原则之后，有必要进行局部麻醉并钻透皮质骨。在与𬌗平面成预期的角度（70°）植入微种植体。

　　在某些情况下，根据生物力学，微种植体朝向近中平面倾斜（图14.12）。

力的大小

　　正如许多学者指出的那样，E-A微种植体所受的机械力的大小是治疗成功的一个重要因素，因为它影响支抗的稳定性[9,14,16,19]。在IZC区和BS区使用微种植体时，进行正畸治疗推荐加力大小分别为220～340g（8～12盎司）和340～450g。

优势

　　当代正畸治疗使用E-A微种植体，植入于远离牙根的区域，以扩大治疗的范围，该方法的优势有：
1. 减小损伤牙根的风险。
2. 植入点有大量的皮质骨，这能够使用柔韧性更强的微种植体（2mm）。
3. 没有对牙齿近远中移动的干扰。
4. 为整个牙弓的内收提供足够的支抗，减小突度。

5. 失败概率低。
6. 在复杂病例中使用微种植体的数量更少。

注意事项
1. 最好将微种植体植入于附着龈。
2. 遵循生物安全的一般原则。
3. 在种植部位严格保持口腔卫生，特别是在微种植体从附着龈向活动的黏膜过渡的部位。
4. 植入微种植体时要保持正确的角度，以避免伤害上下牙牙根。
5. 当植入区域是颧牙槽嵴时，避免微种植体穿入上颌窦（尽管这似乎不是问题）。
6. 对于下颌第二磨牙的远中移动，使用全口曲面断层片或CBCT检查是否有足够的空间。
7. 在年轻人中，微种植体植入位置更靠前（在第一磨牙的位置，IZC 6）和更高（垂直位置），以防止损害牙根的可能性。通常定位是在游离龈（活动的黏膜），采取上述预防措施。
8. 在临床上，如果有疑问，使用CBCT对微种植体在IZC区和BS区的植入进行预评估。

　　后面展示的临床病例，患者为安氏Ⅲ类错𬌗，前牙开𬌗，切牙拥挤。治疗方案为拔除下颌第三磨牙，在双侧下颌第一和第二磨牙之间的BS区植入微种植体，以内收整个下颌牙列（图14.13）。

最后的考虑

　　鉴于在IZC区和BS区植入微种植体的技术涉及手术，负责这一操作的医生必须彻底调研这一过程的所有危险因素，以确保患者的安全。

　　虽然这一绝对支抗是有效的，但它涉及对邻近解剖结构的危害，特别是上颌窦和下颌神经管。最近的研究[20]显示长的微种植体植入IZC区的成功率为96.7%，其中伴有上颌窦穿孔的占78.3%。然而，学者们提醒要注意的事实是，建议这种穿透不超过1mm。相似地，Elshebiny等[18]证明，为了避免损伤三叉神经下牙槽支，BS区最适合的植入位点是与第二磨牙远中颊侧部分相对应的位置。

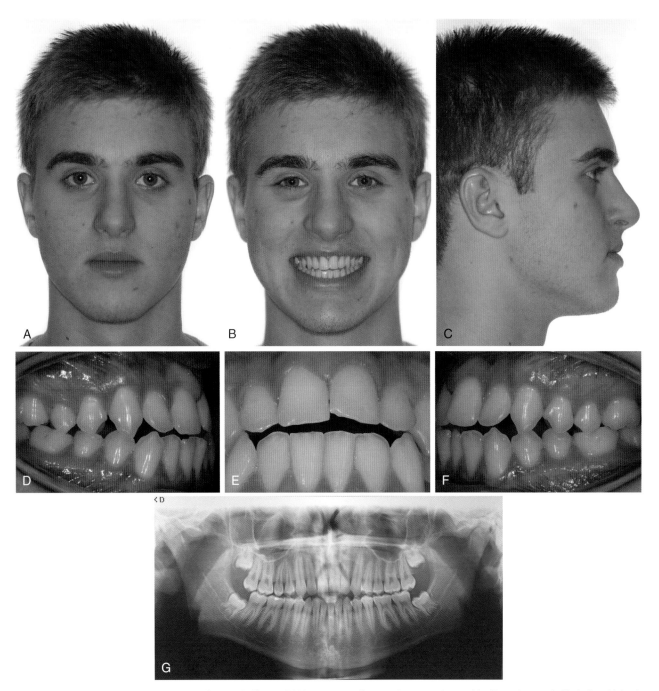

• 图14.13 （A~H）患者男性，16岁，Ⅲ类错𬌗，侧貌凹面型，前牙开𬌗，上下颌牙列拥挤。（I~K）错𬌗畸形的解决方法是通过颊棚区微种植体的力学机制使整个牙列向后移动。链状橡皮链通过牵引钩与下颌0.017" × 0.025"的钛钼合金（TMA）弓丝连接，两侧各350g的力。下颌牙列远移时间为7个月。总治疗时间为17个月。（L~S）病例完成后，可以看到后牙尖窝关系和侧貌良好。

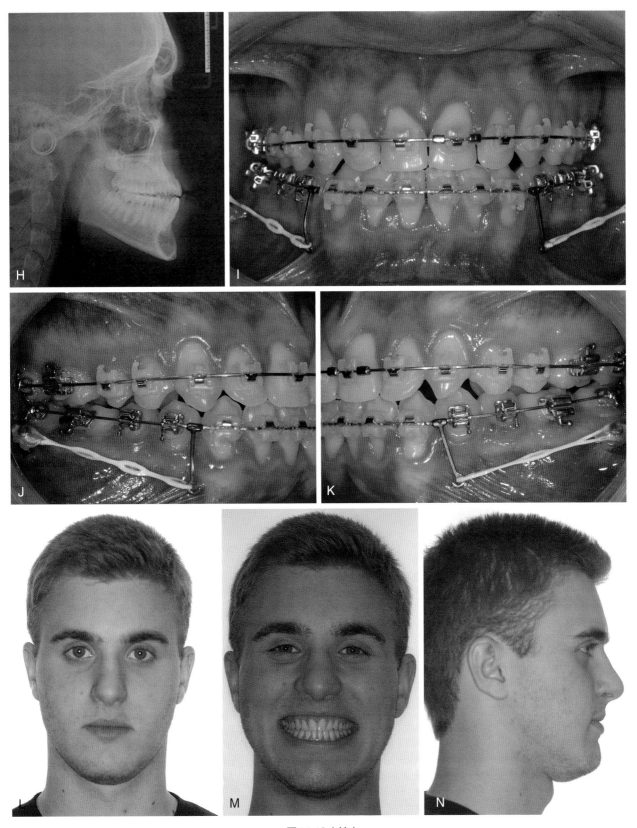

• 图14.13（续）

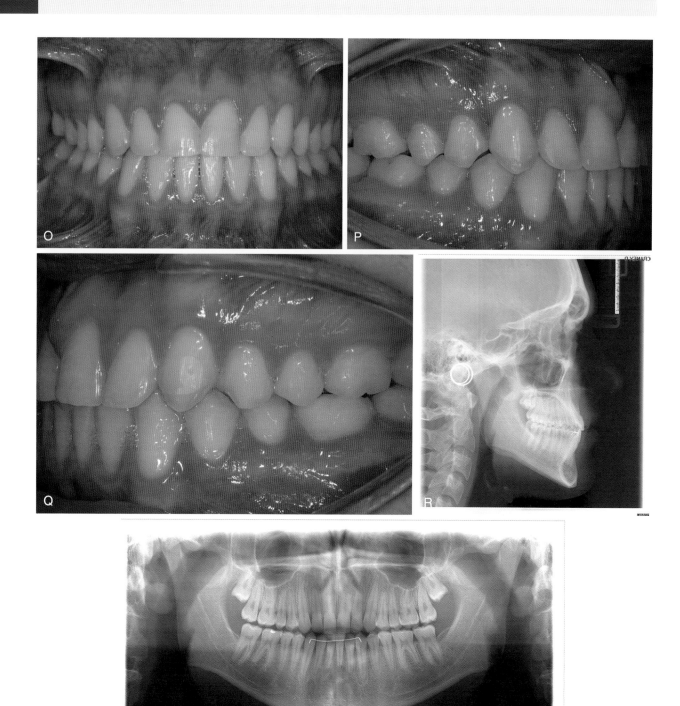

•图14.13（续）

参考文献

[1] Cheng SJ, Tseng IY, Lee JJ, Kok SH: A prospective study of the risk factors associated with failure of mini implants used for orthodontic anchorage, *Int J Oral Maxillofac Implants* 19(1):100–106, 2004.

[2] Park HS, Lee SK, Kwon OW: Group distal movement of teeth using microscrew implant anchorage, *Angle Orthod* 75(4):602–609, 2005.

[3] Almeida MR, Almeida PR, Chang C: Biomecânica do tratamento compensatório da má-oclusão de Classe III utilizando ancoragem esquelética extra-alveolar, *Rev Clín Ortod Dental Press* 15(2):74–76, 2016.

[4] Almeida MR, Almeida PR, Nanda R: Biomecânica dos mini-implantes inseridos na região de crista infrazigomática para correção de má-oclusão de Classe II subdivisão, *Rev Clin Ortod Dental Press* 15(6):90–105, 2017.

[5] Almeida MR: Biomecânica de distalização dentoalveolar com mini-implantes extra-alveolares em paciente Classe I com biprotrusão, *Rev Clin Ortod Dental Press* 16(6):61–76, 2017.

[6] Costa A, Raffainl M, Melsen B: Mini-screws as orthodontic anchorage: a preliminary report, *Int J Adult Orthodon Orthognath Surg* 13(3):201–209, 1998.

[7] Chang CH: Clinical applications of orthodontic bone screw in Beethoven orthodontic center, *Int J Orthod Implantol* 23:50–51, 2011.

[8] Chang C, Huang C, Roberts E: 3D cortical bone anatomy of the mandibular buccal shelf: a CBCT study to define sites for extra-alveolar bone screws to treat Class III malocclusion, *Int J Orthod Implantol* 41(1):74–82, 2016.

[9] Almeida MR: *Mini-implantes extra-alveolares em Orrtodontia*, ed 1, Maringá, 2018, Dental Press.

[10] Park HS, Jeong SH, Kwon OW: Factors affecting the clinical success of screw implants used as orthodontic anchorage, *Am J Orthod Dentofacial Orthop* 130(1):18–25, 2006.

[11] Lemieux G, et al.: Computed tomographic characterization of mini-implant placement pattern and maximum anchorage force in human cadavers, *Am J Orthod Dentofacial Orthop* 140(3):356–365, 2011.

[12] Chen CH, Chang CS, Hsieh CH, Tseng YC, Shen YS, Huang IY, et al.: The use of microimplants in orthodontic anchorage, *J Oral Maxillofac Surg* 64(8):1209–1213, 2006.

[13] Motoyoshi M, Matsuoka M, Shimizu N: Application of orthodontic mini-implants in adolescents, *Int J Oral Maxillofac Surg* 36(8):695–699, 2007.

[14] Chang C, Liu SS, Roberts WE: Primary failure rate for 1680 extra-alveolar mandibular buccal shelf mini-screws placed in movable mucosa or attached gingiva, *Angle Orthod* 85(6):905–910, 2015.

[15] Chang CH, Roberts WE: A retrospective study of the extra-alveolar screw placement on buccal shelves, *Int J Orthod Implantol* 32:80–89, 2013.

[16] Hsu E, Lin JSY, Yeh HY, Chang C, Robert E: Comparison of the failure rate for infra-zygomatic bone screws placed in movable mucosa or attached gingiva, *Int J Orthod Implantol* 47(1):96–106, 2017.

[17] Nucera R, Lo Giudice A, Bellocchio AM, Spinuzza P, Caprioglio A, Perillo L, et al.: Bone and cortical bone thickness of mandibular buccal shelf for mini-screw insertion in adults, *Angle Orthod* 87(5):745–751, 2017.

[18] Elshebiny T, Palomo JM, Baumgaertel S: Anatomic assessment of the mandibular buccal shelf for mini-screw and insertion in white patients, *Am J Orthod Dentofacial Orthop* 153:505–511, 2018.

[19] Hsieh YD, Su CM, Yang YH, Fu E, Chen HL, Kung S: Evaluation on the movement of endosseous titanium implants under continuous orthodontic forces: an experimental study in the dog, *Clin Oral Implants Res* 19(6):618–623, 2008.

[20] Jiay, Chen X, Huang X: Influence of orthodontic mini-implant penetration of the maxillary sinus in the infrazygomatic crest region, *Am J Orthod Dentofacial Orthop* 153(5):656–661, 2018.

第七部分

多学科与疑难问题的处理
Management of Multidisciplinary and Complex Problems

第15章
应用TAD纠正骨性开𬌗
Management of Skeletal Openbites with TADs

FLAVIO URIBE, RAVINDRA NANDA

前牙开𬌗也许是被较为频繁地提倡使用TAD的一种错𬌗类型。传统上，手术是唯一的选择。而21世纪初报道的应用TAD矫正骨性开𬌗的巨大成功，促使临床医生考虑这种方法。这些令人瞩目的治疗结果首次显示，能够实现可预测的磨牙压低。TAD应用之前，磨牙压低被认为相对困难，最多是有限压低。骨支抗出现以前，为了进行垂直向控制而进行的磨牙压低，多依赖于防止生长过程中的后牙萌出装置。这些矫治器包括𬌗垫[1-2]、磁性装置[3]、颏兜[4-5]、高位头帽[6]以及这些方法的联合使用[7]。虽然在矫正前牙开𬌗时观察到确实有效，但多为牙槽性的，并且切牙的萌出也是开𬌗改善的主要驱动力[5]。

在TAD时代之前，骨性开𬌗的成年患者需要通过后牙的压低来控制垂直向高度，因此必须进行正颌手术。多曲方丝弓（MEAW）技术是第一个被提出的解决骨性开𬌗的非手术方法[8]。遗憾的是，该矫治器的真正效应主要是切牙的伸长，而不是磨牙压低[9]。随后，文献报道了在4个象限内植入微钛板来使用骨支抗，其显著的效果激发了正畸医生的兴趣[10-11]。微种植体随后被引入，通过使用简单的植入程序达到牙弓颊侧段的压低[12]，这样使正畸医生能够植入这些临时支抗装置，而不依赖于外科医生。

骨支抗的发明已经有20多年了，许多不同的方法被提倡用于矫正前牙开𬌗和垂直向控制。这些矫治器的主要目标是上颌磨牙[13]。已有两个压低磨牙的系统：微种植体和微钛板。虽然据报道微钛板比微种植体有稍高的成功率[14]，但微钛板的植入位点较局限。特别是为了控制垂直向，微钛板植入于上颌颧牙槽嵴和下颌外斜线。另外，微种植体可以植入于同样的位点，也可以植入于牙根之间以及腭侧解剖位点，以对磨牙施加期望的力学系统。

微种植体肯定比微钛板更受欢迎，因为容易植入和再植入，不需要在植入和去除过程中进行牙龈翻瓣，且整体花费较少。而且，正如前面描述的，微种植体的植入位点选择更广泛。由于有很多解剖位点可以植入，在磨牙压低时哪一个最佳、能够降低下面高和纠正前牙开𬌗？当然，答案依赖于临床医生的偏好，但也许更重要的是，生物力学机制的考虑是决定微种植体最佳植入位点的关键，这样能够应用最有效的力学系统。

骨性开𬌗患者磨牙压低的生物力学

在正畸学中有一个常识，即通常无法在牙齿的抗力中心施加力。当描述沿着牙弓前后方向应用的力学系统时，就是这种情况。另外，当从矢状面应用力学系统（如压低力）时，至少从矢状面分析，可以通过估计一颗牙齿或一组牙齿的阻抗中心来应用该力。然而，当从正面分析这个作用力时，这个力产生一个力矩，因为它不是通过阻抗中心。如果考虑将上颌双侧第一和第二磨牙压低，显然，从矢状面角度，施加于第一和第二磨牙托槽水平的力将十分接近这4颗牙预期的阻抗中心，这样将会在该平面内产生压低而不表达旋转的力矩。另外，从正面分析这个力，在磨牙颊面管水平的压低力将对这些牙产生导致腭尖伸长趋势的力矩，这阻碍了开𬌗的纠正（图15.1）。

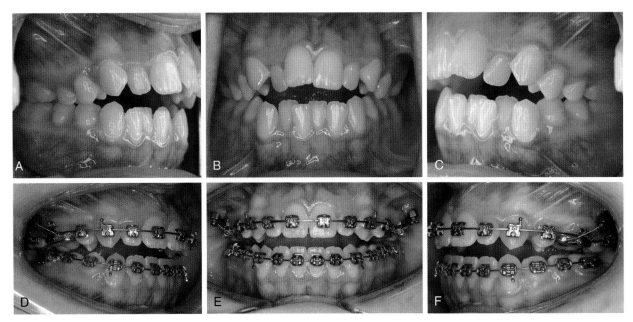

• 图15.1 颧牙槽区微种植体来源的压低力导致后牙段向颊侧旋转。（A~C）前牙开殆的口内像，殆平面自第一前磨牙至前牙区产生分离。（D~F）颧牙槽区微种植体来源的颊侧力产生了磨牙的早接触，妨碍了开殆的关闭，还产生了跨殆趋势。

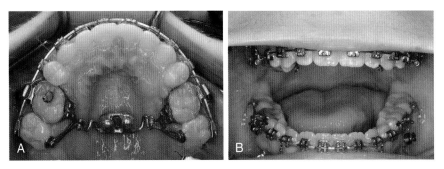

• 图15.2 磨牙的颊舌向控制。（A）植入2颗腭侧微种植体并安装两个支架式延伸臂，向上颌磨牙施加舌侧方向的压低力。（B）磨牙舌尖已经被该力学机制压低，前牙开殆改善。

为了抵消这个旋转力矩，有两种选择。一种选择是在同样的前后向位置，从腭侧施加大小相等的力（图15.2）。另一种选择是用横腭杆，它需要放在远离腭穹隆的地方，以便在磨牙压低时，为横腭杆向根方移动提供空间。

为了将所述的压低力传递到第一和第二磨牙，IZC区提供了最佳位置。通常情况下，IZC位于第二磨牙的近中，因此，如果力只加在第二磨牙，则力会有一个小的近中向分力。另一种选择是，如果有足够空间，在第一和第二磨牙之间植入一颗牙根间的微种植体。如果仅从腭侧加力，微种植体也可以植入于第二磨牙腭侧的近中。这个位置的优点是微种植体的植入

空间较大。此外，临床医生必须意识到，某些患者的腭大孔在第二磨牙附近[15]，因此在该位置植入的时候需要警惕。从腭侧加力的另一个优势是可以更容易地控制磨牙的腭尖。而且，如果腭部明显狭窄，可以在需要时使用腭部螺旋扩弓器进行扩弓，以控制来自种植体的压低力造成的舌倾趋势。

当希望压低骨性开殆患者的颊侧段牙齿时，开殆的解剖因素是一个重要考量。如果上下牙弓的殆平面从第一和第二磨牙之前分离，对双侧的这两组牙齿加力是有利的，因为当压低这些牙弓末端的牙齿时，预期能够产生楔形效应。然而，当殆平面从第一前磨牙之前分离，矫正的生物力学机制更为复杂。在这种情

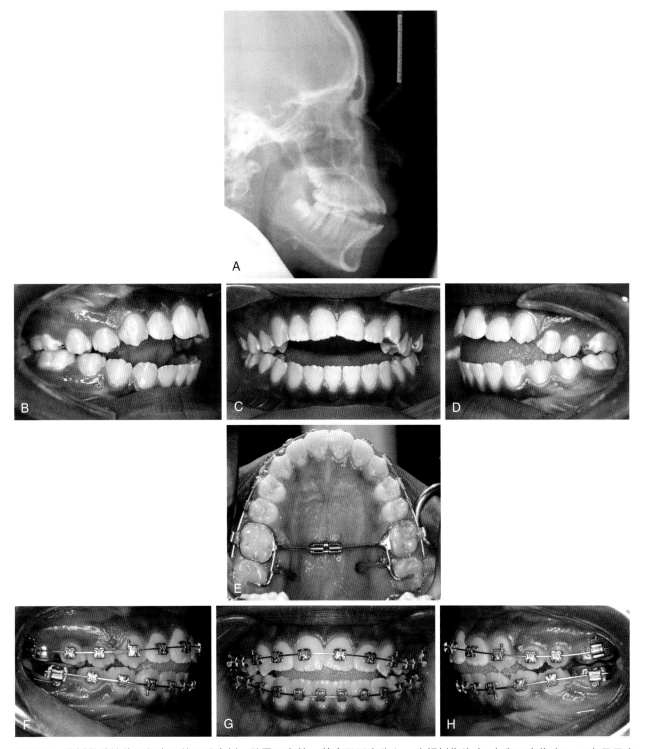

• 图15.3 腭侧微种植体压低磨牙的开殆病例，殆平面自第一前磨牙近中分之。头颅侧位片（A）和口内像（B~D）显示中度到重度开殆，仅磨牙和第二前磨牙有咬合接触。（E）在腭侧第一和第二磨牙之间植入2颗微种植体。第一磨牙粘接带有扩弓器的横腭杆以进行横向控制，并焊有第二磨牙殆支托。（F~H）磨牙压低和连续弓丝放入后，前牙开殆改善。

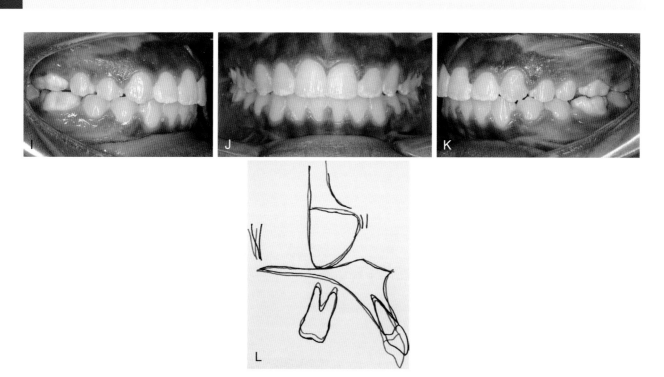

•图15.3（续）　（I~K）矫治后咬合。（L）虽然实现了磨牙压低，但在上颌重叠图观察到了明显的切牙伸长。

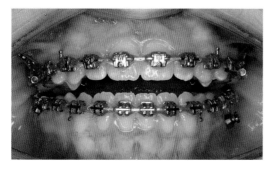

•图15.4　IZ区微种植体提供的压低力的水平向分力。随着磨牙被压低，力的方向变得更偏水平向而不是垂直向，从而减少上颌磨牙压低量，造成上颌牙弓更多的颊向扩展。

况下，一个单独应用于第二/第一磨牙的颊侧或舌侧垂直向力会在矢状面上顺时针方向旋转后段牙弓，压低第一和第二磨牙，在这个位置形成后牙开𬌗，而前磨牙仍然保持接触。防止这种情况发生的方法是对第二磨牙施加一个力，对第二或第一前磨牙施加另一个单独的力（从IZ区）。这个力学系统能在矢状面上更好地控制牙弓的旋转；然而，产生一个方向朝向远中的合力，这对于Ⅱ类错𬌗的纠正是有利的，但不利于Ⅲ类错𬌗的纠正。而且，由于前磨牙通常不放置横腭杆，需要放置硬弓丝来抵抗对这些牙齿的颊向旋转力矩。

如果垂直力从腭侧施加于第二磨牙，可观察到同样的问题。图15.3中患者第二前磨牙前的牙齿严重开𬌗。2颗Lomas微种植体（Mondeal Medical Systems，Donau，Germany）被植入于腭部第一和第二磨牙之间。在上颌使用了一个含有螺旋扩弓器的横腭杆，以对抗种植体对磨牙的压低力矩。此外，由于力施加在两颗磨牙之间的牵引钩上，所以对第二磨牙添加了𬌗支托，辅助其压入。磨牙压低和前牙开𬌗的关闭一直持续至第一前磨牙和尖牙开始有咬合接触。这时候，已经不可能再压低更多，后续效应是前牙的伸长。虽然达到了开𬌗的关闭，上颌重叠图显示，磨牙的压低为1~2mm。尽管有磨牙的压低，但主要的矫治效果是上颌前牙的萌出实现的。

当利用IZ区微种植体压低上颌磨牙时可能遇到另一个问题。随着磨牙被压低，力的方向变得更加水平向，这样会没有效果。这个问题在种植体头部位置比磨牙颊面更靠颊侧时更为明显（图15.4）。解决方法是将IZ区微种植体植入于一个更靠根方的位置；然而，这样做有解剖限制，而从腭侧经常能提供更好的

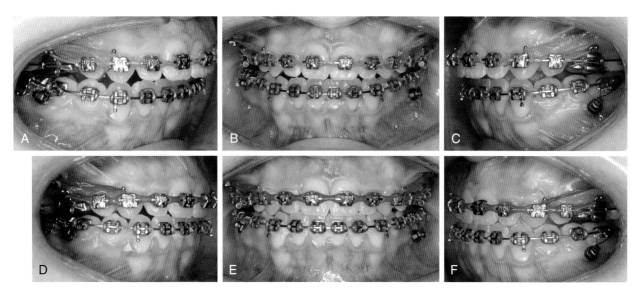

• 图15.5 IZ区微种植体的远移效果。（A~C）IZ区微种植体的远移力矫正Ⅱ类咬合关系。（D~F）覆盖减小，前牙开𬌗改善。

方向性力。

然而，在压低磨牙时，IZ区微种植体有一个优点。如果在上颌压入时需要一个远中向的力，那么从唇侧加力远比从舌侧要容易得多。图15.5展示了图15.1中的同一患者，其中咬合为Ⅱ类咬合关系，需要远中移动。唇侧动力臂放置在尖牙的远端弓丝上，以实现牙弓颊侧段的远中移动。

病例1

对于𬌗平面自前磨牙近中分离的、需要颊侧段牙弓压低的患者，考虑到所有这些潜在陷阱，我们设计了一个多功能的矫治器，应用于需要提供定向力的时候。该矫治器制作于2颗1.8mm×8mm IMTEC微种植体（3M Unitek，Ardmore，Okla）上，两颗种植体分别植入于第二前磨牙和第一磨牙水平。矫治器的4个延长臂带有牵引钩，能够根据生物力学机制的需要施加特定目标的力。根据图15.6所示，一个13岁的男性患者，具有明显的前突侧貌，伴有第一前磨牙前方的牙齿开𬌗。切牙在休息位时暴露量是足够的，所以需要压低上颌后牙颊侧段来纠正开𬌗，同时维持切牙垂直向位置。因为拥挤度大，拔除了4颗第一前磨牙。来自腭部4个延长臂的压低力被传递至磨牙。该矫治器

具有多功能性，因为它能够根据需要以垂直向的力压低磨牙和/或前磨牙。此外，能够从单侧或双侧对颊侧段牙弓施加近远中移动的前后向力。

在磨牙压低的过程中，施加在腭侧的力产生了一个颊舌向旋转牙齿的力矩，这能够导致反𬌗。为了解决这个问题，有两种选择。第一种是在牙齿唇面放置全尺寸的托槽和不锈钢弓丝（0.021"×0.025"），轻微扩弓。第二种选择是本病例中使用的方法，放置横腭杆或腭侧扩弓装置。

在第一磨牙设计了带环式腭侧螺旋扩弓器。螺旋扩弓器需要置于腭穹隆下方超过5mm，给磨牙提供垂直向位移量。该装置也可以设计延伸至第二磨牙𬌗面的延长臂，以同步压低第二磨牙而不需要上带环。同样，在前方设计的延长臂延伸至前磨牙舌侧面，且在第一前磨牙𬌗面设计阻挡丝。在第二前磨牙上虽然可以增加一个粘接式金属基板，在不需要唇侧矫正器的情况下压低整个颊侧段牙弓，但该牙齿与矫正器的粘接是有问题的，经常失败。在这种情况下，可以使用一整根全长的弓丝将颊侧段牙齿纳入矫治，绕过前牙区，结扎第二前磨牙。图15.7展示了这些具体的机制。

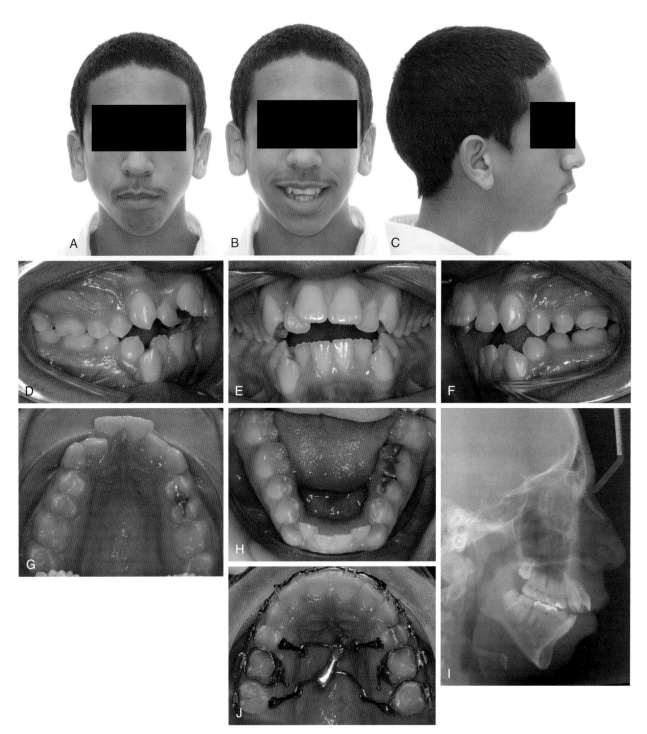

•**图15.6** 多功能腭侧TAD支持式微种植体装置用于压低颊侧段牙弓以及施加前后向的力。矫治前面像（A~C）和口内像（D~H）。（I）矫治前头颅侧位片。（J）基于两个腭侧微种植体的腭部支架，带有4个延长臂。可以通过这些结构来从腭侧实现颊侧段牙弓的压低。

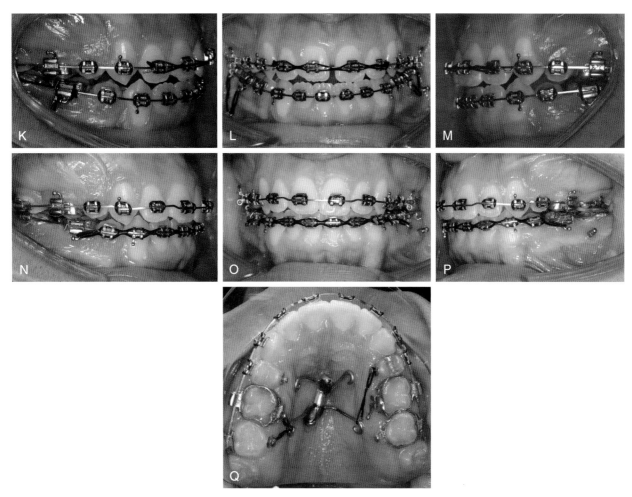

• 图15.6（续） （K~M）压低前的咬合，拔除4颗前磨牙和放置连续弓丝后。（N~P）压低后的咬合，施加了压低力之后。（Q）从舌侧对左侧前磨牙施加前后向的力以纠正Ⅱ类咬合关系。

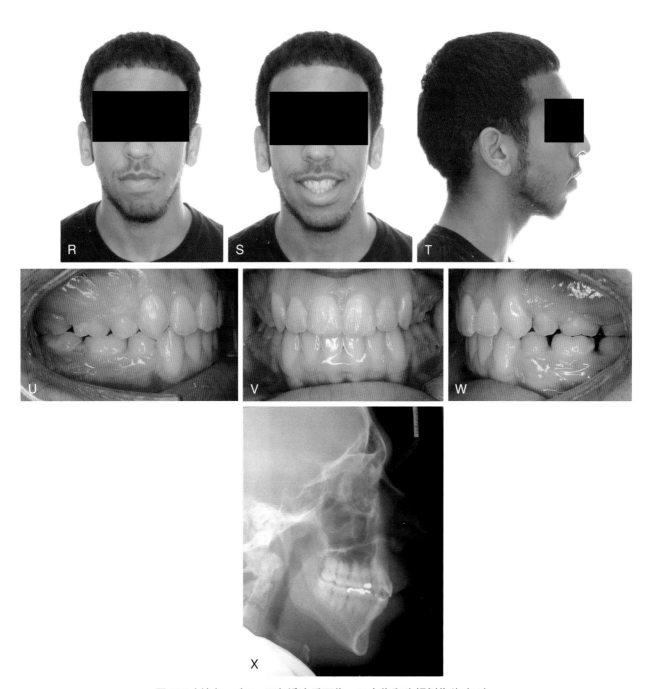

• 图15.6（续）　（R~W）矫治后面像、口内像和头颅侧位片（X）。

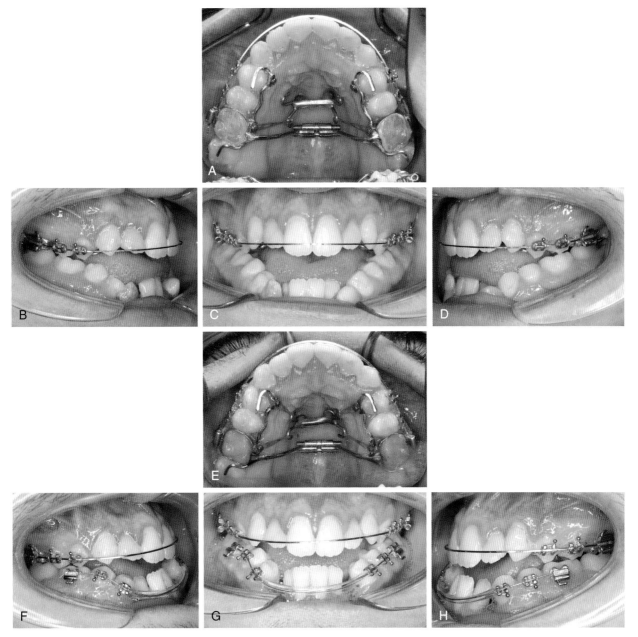

• 图15.7 腭侧TAD支持式矫治器，对从腭侧压低颊侧段牙齿的完全控制。（A）腭侧TAD支持式矫治器（基于2颗微种植体）带有4个延伸臂以控制力的方向。腭侧螺旋扩弓器设计了第二磨牙和第一前磨牙的验面阻挡丝。第二前磨牙可粘接到支架上，然而粘接可能失败。当粘接失败时，唇侧的托槽可以帮助控制这些牙齿的位置。（B~D）口内像显示前牙严重开验，验平面自第二前磨牙前开始分离。（E）在第一前磨牙和第一磨牙水平一起压入。（F~H）前牙开验显著减小，伴随上颌验平面的整平。

使用腭侧TAD对生长期患者进行垂直向控制

在垂直向控制方面，有一个令人感兴趣的方法，是压低生长期骨性开𬌗患者的颊侧段牙齿。这些患者呈凸面型趋势，下面高长，Ⅱ类错𬌗，前牙开𬌗趋势。据报道，可以在这些患者中达到足够的垂直向控制，他们可以从预测的下颌前后向变化中受益[16]。压低磨牙的力也可以阻止面部复合体的进一步顺时针旋转。垂直向的效应也会帮助纠正Ⅱ类错𬌗，伴随达到更好的水平生长型。

病例2

一位13岁患者，侧貌微突，下面高增加，Ⅱ类错

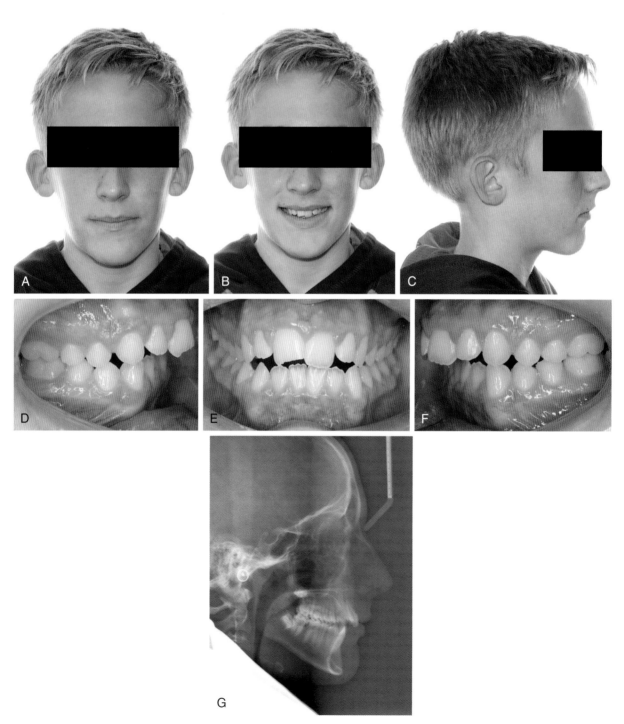

•**图15.8**　长面型骨骼型的生长期患者的上颌磨牙垂直向控制。矫治前面像（A～C）、口内像（D～F）和矫治前头颅侧位片（G）。

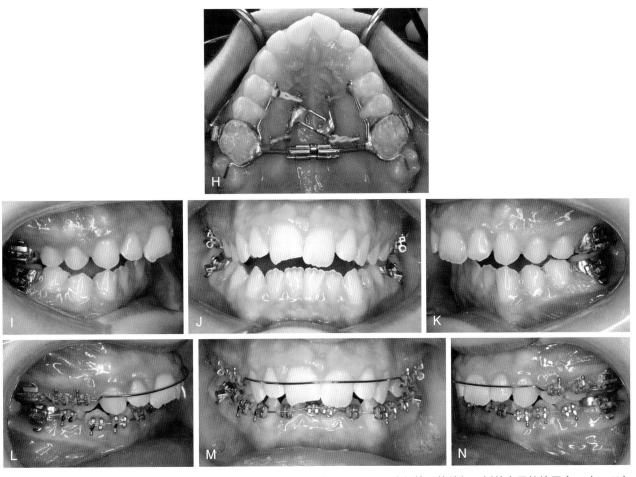

• 图15.8（续）　（H）腭侧TAD支持式矫治器从腭侧压低颊侧段牙弓。金属臂向前延伸并与双侧前磨牙粘接固定。（I~K）开𬌗与安装矫治器后第二磨牙的𬌗支托有关。（L~N）口内像显示覆𬌗为正且颊侧段牙弓的前后向关系得到改善。

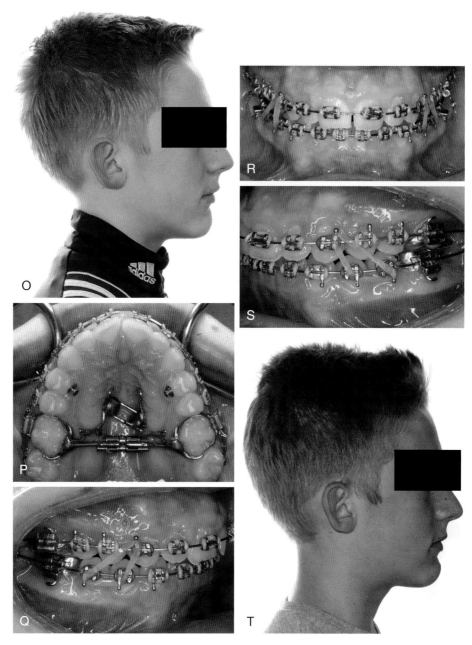

•图15.8（续）　（O）侧面像显示侧貌随着磨牙压低而发生变化。（P）在矫治的结束阶段，TAD装置在垂直向拉住第一磨牙。（Q~S）结束阶段的咬合关系。（T）侧貌变化的进展。

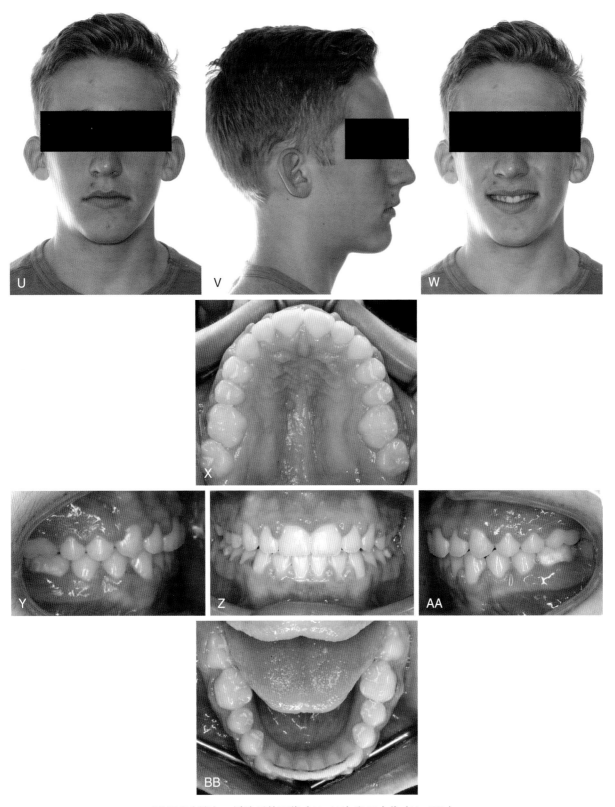

• 图15.8（续） 矫治后的面像（U~W）和口内像（X~BB）。

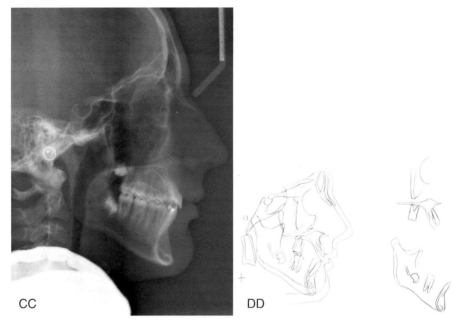

•图15.8（续） 矫治后头颅侧位片（CC）和重叠图（DD）。

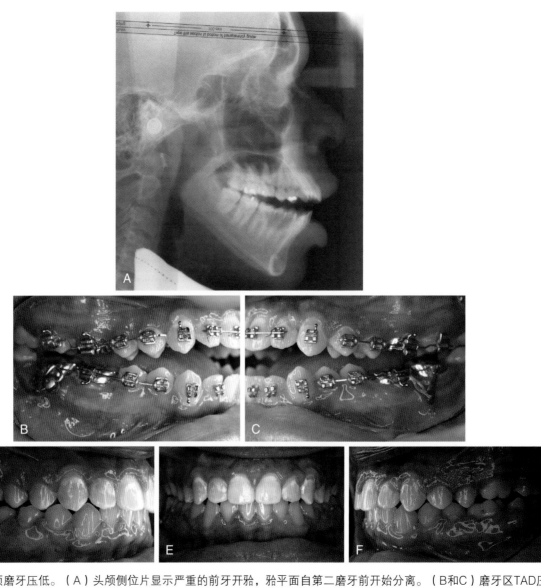

•图15.9 下颌磨牙压低。（A）头颅侧位片显示严重的前牙开𬌗，𬌗平面自第二磨牙前开始分离。（B和C）磨牙区TAD压低下颌磨牙。（D~F）矫治完成后口内像，显示前牙开𬌗已纠正。

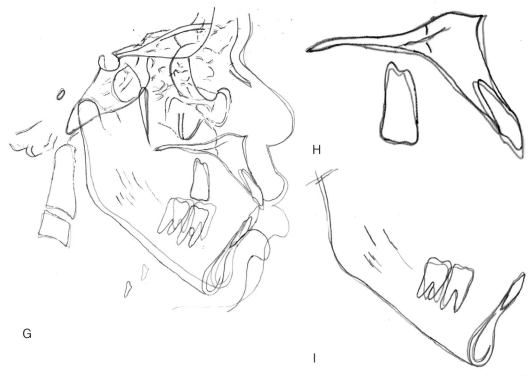

•图15.9（续） 颅底（G）、上颌（H）和下颌（I）重叠图，显示下颌磨牙的压低和显著的下颌自动旋转。

殆，前牙开殆趋势，覆盖约6mm（图15.8）。设计了针对颊侧段后牙的上颌装置，以控制后牙的垂直向移动，并且试图获得更多的下颌水平向生长。该装置的矫治效果以及面型的改变很明显。应该注意的是，虽然对于上颌磨牙有着足够的控制，但是下颌磨牙随着生长发育有着显著的萌出。尽管如此，用这种方法还是获得了良好的生长方向，使矫治结束后咬合良好。

开殆矫正中的下颌磨牙压低

多数通过磨牙压低矫正前牙开殆的方法，已经通过对上颌磨牙的压低来实现了。单独通过压低下颌磨牙来矫正前牙开殆的方法很少报道[17]。似乎下颌磨牙的压低移动很难实现。然而，在殆平面严重分离的患者，通过少量的磨牙压低，可能产生显著的效果。图15.9显示一个成年男性患者，殆平面自第二磨牙开始分离。拔除第三磨牙，压低第二磨牙，左侧在第一和第二磨牙之间的颊侧植入牙根间微种植体，右侧在相似位置连续植入2颗微种植体失败后植入了微钛板。最终结果如重叠图显示，严重的前牙开殆被纠正了。然而这个结果花了很长时间（超过3年），而且全口曲面断层片显示2颗第二磨牙远中根均有重度的吸收。

有学者建议，当压入上颌磨牙时，可能有必要通过在下颌植入微种植体或者微钛板控制下颌磨牙的垂直向过度萌出[18]。微种植体可在第一和第二磨牙之间植入，以轻力控制下颌牙齿的萌出。该方法在上颌磨牙压低已经实现，需要下颌显著逆旋的时候推荐使用，因为可以获得完全的垂直向控制。

使用TAD通过伸长切牙纠正前牙开殆

虽然骨支抗矫治开殆畸形的主要目标是磨牙，但是TAD也可以控制在这些患者中使用的切牙伸长弓的力学副作用，特别是对于那些不戴颌间弹性牵引的不配合患者[19]。

病例3

图15.10展示的患者，具有很好的颊侧段咬合和前牙开𬌗。4个象限内均植入牙根间的微种植体，从TAD至第一磨牙以片段弓相连提供间接支抗。伸长弓施加伸长上下颌切牙的力。伸长弓产生的伸长前牙的力对上下颌第一磨牙产生近中倾斜的力矩，这一力矩被每一象限内来自微种植体的间接支抗所控制。

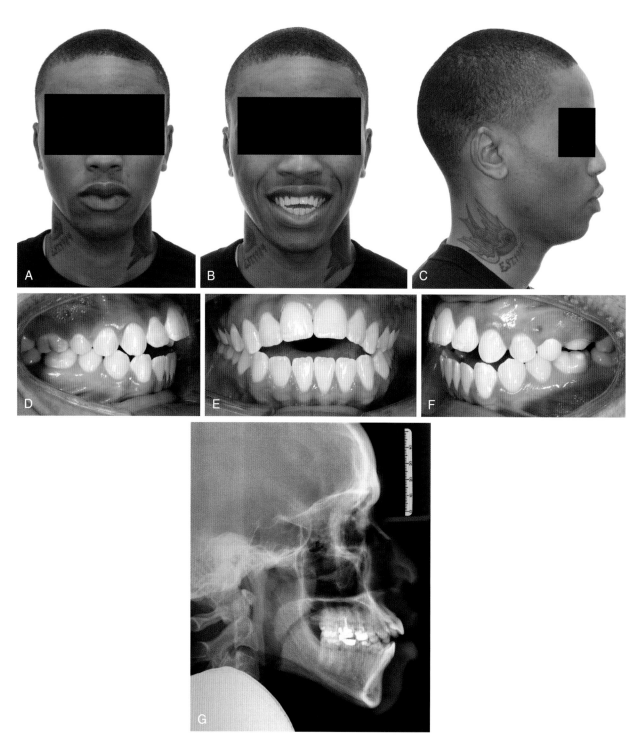

• 图15.10 TAD用于切牙伸长和矫治前牙开𬌗。矫治前面像（A～C）和口内像（D～F）。（G）矫治前头颅侧位片显示良好的颊侧段咬合和自双侧第一前磨牙近中的牙齿开𬌗。

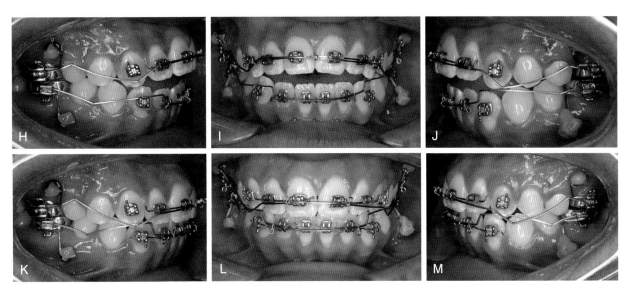

• **图15.10（续）** 矫治过程中的口内像显示上下第一磨牙间应用伸长弓，牙根间微种植体加强第一磨牙支抗。（H~J）切牙伸长开始。（K~M）切牙伸长3个月之后。

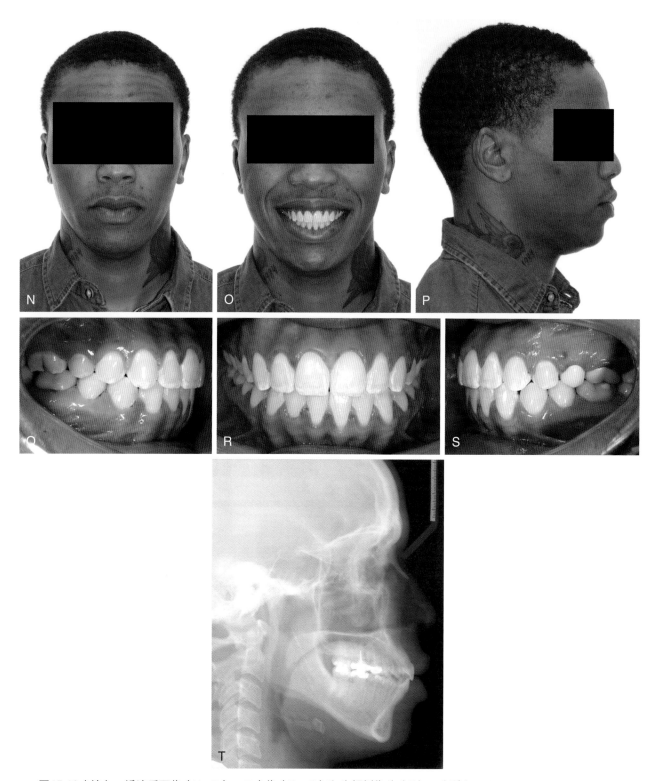

•图15.10（续）　矫治后面像（N~P）、口内像（Q~S）和头颅侧位片（T）。（引自：Librizzi ZT, Janakiraman N, Rangiani A, Nanda R, Uribe FA. Targeted mechanics for limited posterior treatment with mini-implant anchorage. J Clin Orthod. 2015;49(12):777-783.）

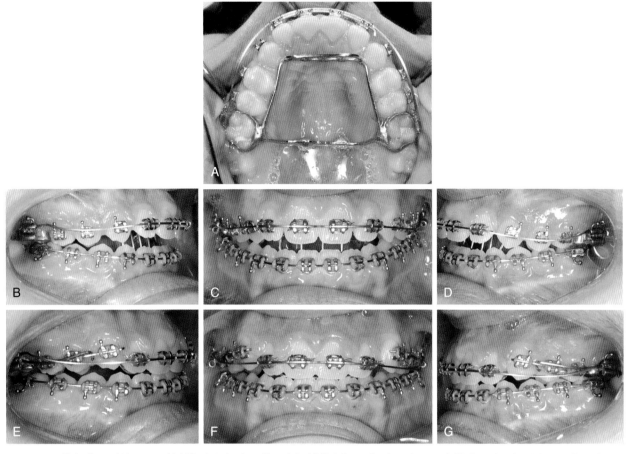

• 图15.11　伸长前牙时使用TAD控制加在上颌磨牙的近中倾斜的力矩。（A）上颌TAD支持式口腔习惯矫治器对第一磨牙给予间接支抗。（B~D）伸长弓从磨牙延伸至切牙。（E~G）观察到上颌磨牙、前磨牙和尖牙的近中倾斜，颊侧段弓丝从第一磨牙延伸至尖牙。伸长切牙的力造成的磨牙近中倾斜趋势没有被粘接式腭管所抵消。

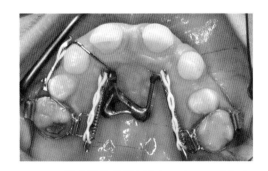

• 图15.12　3颗微种植体的腭侧装置。当TAD头部为圆形，在对切牙施加伸长的力时，上颌植入3颗微种植体是控制磨牙近中倾斜力矩的一种选择。

需要强调的是，间接支抗可能不足以控制磨牙的近中力矩。图15.11展示的患者通过使用弓丝，通过第一磨牙来伸长前牙。当观察到磨牙近中倾斜后，植入2颗IMTEC Ortho微种植体（3M Unitek，Ardmore，

Okla），并安装横腭杆，连接微种植体和磨牙。由于这些微种植体的头部是圆的，该装置附带的粘接帽不能够抵抗伸长弓在磨牙水平产生的力矩，因而TAD对于抵抗近中倾斜是没有效果的。当微种植体植入于腭部并设计这种类型的间接支抗时，带有垂直面的头部或者螺钉固位的头部能够更好地抵抗伸长切牙时后牙的旋转趋势。最后一种选择是增加第3颗微种植体于腭部，以抵抗该近中力矩（图15.12）。

结论

通过TAD的定向压低力来控制上颌磨牙已经成为垂直向控制和矫正骨性开殆的主要策略。应充分考量开殆的解剖特性，以应用合适的定向力。虽然很多骨

支抗装置可供选择，但所需的定向力应与每个临床病例中合适的TAD加力系统相匹配。下颌磨牙压低可能是一种有用的策略，可以在需要面型的显著改变时补充上颌磨牙的压低效果。最后，对于不配合和颌间弹性牵引时间不够的前牙开𬌗患者，也可使用TAD配合小型垂直向部件，通过伸长弓的方法来伸长切牙。

致谢

我们感谢所有参与治疗这些病例的住院医师和全体教职员。

参考文献

[1] Iscan HN, Sarisoy L: Comparison of the effects of passive posterior bite-blocks with different construction bites on the craniofacial and dentoalveolar structures, *Am J Orthod Dentofacial Ortho* 112:171–178, 1997.

[2] Kuster R, Ingervall B: The effect of treatment of skeletal open bite with two types of bite-blocks, *Eur J Orthod* 14:489–499, 1992.

[3] Kiliaridis S, Egermark I, Thilander B: Anterior open bite treatment with magnets, *Eur J Orthod* 12:447–457, 1990.

[4] Pedrin F, Almeida MR, Almeida RR, Almeida-Pedrin RR, Torres F: A prospective study of the treatment effects of a removable appliance with palatal crib combined with high-pull chincup therapy in anterior open-bite patients, *Am J Orthod Dentofacial Orthop* 129:418–423, 2006.

[5] Torres F, Almeida RR, de Almeida MR, Almeida-Pedrin RR, Pedrin F, Henriques JF: Anterior open bite treated with a palatal crib and high-pull chin cup therapy. A prospective randomized study, *Eur J Orthod* 28:610–617, 2006.

[6] Dermaut LR, van den Eynde F, de Pauw G: Skeletal and dento-alveolar changes as a result of headgear activator therapy related to different vertical growth patterns, *Eur J Orthod* 14:140–146, 1992.

[7] Pisani L, Bonaccorso L, Fastuca R, Spena R, Lombardo L, Caprioglio A: Systematic review for orthodontic and orthopedic treatments for anterior open bite in the mixed dentition, *Prog Orthod* 17:28, 2016.

[8] Kim YH: Anterior openbite and its treatment with multiloop edgewise archwire, *Angle Orthod* 57:290–321, 1987.

[9] Kim YH, Han UK, Lim DD, Serraon ML: Stability of anterior openbite correction with multiloop edgewise archwire therapy: a cephalometric follow-up study, *Am J Orthod Dentofacial Orthop* 118:43–54, 2000.

[10] Sherwood KH, Burch JG, Thompson WJ: Closing anterior open bites by intruding molars with titanium miniplate anchorage, *Am J Orthod Dentofacial Orthop* 122:593–600, 2002.

[11] Umemori M, Sugawara J, Mitani H, Nagasaka H, Kawamura H: Skeletal anchorage system for open-bite correction, *Am J Orthod Dentofacial Orthop* 115:166–174, 1999.

[12] Kuroda S, Katayama A, Takano-Yamamoto T: Severe anterior open-bite case treated using titanium screw anchorage, *Angle Orthod* 74:558–567, 2004.

[13] Alsafadi AS, Alabdullah MM, Saltaji H, Abdo A, Youssef M: Effect of molar intrusion with temporary anchorage devices in patients with anterior open bite: a systematic review, *Prog Orthod* 17:9, 2016.

[14] Yao CC, Chang HH, Chang JZ, Lai HH, Lu SC, Chen YJ: Revisiting the stability of mini-implants used for orthodontic anchorage, *J Formos Med Assoc* 114:1122–1128, 2015.

[15] Tomaszewska IM, Tomaszewski KA, Kmiotek EK, Pena IZ, Urbanik A, Nowakowski M, et al.: Anatomical landmarks for the localization of the greater palatine foramen—a study of 1200 head CTs, 150 dry skulls, systematic review of literature and meta-analysis, *J Anat* 225:419–435, 2014.

[16] Buschang PH, Carrillo R, Rossouw PE: Orthopedic correction of growing hyperdivergent, retrognathic patients with miniscrew implants, *J Oral Maxillofac Surg* 69:754–762, 2011.

[17] Freitas BV, Abas Frazao MC, Dias L, Fernandes Dos Santos PC, Freitas HV, Bosio JA: Nonsurgical correction of a severe anterior open bite with mandibular molar intrusion using mini-implants and the multiloop edgewise archwire technique, *Am J Orthod Dentofacial Orthop* 153:577–587, 2018.

[18] Hart TR, Cousley RR, Fishman LS, Tallents RH: Dentoskeletal changes following mini-implant molar intrusion in anterior open bite patients, *Angle Orthod* 85:941–948, 2015.

[19] Librizzi ZT, Janakiraman N, Rangiani A, Nanda R, Uribe FA: Targeted mechanics for limited posterior treatment with mini-implant anchorage, *J Clin Orthod* 49:777–783, 2015.

第16章
应用TAD进行正颌式掩饰治疗改善Ⅲ类患者的侧貌

Orthognathic Camouflage With TADs for Improving Facial Profile in Class III Malocclusion

ERIC JW. LIOU

Ⅲ类错𬌗的治疗包括外科正畸[1-4]或者正畸掩饰性治疗[5-7]。正畸掩饰性治疗是通过拔牙或非拔牙矫治的方法进行上颌牙列的前牵和/或下颌牙列的内收，改善了Ⅲ类错𬌗患者的前牙反𬌗[8-11]。在使用TAD之后，Ⅲ类正畸掩饰性治疗的范围得到了扩大[9-11]。

正畸治疗在内收下颌牙列的同时也内收了下唇，相对加重了颏部的突度和下颌骨的前突[12]。Ⅲ类正畸掩饰性治疗的目的应该是改善咬合和侧貌。然而，下颌前突很难通过正畸来掩饰。

作者在治疗生长期或成年Ⅲ类错𬌗患者时，提出"正颌式掩饰治疗"的新概念[13]，即通过正畸治疗向后旋转下颌骨，降低颏部突度。这个概念并不是全新的。它源于正颌手术实现的上下颌复合体的顺时针旋转，以改善Ⅲ类患者的侧貌[14-16]，反之，通过在正畸治疗中使用TAD压入后牙，可以纠正前牙开𬌗，改善Ⅱ类开𬌗患者的下颌后缩[17-18]。

对于Ⅲ类错𬌗的患者，正颌式掩饰治疗，向后旋转下颌为了伸长上颌和/或下颌牙列，改善上颌切牙暴露量和微笑弧线，继而向后旋转下颌以降低颏部突度和下颌前突。我们开发了3种技术，包括双颌或单颌牙齿的伸长，可使用或不使用TAD。该技术在拔牙或非拔牙、生长期或成年患者中均可应用。

不使用TAD伸长双颌牙列

该技术通过正畸治疗使下颌向后旋转，使用了𬌗垫和垂直牵引。治疗策略是在后牙区放置𬌗垫或者咬合抬高装置，打开咬合，然后通过颌间垂直牵引，伸长上下颌牙齿，关闭前牙的开𬌗（图16.1和图16.2）。

准备阶段

上颌两侧第二前磨牙间放置带有前牙冠唇向转矩的片段弓，另外在双侧第一和第二磨牙各放置一段片段弓。横腭杆用于稳定上颌后牙。下颌牙列使用连续弓丝以及舌弓保持。

放置𬌗垫以向后旋转下颌

𬌗垫的材料可以是光固化复合树脂或者带环用玻璃离子水门汀。从方便唾液控制、粘接和去除的角度，推荐使用光固化的带环用玻璃离子水门汀粘在两侧上颌后牙。

首先使用浮石粉清洁两侧上颌磨牙的𬌗面，然后使用酸蚀剂处理上颌磨牙中央窝，而非整个𬌗面。在中央窝的酸蚀确保了𬌗垫的固位，不会在治疗时移位，并且在治疗结束后容易去除。之后，在上颌磨牙𬌗面逐渐加高带环用玻璃离子水门汀至前牙区打开咬合2~3mm。

伸长前牙以关闭前牙开𬌗

在放置𬌗垫之后，在上下颌前牙间使用颌间垂直牵引。指导患者佩戴颌间垂直牵引，每天14~20小时，每个月复诊一次。使用带环用玻璃离子水门汀逐渐加高𬌗垫，保持咬合打开2~3mm，每个月复诊时，这样下颌可向后逐渐旋转至达到计划的位置或侧貌。

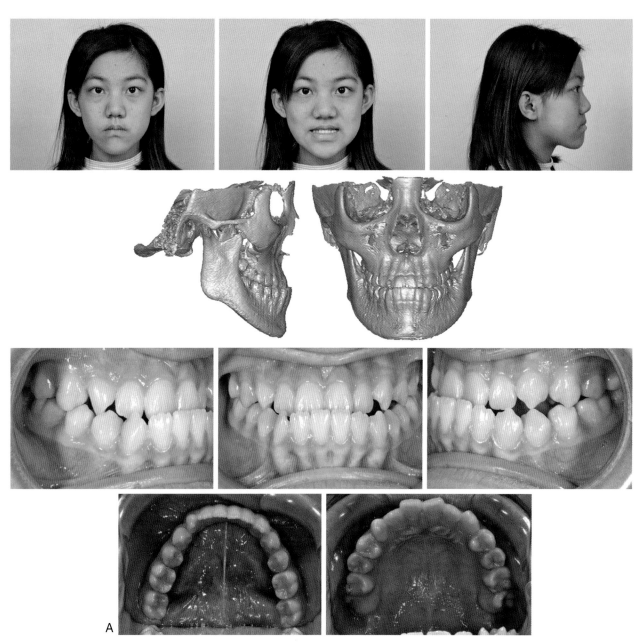

A

• **图16.1**　患者女性，13岁，Ⅲ类错𬌗，不使用TAD伸长双颌牙齿以向后旋转下颌并再定向下颌生长的临床治疗程序。（A）治疗前面像、锥形束计算机断层扫描（CBCT）影像和口内像显示上颌切牙暴露不足，下颌切牙暴露过度，上颌发育不足，下颌前突，前牙反𬌗。

伸长后牙

在下颌逐渐向后旋转至达到计划的位置或侧貌，并且上下颌前牙已经有咬合接触时，可以去除𬌗垫。采用后牙颌间垂直牵引与TPA侧方扩弓相结合的方法

伸长上颌磨牙，避免磨牙腭向倾斜和降低上颌磨牙间宽度。

在上下颌后牙已经建𬌗后，上颌使用一根连续弓丝取代片段弓。

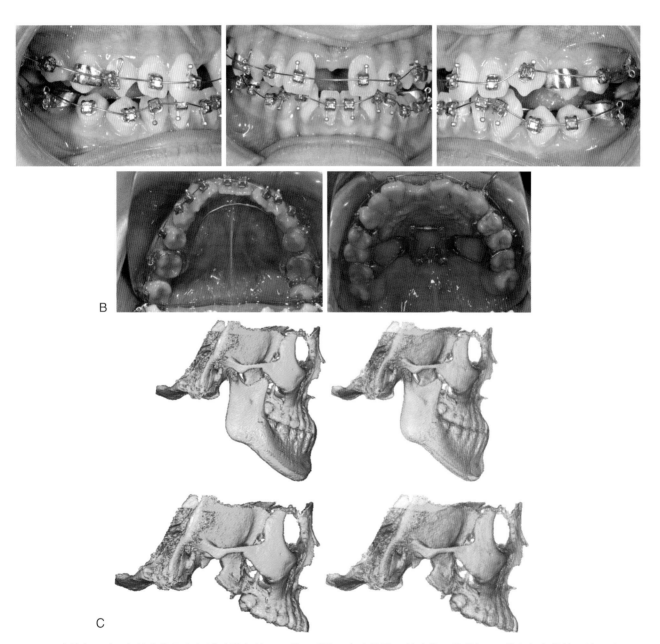

•图16.1（续） （B）首先使用上颌矫形前牵纠正了前牙反𬌗，方法是用双轴式扩弓器进行7周的上颌交替扩弓缩弓（Alt-RAMEC），然后使用一对口内前牵弹簧矫治3个月。扩弓器在上颌前牵后继续维持3个月。（C）整体骨骼的颅底重叠图（矫治前：银色；前牵后：绿色）显示上颌前牵3.0mm，下颌有4.0mm的下降和2.0mm的后退。

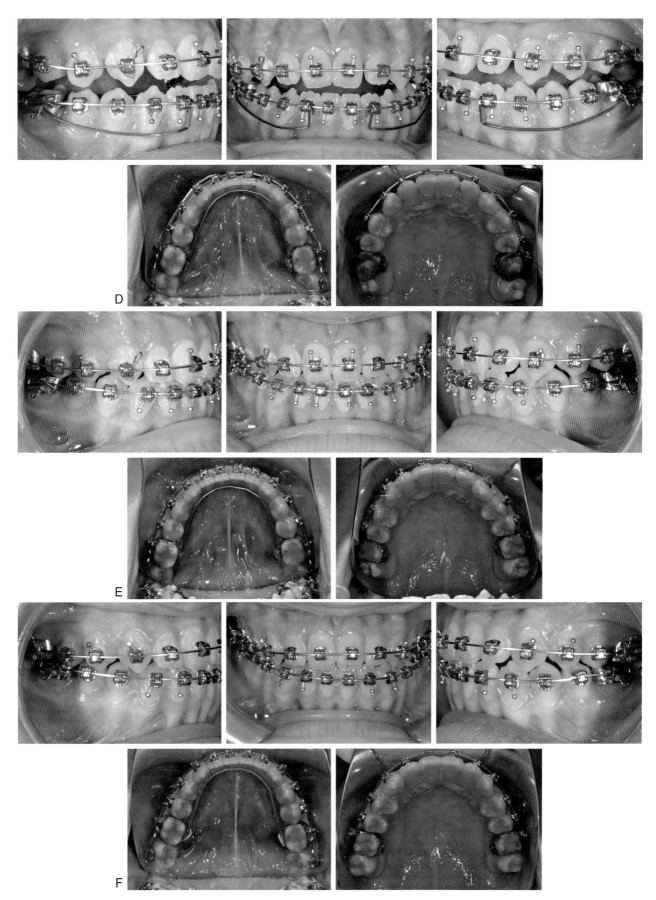

• 图16.1（续）　（D）上颌后牙处粘接殆垫，逐渐增高，每次复诊打开前牙咬合2mm，以再定向下颌生长，使其向后下旋转，在上下颌牙列排齐后，应用垂直牵引伸长上下颌前牙和前磨牙。（E）在4个月的下颌生长再定向后，去除殆垫，应用后牙垂直牵引伸长后牙。（F）在5个月的后牙垂直牵引后，上下后牙达到咬合接触。

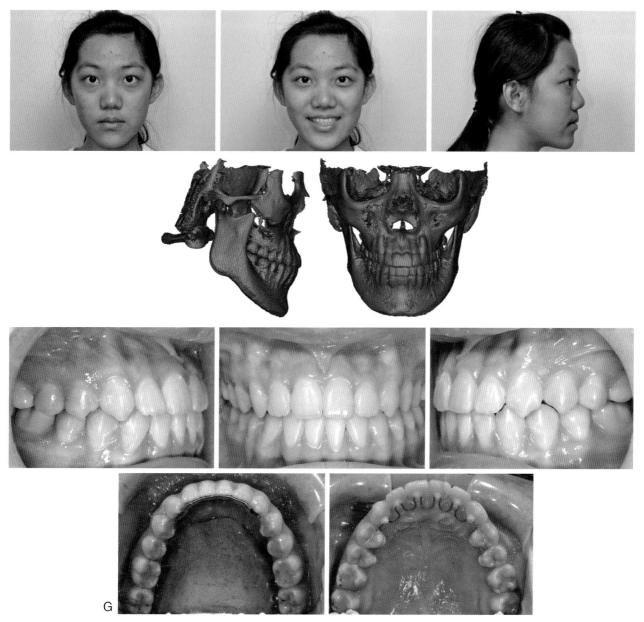

•**图16.1（续）**　（G）矫治后面像、CBCT影像、口内像，患者15岁，显示出完整的微笑弧线和良好的上颌切牙暴露量，没有过度的下颌切牙暴露，侧貌呈Ⅰ类面型。

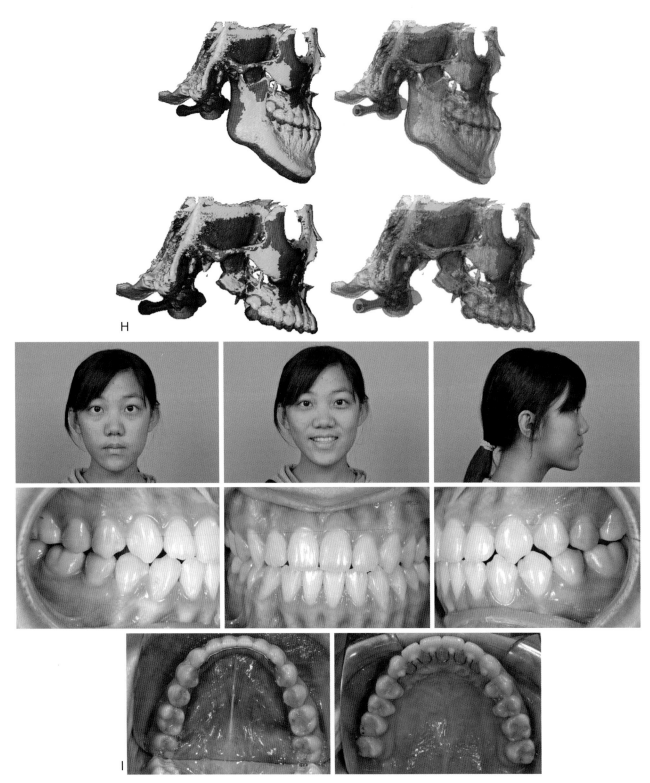

• 图16.1（续）　（H）颌面骨骼颅底重叠图（前牵后：绿色；矫治后：红色）显示上颌保持稳定，上颌后牙伸长
5.0~6.0mm，上颌前牙伸长2.0~3.0mm，下颌进一步再定向，下降5.0mm，后退3.0mm。（I）矫治1年后16岁的口外像、
口内像显示结果稳定，没有明显的咬合和侧貌变化。

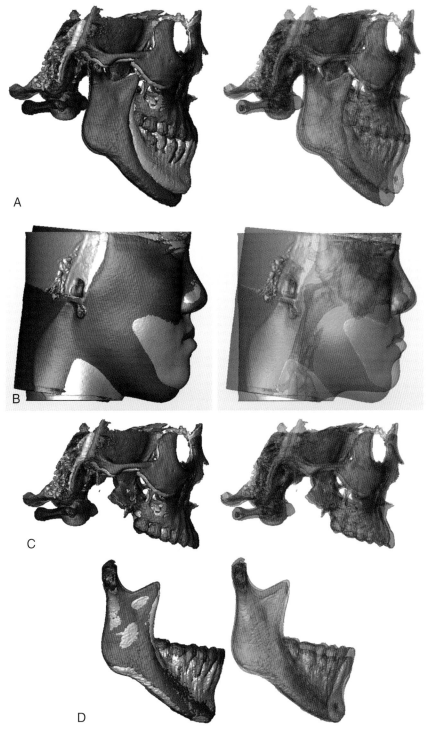

•图16.2　在图16.1的病例报告中，上颌前牵和下颌生长再定向的整体效应。（A）颌面骨骼颅底重叠图（矫治前：银色；矫治后：红色）显示上颌前牵3.0mm，下颌生长再定向，向下生长9.0mm和向后生长5.0mm，而不是向前、向下生长。（B）基于颌面骨骼颅底重叠的软组织重叠图显示面中部和鼻旁区软组织厚度有1.5mm的增加，前突的颏部后退了5.0mm并下降8.0mm。（C）不包含下颌骨的颅底重叠图显示上颌前徙了3.0mm，上颌磨牙伸长5.0～6.0mm，上颌前牙伸长3.0mm。（D）下颌重叠图显示下颌牙列伸长5.0～6.0mm，下颌髁突生长4.0mm。

使用下颌TAD伸长单颌牙列

该技术通过正畸治疗使下颌向后旋转，使用了𬌗垫、下颌TAD和垂直牵引。治疗策略是通过使用下颌TAD实现下颌向后旋转，而不伴有下颌前牙的伸长（图16.3和图16.4）。

植入TAD

该技术的准备阶段和不使用TAD伸长双颌牙列相同。为了旋转下颌而不使下颌牙列伸长，TAD植入于下颌前牙区。TAD可植入于双侧下颌尖牙和第一前磨牙之间。

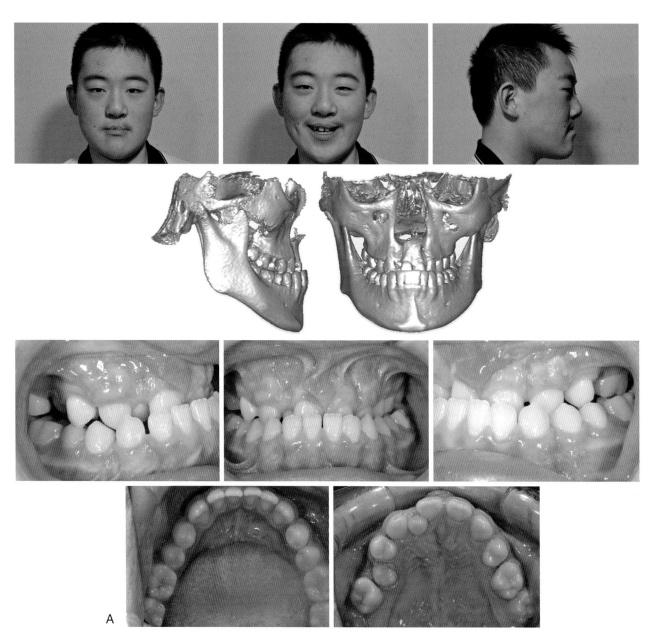

A

• **图16.3**　患者男性，14岁3个月，Ⅲ类错𬌗伴双侧唇腭裂，使用TAD进行单颌牙齿伸长，向后旋转下颌并再定向下颌生长的临床治疗程序。（A）矫治前面像、锥形束计算机断层扫描（CBCT）影像和口内像显示面中部和鼻旁部凹陷、颏颈距离过长、上颌发育不足、下颌发育过度以及前牙反𬌗。

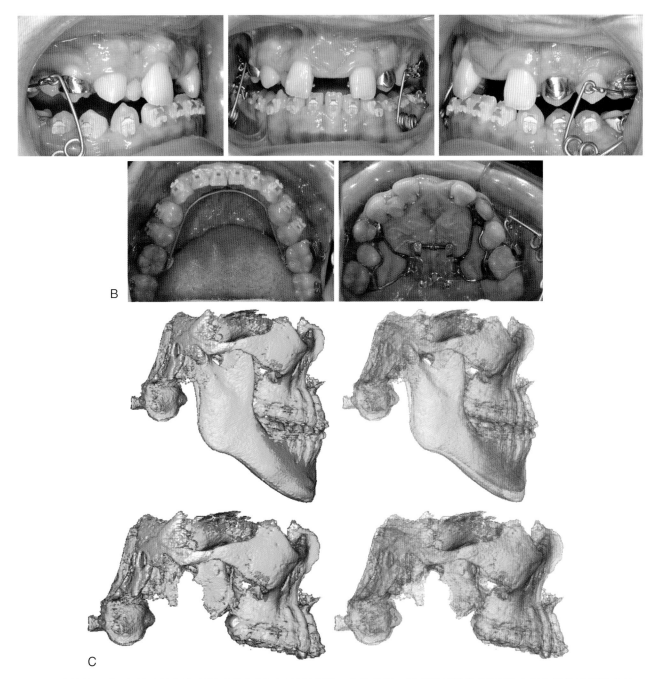

• 图16.3（续）　（B）首先使用上颌矫形前牵纠正了前牙反𬌗，方法是用双轴式扩弓器进行7周的上颌交替扩弓缩弓（Alt-RAMEC），然后使用一对口内前牵弹簧牵引3个月。扩弓器在上颌前牵后继续维持3个月。（C）整体骨骼的颅底重叠图（矫治前：银色；前牵后：绿色）显示上颌前牵3.0mm，下颌有7.0mm的下降和1.5mm的后退。

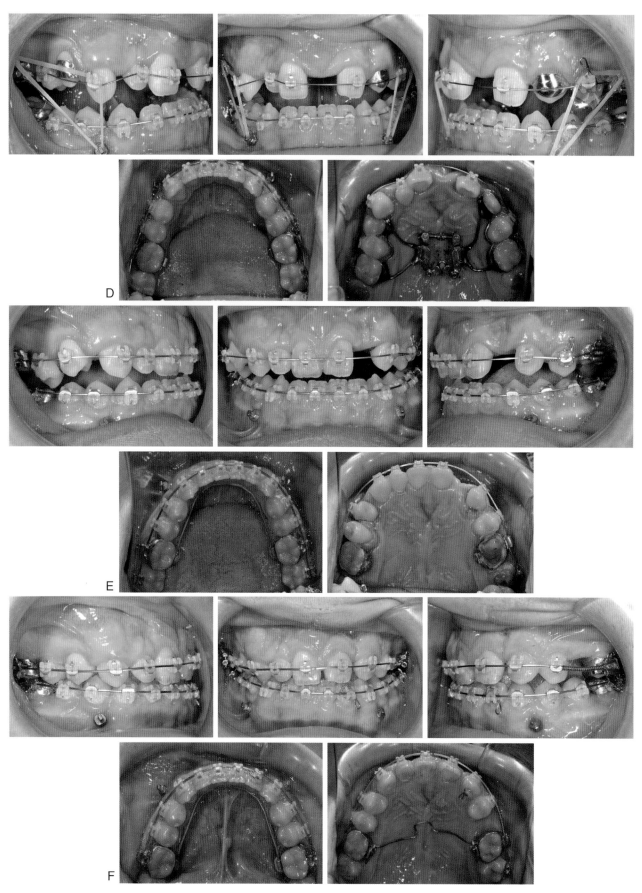

• 图16.3（续）　（D）TAD植入于下颌尖牙和第一前磨牙之间，𬌗垫在上颌后牙区逐渐加高，每次打开前牙咬合2mm，在下颌TAD和上颌牙齿间使用垂直牵引以伸长上颌牙列并再定向下颌生长。（E）再定向下颌生长6个月后的咬合像。（F）去除𬌗垫，后牙垂直牵引伸长后牙15个月。

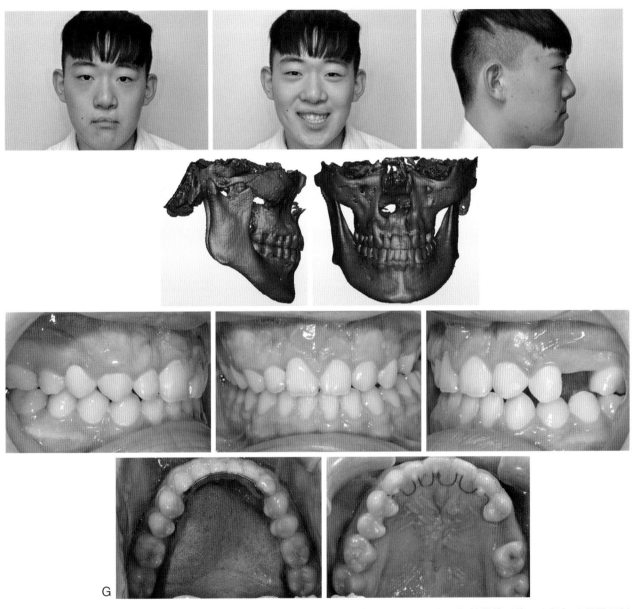

• 图16.3（续）　（G）矫治后的面像、CBCT影像和口内像，患者16岁9个月，显示出更好的微笑弧线、上颌切牙暴露量以及侧貌的改善。

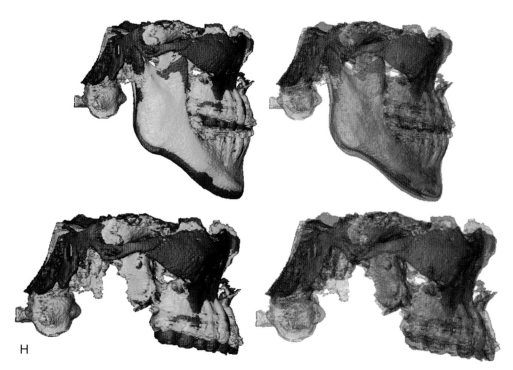

H

• 图16.3（续） （H）颌面骨骼颅底重叠图（前牵后：绿色；矫治后：红色）显示上颌向前生长1.0mm，但有少量前牙区牙齿的复发。上颌牙列在前牙区伸长4.0~5.0mm，在后牙区伸长6.0~7.0mm，下颌进一步向下移动4.0mm和向后移动1.0mm。

放置殆垫并伸长上颌前牙

放置殆垫的步骤与不用TAD伸长双颌牙列的步骤相同。在下颌植入TAD并于上颌后牙的殆面放置殆垫之后，在上颌前牙和下颌TAD之间使用颌间垂直牵引，伸长上牙。

伸长后牙

该步骤与不使用TAD伸长双颌牙列的步骤相同。

使用上颌TAD伸长单颌牙列

该技术通过正畸治疗向后旋转下颌，使用了上颌TAD，而不使用殆垫和垂直牵引。治疗策略是通过使用上颌TAD和伸长辅弓实现下颌向后旋转，而不伴有下颌前牙的伸长（图16.5和图16.6）。

植入TAD

为了旋转下颌而不伸长下颌牙列以及不使用殆垫，在上颌颊侧区域植入TAD。TAD可以植于上颌尖牙和第一前磨牙之间、第一和第二前磨牙之间，或者在拔牙病例的第一磨牙和前磨牙之间。

在植入TAD之后，使用一对伸长辅弓［0.019"×0.025"钛钼合金（TMA）丝］伸长整个上颌牙列。伸长辅弓由两个臂组成。每侧伸长辅弓的一个臂用来伸长上颌前牙，在中切牙之间钩住主弓丝，避免不平衡的力导致殆平面倾斜。另一个臂用来伸长上颌后牙，在上颌第一磨牙和第二磨牙之间钩住主弓丝。

TAD植入位点最好对称分布于两侧同一位点，这样伸长辅弓的长度和力值相当，避免导致殆平面倾斜。应该用可摘式或者可调节的TPA（0.032"TMA丝）来避免后牙伸长时向腭侧倾斜。TPA施加冠颊向转矩和扩弓。

Ⅲ类患者的上颌垂直向发育

无论是双颌还是单颌牙列的伸长，均在伸长上颌牙列同时促进了上颌垂直向发育，改善了Ⅲ类错殆患者的微笑和上颌切牙的暴露量。上颌发育不足和/或

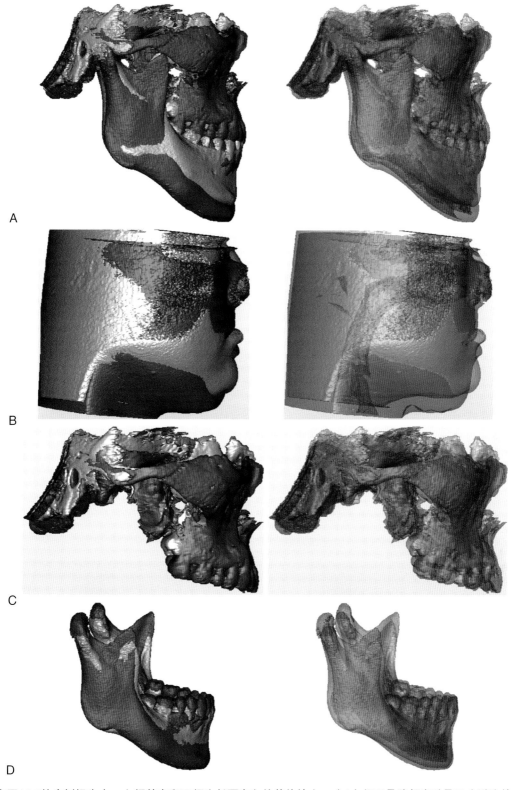

• **图16.4**　在图16.3的病例报告中，上颌前牵和下颌生长再定向的整体效应。（A）颌面骨骼颅底重叠图（矫治前：银色；矫治后：红色）显示上颌前牵并向前生长4.0mm，下颌再定向后，向下生长11.0mm，后退2.5mm，而不是向前、向下生长。（B）基于颌面骨骼颅底重叠的软组织重叠图显示面中部和鼻旁区软组织厚度有2.5mm的增加，颏部的突度后退了6.0mm并下降11.0mm。（C）不包含下颌骨的颅底重叠图显示上颌前徙了4.0mm，上颌磨牙伸长8.0mm，上颌前牙伸长5.0mm。（D）下颌重叠图显示下颌后牙伸长5.0~6.0mm，下颌前牙伸长及萌出2.0mm，下颌右侧髁突生长8.0mm，下颌左侧髁突生长6.0mm。

下颌发育过度是Ⅲ类患者最常见的两个特性。上颌发育不足包括矢状向和/或垂直向的发育不足。遗憾的是，Ⅲ类正畸掩饰性治疗通常聚焦于前牙反𬌗的矢状向改善[5-7]，很少关注上颌垂直向发育不足的改善。

正畸伸长或者加力促萌已经被成功应用于种植位

点的牙槽骨垂直向增量[19-21]。相似地，上颌牙列的伸长可以促进上颌牙槽骨垂直高度的增长，继而改善上颌切牙暴露量和微笑弧线、向后旋转下颌、降低颏部突度以及减小颏颈距离。

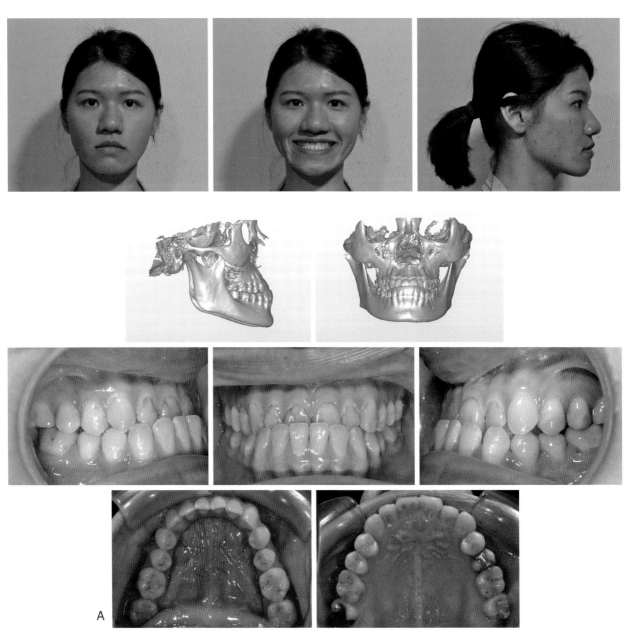

•图16.5　患者女性，27岁，Ⅲ类错𬌗，使用上颌TAD进行单颌牙齿伸长以向后旋转下颌和正颌式掩饰治疗的临床程序。（A）矫治前面像、锥形束计算机断层扫描（CBCT）影像和口内像显示颏颈距过长、下颌发育过度、上颌切牙暴露量不足、下颌切牙暴露量过大、微笑弧线过平以及前牙反𬌗。

双颌和单颌牙列伸长的比较与适应证

　　双颌牙列的伸长同时伸长了上颌与下颌牙列。另一方面，应用上颌或下颌TAD进行单颌牙列伸长大部分伸长的是上颌牙列，而不是下颌牙列。据报道，双颌牙列伸长比单颌牙列伸长在Ⅲ类患者的下颌向下、向后旋转方面的效率和效果更好[13]。它比单颌牙列伸长具有更多的下颌向后和正颌式掩饰治疗效果。如要达到双颌牙列伸长的下颌顺时针旋转的效果，单颌牙列伸长可能会花费更多的治疗时间。

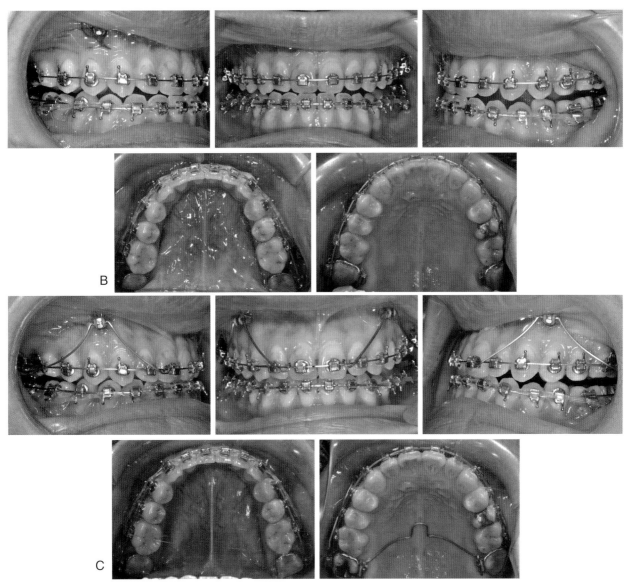

•图16.5（续）　（B）通过在上颌后牙区使用𬌗垫进行咬合跳跃，排齐整平上下颌牙列，首先改善了前牙反𬌗。然后，在上颌双侧尖牙与第一前磨牙之间植入TAD。（C）在两侧TAD上放置一对直立辅弓（0.019"×0.025"TMA丝）伸长上颌牙列。上颌弓丝预置了前牙冠唇向转矩，避免伸长时腭向倾斜，应用横腭杆进行侧方牙弓扩展和控制磨牙转矩，避免伸长牙列时后牙腭向倾斜和覆盖减小。

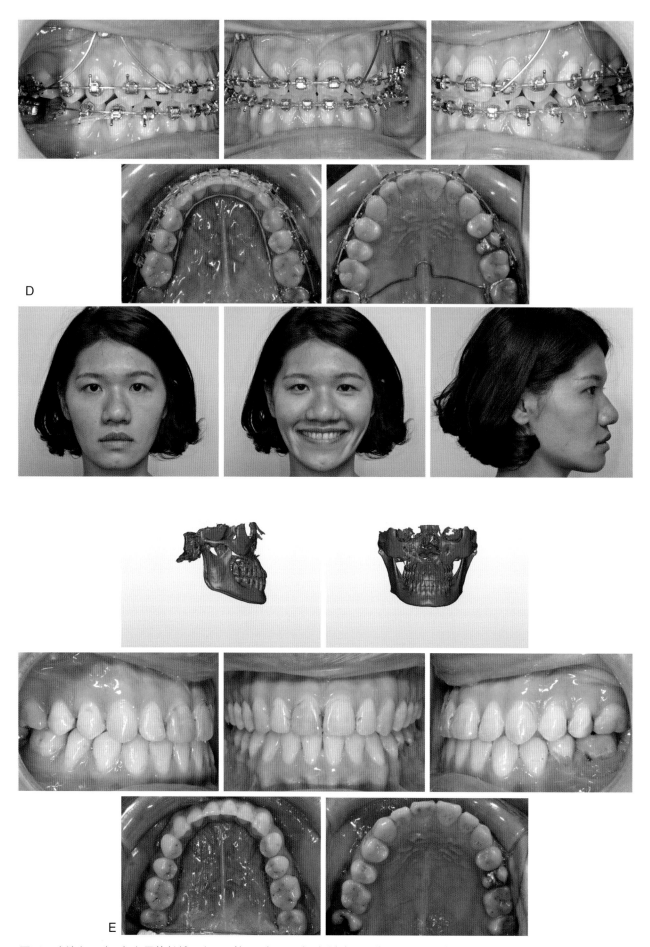

D

E

• 图16.5（续） （D）应用伸长辅弓和TPA扩弓8个月。（E）矫治后面像、CBCT影像、口内像显示微笑弧线、上颌切牙暴露量和侧貌均得到改善。

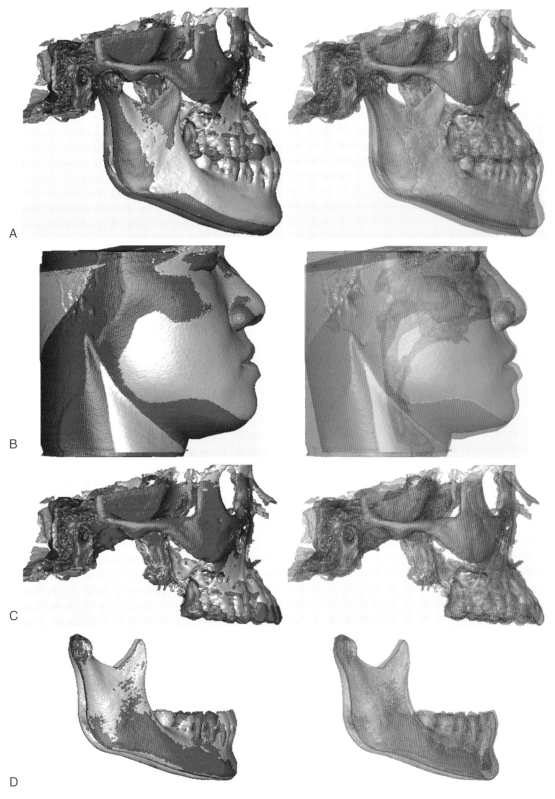

•图16.6 在图16.5的病例报告中，正颌性掩饰治疗的整体效应。（A）颌面骨骼颅底重叠图（矫治前：银色；矫治后：红色）显示上颌牙列伸长4.0～5.0mm，下颌向下5.0mm、向后4.0mm旋转。（B）基于颌面骨骼颅底重叠的软组织重叠图显示，颏部的突度减小了3.0mm并下降3.0mm。颏颈距离减小3.0mm。（C）不包含下颌骨的颅底重叠图显示上颌牙列伸长4.0～5.0mm。（D）下颌重叠图显示下颌第二磨牙压低1.5mm，下颌前磨牙伸长1.5mm，下颌前牙压低1.5mm。下颌Spee曲线已整平。

双颌伸长技术也伸长了下颌切牙，这可能会不必要地增加下颌切牙的暴露量，特别是成人患者。然而，我们临床观察到生长期患者使用双颌牙列伸长技术治疗后，下颌切牙暴露量不变或者更少（图16.1）。这可能是因为软组织的变化补偿了下颌切牙的伸长。因此，由于下颌存在生长，生长期患者最好使用双颌伸长技术治疗。对于下颌切牙暴露量过度的成人患者，双颌牙列伸长应是禁忌证。

另一方面，𬌗垫打开咬合但也影响进食。这对于生长期患者来说可能不是问题，但对于成人可能成为问题。使用上颌TAD进行单颌牙列的伸长会对成人患者更有帮助。

下颌向后旋转也增加了前面高，可能导致唇闭合不全。因此，当有唇闭合不全趋势时应当停止下颌向后旋转。正畸向后旋转下颌的适应证是伴有短面型、低角型、上颌垂直向发育不足或咬合过紧的Ⅲ类患者，而可能不适用于伴有长面型、高角型或唇闭合不全的Ⅲ类患者。牙槽骨前突导致唇闭合不全的Ⅲ类患者仍可以考虑应用，因为可使用拔牙矫治。

正畸伸长牙齿的稳定性

虽然正畸伸长牙齿的长期稳定性还没有充分的文献报道，但是一些病例报告中，矫治后1～3年的结果是稳定的[22-24]。相反，正畸压低牙齿的稳定性有文献报道，后牙正畸压低治疗后3～4年复发率为13.37%~22.88%[25-26]。正畸伸长牙齿的长期稳定性可能与压低相似，因而推荐Ⅲ类患者向后旋转下颌时进行过矫治。

参考文献

[1] Patel PK, Novia MV: The surgical tools: the LeFort I, bilateral sagittal split osteotomy of the mandible, and the osseous genioplasty, *Clin Plast Surg* 34:447–475, 2007.

[2] Drommer RB: The history of the "Le Fort I osteotomy", *J Maxillofac Surg* 14:119–122, 1986.

[3] Epker BN: Modifications in the sagittal osteotomy of the mandible, *J Oral Surg* 35:157–159, 1977.

[4] Chen YR, Yeow VK: Multiple-segment osteotomy in maxillofacial surgery, *Plast Reconstr Surg* 104:381, 1999.

[5] Baik HS: Limitations in orthopedic and camouflage treatment for Class III malocclusion, *Semin Orthod* 13:158–174, 2007.

[6] Burns NR, Musich DR, Martin C, Razmus T, Gunel E, Ngan P: Class III camouflage treatment: what are the limits? *Am J Orthod Dentofacial Orthop* 137: 9.e1-9.e13, 2010.

[7] Tekale PD, Vakil KK, Parhad SM: Orthodontic camouflage in skeletal class III malocclusion: a contemporary review, *J Orofac Res* 4:98–102, 2014.

[8] Ning F, Duan YZ: Camouflage treatment in adult skeletal Class III cases by extraction of two lower premolars, *Korean J Orthod* 40:349–357, 2010.

[9] Yanagita T, Kuroda S, Takano-Yamamoto T, Yamashiro T: Class III malocclusion with complex problems of lateral open bite and severe crowding successfully treated with miniscrew anchorage and lingual orthodontic brackets, *Am J Orthod Dentofacial Orthop* 139:679–689, 2011.

[10] He S, Gao J, Wamalwa P, Wang Y, Zou S, Chen S: Camouflage treatment of skeletal Class III malocclusion with multiloop edgewise arch wire and modified Class III elastics by maxillary mini-implant anchorage, *Angle Orthod* 83:630–640, 2013.

[11] Nakamura M, Kawanabe N, Kataoka T, Murakami T, Yamashiro T, Kamioka H: Comparative evaluation of treatment outcomes between temporary anchorage devices and Class III elastics in Class III malocclusions, *Am J Orthod Dentofacial Orthop* 151:1116–1124, 2017.

[12] Modarai F, Donaldson JC, Naini FB: The influence of lower lip position on the perceived attractiveness of chin prominence, *Angle Orthod* 83:795–800, 2013.

[13] Liou EJ, Wang YC: Orthodontic clockwise rotation of maxillomandibular complex for improving facial pro le in late teenagers with Class III malocclusion: a preliminary report, *APOS Trends in Orthod* 8:3–9, 2018.

[14] Tsai IM, Lin CH, Wang YC: Correction of skeletal Class III malocclusion with clockwise rotation of the maxillomandibular complex, *Am J Orthod Dentofacial Orthop* 141:219–227, 2012.

[15] Villegas C, Janakiraman N, Uribe F, Nanda R: Rotation of the maxillomandibular complex to enhance esthetics using a "surgery first" approach, *J Clin Orthod* 46:85–91, 2012. quiz 123.

[16] Choi JWMD, Park YJ, Lee CY: Posterior pharyngeal airway in clockwise rotation of maxillomandibular complex using surgery-first orthognathic approach, *Plast Reconst Surg Glob Open* 3(8):e485, 2015.

[17] Tanaka E, Yamano E, Inubushi T, Kuroda S: Management of acquired open bite associated with temporomandibular joint osteoarthritis using miniscrew anchorage, *Korean J Orthod* 42:144–154, 2012.

[18] Alsafadi AS, Alabdullah MM, Saltaji H, Abdo A, Youssef M: Effect of molar intrusion with temporary anchorage devices in patients with anterior open bite: a systematic review, *Prog Orthod* 17:9, 2016.

[19] Salama H, Salama M: The role of orthodontic extrusive remodeling in the enhancement of soft and hard tissue profiles before implant placement: a systematic approach to the management of extraction site defects, *Int J Periodontics Restorative Dent* 13:312–333, 1993.

[20] Rokn AR, Saffarpour A, Sadrimanesh R, et al.: Implant site development by orthodontic forced eruption of nontreatable teeth: a case report, *Open Dent J* 6:99–104, 2012.

[21] Kwon EY, Lee JY, Choi J: Effect of slow forced eruption on the vertical levels of the interproximal bone and papilla and the width of the alveolar ridge, *Korean J Orthod*

46:379–385, 2016.

[22] Atsawasuwan P, Hohlt W, Evans CA: Nonsurgical approach to Class I open-bite malocclusion with extrusion mechanics: a 3-year retention case report, *Am J Orthod Dentofacial Orthop* 147:499–508, 2015.

[23] Küçükkeleş N, Acar A, Demirkaya AA, Evrenol B, Enacar A: Cephalometric evaluation of open bite treatment with NiTi arch wires and anterior elastics, *Am J Orthod Dentofacial Orthop* 116:555–562, 1999.

[24] Lo FM, Shapiro PA: Effect of presurgical incisor extrusion on stability of anterior open bite malocclusion treated with orthognathic surgery, *Int J Adult Orthodon Orthognath Surg* 13:23–34, 1998.

[25] Baek MS, Choi YJ, Yu HS, Lee KJ, Kwak J, Park YC: Long-term stability of anterior open-bite treatment by intrusion of maxillary posterior teeth, *Am J Orthod Dentofacial Orthop* 138:396, e1–9, 2010; discussion 396-398.

[26] Marzouk ES, Kassem HE: Evaluation of long-term stability of skeletal anterior open bite correction in adults treated with maxillary posterior segment intrusion using zygomatic miniplates, *Am J Orthod Dentofacial Orthop* 150:78–88, 2016.

第17章
应用TAD管理多学科患者
Management of Multidisciplinary Patients with TADs
FLAVIO URIBE, RAVINDRA NANDA

多学科治疗包括两个或两个以上专业的交叉重叠、协同工作来治疗患者，以获得最佳治疗效果。正畸诊疗中，正畸医生与修复医生经常产生这样的联系。患者的问题通常需要团队协作解决，包含了牙种植体的植入，或者其他修复方式。另一个联系常见于接受正颌手术的患者，正畸医生和口腔外科医生通过团队协作来治疗患者的牙颌面畸形。

寻求正畸治疗的成人通常是一类更加需要多学科治疗的人群。而且，美国成人正畸患者数量近年来有所增加[1]。这些患者经常呈现一系列的咬合问题，其中很多是由于牙齿缺失造成。缺牙对于咬合造成的损害可以和已经存在的错殆畸形混在一起，增加治疗难度。严重错殆畸形伴正畸牙移动所需支抗牙丧失的患者，需要医生仔细制订治疗方案，并且经常需要骨支抗装置的辅助。

TAD在先天缺失侧切牙种植修复间隙开辟中的应用

正畸中多学科治疗的最常见类型涉及正畸后修复牙齿所需间隙的调整。为侧切牙先天缺失患者进行间隙的开辟是其中一种临床情况，如果计划采用非拔牙矫治，可能需要使用骨支抗。

病例1

患者女性，33岁，上颌左侧恒侧切牙先天缺失

（图17.1）。上颌左侧乳侧切牙过度萌出并被挤出牙弓，在左侧中切牙与尖牙之间仅余大约3mm间隙。随着时间的推移，上颌乳侧切牙产生症状，表现为唇侧的牙龈窦道，需要临床处理。在拔除乳侧切牙后，在侧切牙位置植入牙种植体的空间极小。若选择尖牙替代侧切牙的方案，需要颊侧段牙齿前移，从Ⅱ类尖对尖关系变成完全Ⅱ类咬合关系。患者坚持要在侧切牙位置进行种植修复，这就需要将颊侧段牙齿远移，以便为缺失的牙齿留出足够的空间。患者反对通过拔除左侧第一前磨牙来获得侧切牙间隙。为了远移左侧颊侧段牙齿和尖牙，在第二前磨牙位置水平植入了2颗1.8mm×8mm IMTEC微种植体（3M Unitek，Ardmore，Okla）。取上颌的藻酸盐印模，在印模上放置2颗模拟的微种植体并浇注石膏以获得工作模型。使用2颗O形帽种植体（IMTEC Ortho, 3M Unitek, Ardmore, Okla）作为支架以制作远移矫治器，矫治器由平行于左侧颊侧段牙弓的滑动杆组成，高度在第一磨牙根分叉位置。粘接第一磨牙带环，带环舌侧焊有0.032"的Burstone舌侧托槽（Ormco，Glendora，Calif）并附铰链帽。舌侧托槽通过延伸臂连接口外弓管，与通过管中的滑动杆相连。沿滑动杆放置开大螺簧，驱动第一磨牙远移。一旦达到远移效果，观察前磨牙的自动漂移，直到粘接传统矫治器精细调整咬合，使侧切牙区获得适合牙种植体植入的宽度。

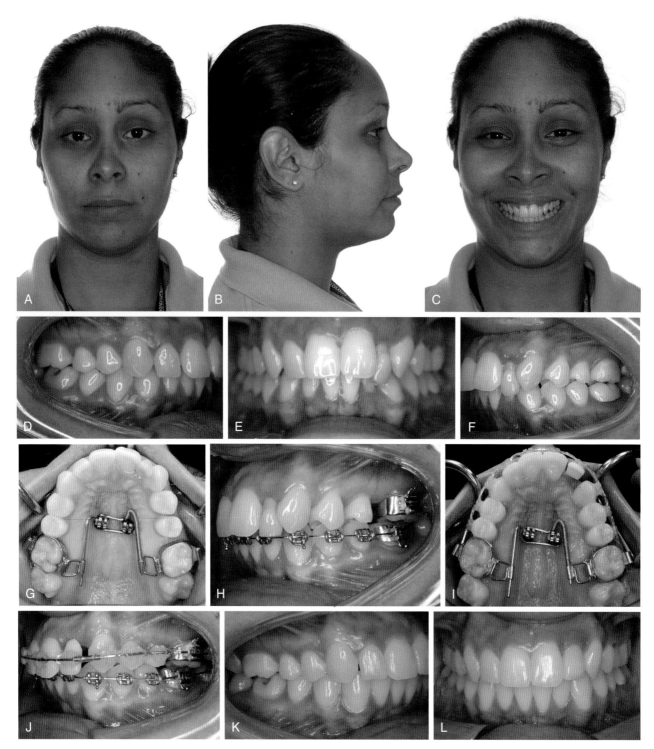

• **图17.1** TAD支持的上颌牙列远移以扩展种植牙植入位点。矫治前面像（A~C）和口内像（D~F）。（G）2颗腭侧IMTEC微种植体支持的含滑动杆的支架向后延伸至第一磨牙。（H）左侧达到磨牙 I 类咬合关系。（I）拔除乳牙后，侧切牙牙种植体植入区域的间隙扩展。（J）远移后，达到尖牙 I 类咬合关系。（K~N）植入牙种植体并修复后的最终口内像。（O）微笑像展示了极佳的美学效果。（P）侧切牙种植体牙冠的特写。

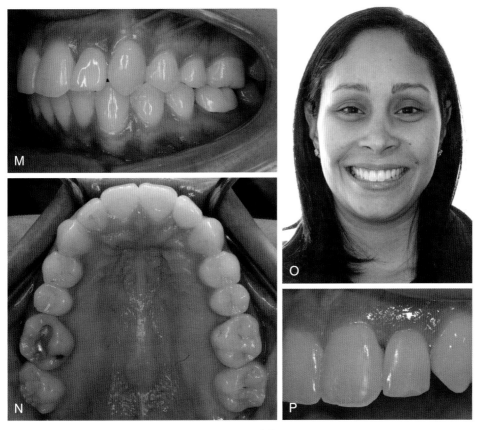

• 图17.1（续）

TAD在修复前间隙调整中的应用

另一个多学科联合治疗中TAD发挥重要作用的情况是上颌前牙美学修复中的间隙调整。

病例2

图17.2展示的患者寻求治疗以获得更美的微笑。上颌切牙切端磨损，上颌中线严重向右侧偏斜，左侧磨牙为严重的Ⅱ类咬合关系，重度深覆𬌗。下颌切牙仅有2颗。治疗计划包括摆正上牙中线，矫正覆𬌗，为上颌前牙区贴面调整间隙。间隙的调整通过纠正左侧尖牙和磨牙Ⅱ类咬合关系来实现。在下颌牙弓，在右侧尖牙近中创造一颗牙种植体的植入间隙。为了实现上颌牙列的矫治目标，左侧颊牙槽嵴植入Lomas微种植体（Mondeal Medical Systems，Donau，Germany），远移颊侧段牙弓。在正畸和修复治疗结束时，达到了Ⅰ类咬合关系，实现了牙齿和面中线的协调。

牙种植体作为后牙先天缺失患者的支抗

多学科治疗患者正畸治疗中的骨支抗也可以通过牙种植体来实现。这是一种经济有效的骨支抗使用方法，因为牙种植体具有双重用途，即用于正畸支抗和修复牙缺失部位。

病例3

患者男性，66岁，牙列多处修复治疗，Ⅱ类咬合关系，重度深覆𬌗深覆盖（图17.3）。治疗计划包括使用下颌压低辅弓纠正深覆𬌗。通过拔除上颌右侧第一前磨牙（该牙齿已有根尖周病变，且左侧第二前磨牙残冠）纠正覆盖。上颌左侧第一磨牙根折，不能修复，也需要拔除。拔牙创愈合后，需要种植修复。该种植体计划在正畸治疗时使用，以最大限度内收尖牙，而不会使后牙近中移动或支抗丧失。

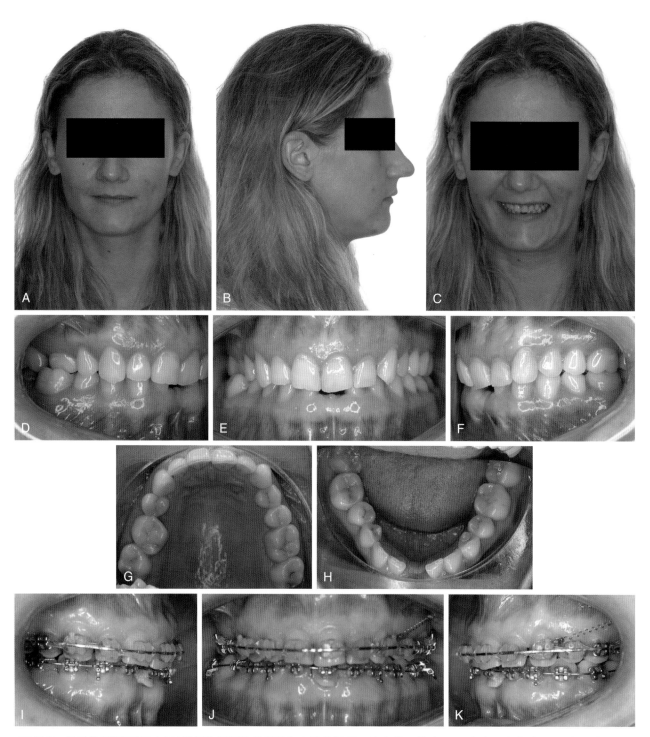

• 图17.2　使用单侧颧牙槽区TAD进行修复间隙的调整和中线的纠正。治疗前面像（A～C）和口内像（D～H）。（I～K）左侧颧牙槽区TAD远移颊侧段牙弓，调整上颌中线。

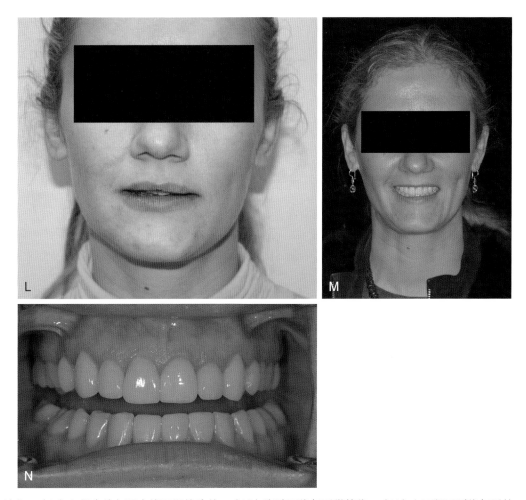

• 图17.2（续） （L）上颌中线与面中线不调的改善。（M）瓷贴面修复后微笑像。（N）上下颌牙列修复后的口内像。

牙槽嵴微种植体提供正畸支抗

虽然牙种植体的植入提供了双重优势（在正畸治疗中提供支抗和治疗后作为修复缺牙的方法）[2-3]，但是，在正畸治疗前或治疗中，植入牙种植体可能会产生一些限制或者问题。最终预测的正畸治疗后的牙种植体位置常常不是很精确，需要修复医生调整修复体，这可能会在治疗的美学效果上产生妥协。

从无牙颌区域获得骨支抗的另一个选择，是在没有固定装置辅助种植的精确定位下，在牙槽嵴垂直植入微种植体，模拟传统牙种植体的位置。这些微种植体可以被当作支抗使用，甚至如果正畸治疗过程中需要，可以在其他部位重新植入。事实上，这种方法的优势在于使临床医生能够在使用骨支抗时应用传统生物力学机制，因为微种植体是在牙弓中植入的。可以使用复合树脂在微种植体头部制作暂冠、粘接托槽，这样允许微种植体通过托槽纳入主弓丝。这种类型的TAD的唯一限制是，作为直接支抗压低邻近的牙齿方法不够简便。然而，通过悬臂梁的方法，垂直方向的力可以传递到前牙。总体上，这种微种植体的作用是辅助增强前后向的支抗。

牙槽嵴微种植体有许多优点。第一，它易于植入，因为通常有足够的植入空间。第二，它很容易应用传统的生物力学，因为它可以被纳入弓丝，提供所需的力。第三，与牙种植体相比，它的植入位置可以根据治疗过程中的特殊需要而改变。换句话说，根据治疗的进展，在治疗计划改变时也能适用。第四，它能够施加推力型的力学机制，这不是微种植体直接加

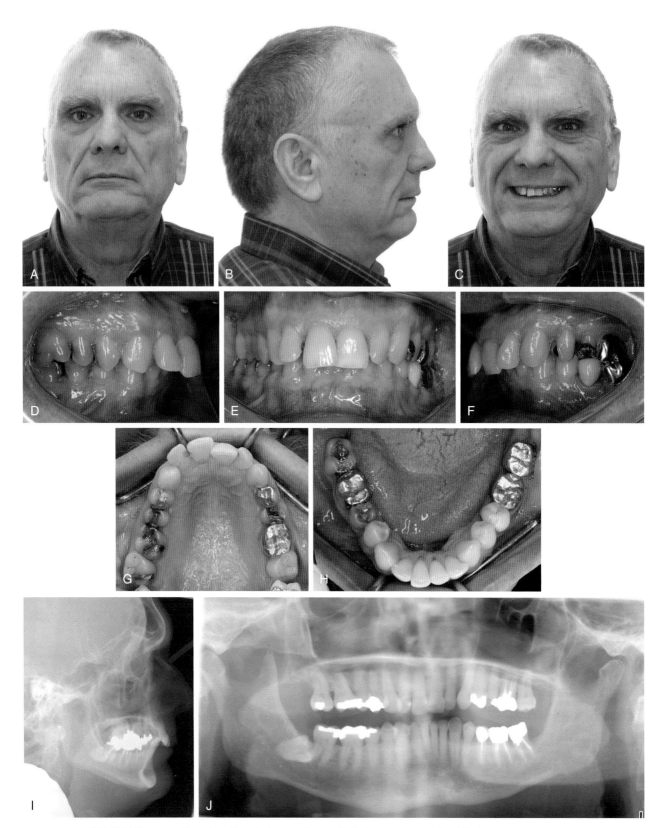

• **图17.3**　牙种植体提供正畸支抗。治疗前面像（A~C）、口内像（D~H）、头颅侧位片（I）和全口曲面断层片（J）。（K~M）下颌切牙片段弓压低。（N~Q）因正畸原因拔除上颌右侧第一前磨牙和左侧第二前磨牙。牙种植体植入于上颌左侧磨牙区。该牙因根折需要拔除。（R~U）左侧牙种植体以最大支抗内收尖牙。治疗后口内像（V~Y）、面像（Z~BB）、头颅侧位片（CC）和全口曲面断层片（DD）。（EE）最终上颌左侧第一磨牙种植修复完成。

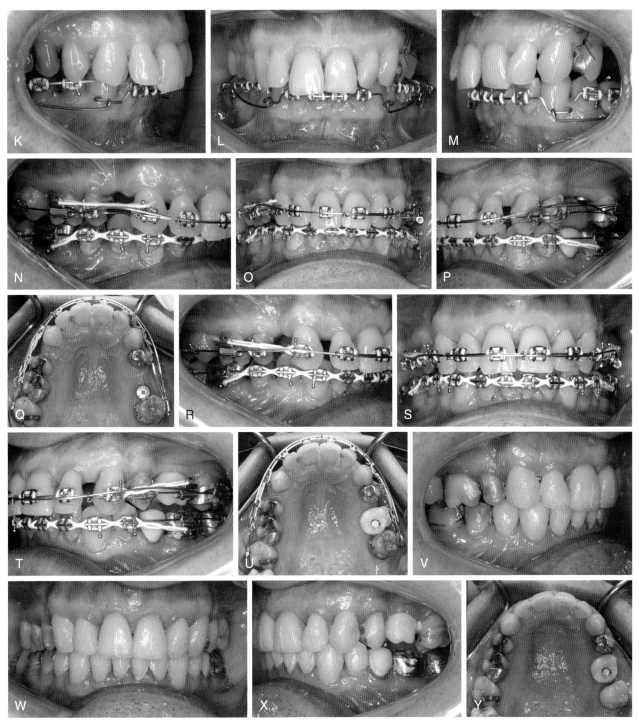

•图17.3（续）

力的典型类型，而拉力型才是微种植体直接加力的标准机制。

　　牙槽嵴微种植体植入的特殊技术如下：

1. 首选矩形或方形头部的微种植体，具有足够固位区域，例如托槽翼，因为复合材料将会形成机械固位。Lomas Quattro微种植体（Mondeal Medical Systems，Donau，Germany）符合以上特性。通常使用2mm×9mm或者2.3mm×9mm的微种植体。

2. 使用反角手柄在牙槽嵴植入微种植体。如果牙槽嵴形态为刀刃状，则先打一个定位孔。

3. 一旦植入微种植体，重要的是要看到头部位置，因为它应该接近连接邻牙唇面的连线。

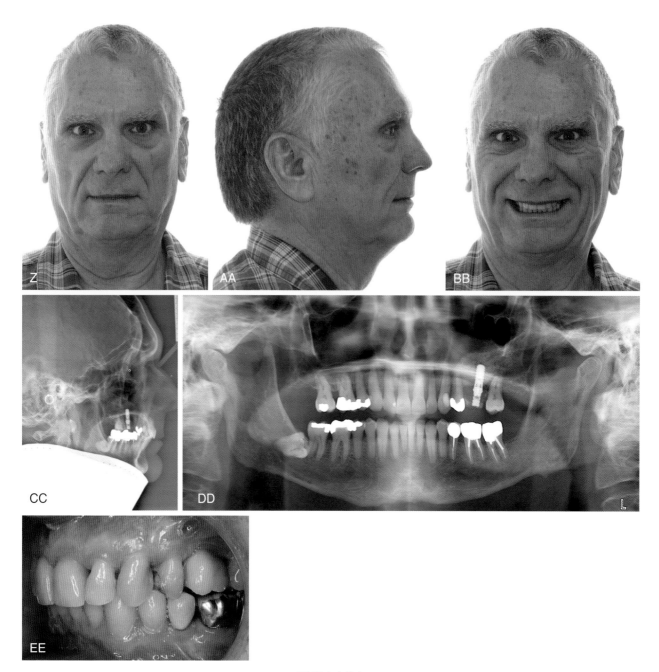

•图17.3（续）

4. 殆龈方向上，头部不应该与对颌牙接触，并且应该接近邻牙的托槽高度。

5. 在头部周围使用流动复合树脂包裹，并根据与邻牙的关系粘接托槽，使弓丝在殆龈方向与颊舌侧方向上能被动入槽。

6. 放置一根弓丝开始移动牙齿。

7. 如果牙槽嵴微种植体松动，将2颗微种植体相邻植入，采用流动树脂固定，增加稳定性。

另外，牙槽嵴微种植体对末端牙齿需要正畸移动的大范围缺牙的患者具有优势。

病例4

患者女性，29岁，多颗牙缺失，特别是下颌牙列（图17.4）。从右侧第一前磨牙到第二磨牙之间有大

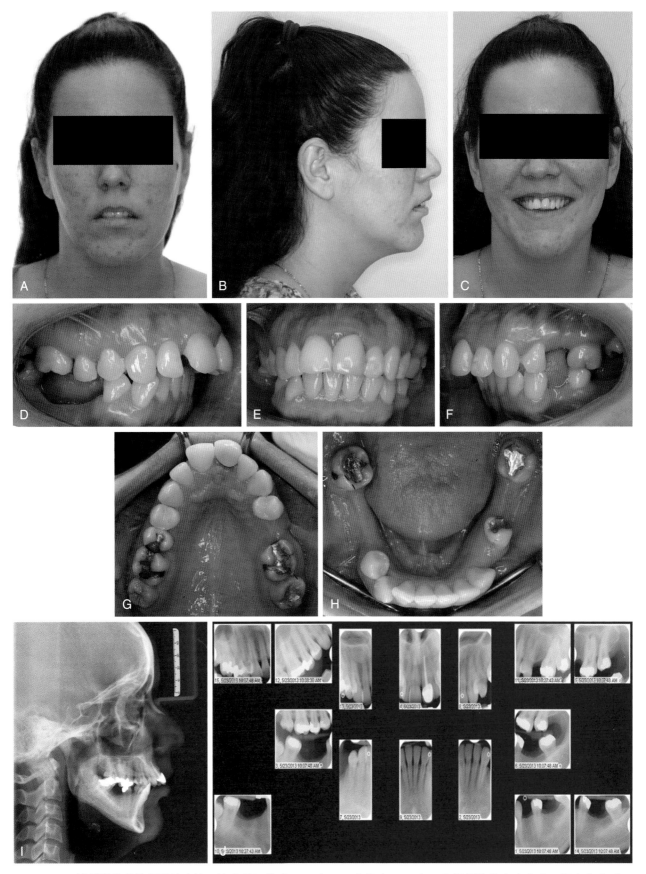

• **图17.4** 牙槽嵴微种植体提供的支抗。治疗前面像（A~C）、口内像（D~H）、头颅侧位片（I）和全口根尖片（J）。（K~O）在双侧下颌磨牙区植入2颗牙槽嵴微种植体后的治疗进展。（P~T）使用牙槽嵴微种植体提供支抗进行下颌磨牙的前移以及纠正中线的治疗进展。（U~Y）治疗后口内像。（Z）下颌佩戴带有桥体的压膜保持器，显示下颌牙弓具有足够的种植修复空间。注意右侧第三磨牙在第二磨牙前移后萌出。治疗后面像（AA~CC）、头颅侧位片（DD）和全口曲面断层片（EE）。

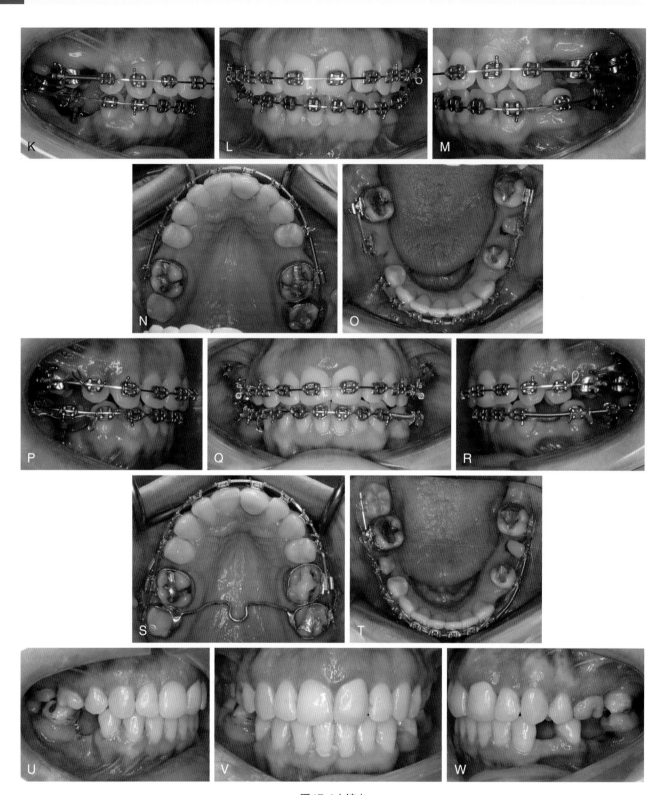

•图17.4（续）

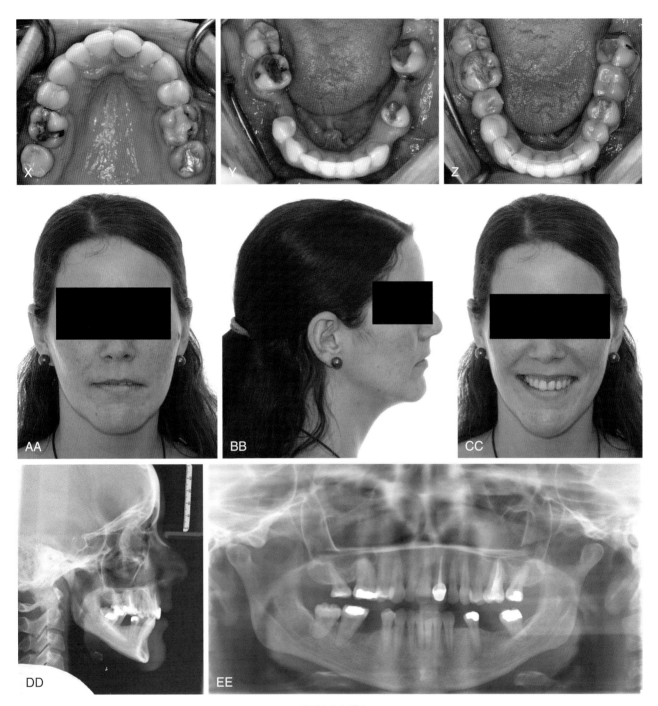

•图17.4（续）

范围缺牙区。下颌右侧第三磨牙在第二磨牙的远中位置阻生。该患者的治疗计划包括拔除上颌右侧第二前磨牙、内收上颌切牙、减少上颌切牙唇倾度和覆盖，以及前移下颌右侧第二磨牙以减小缺牙间隙至适合单颗牙种植体的大小。下颌左侧颊侧段牙弓前移，以匹配上颌中线，同时维持缺牙位置。

在双侧下颌第二磨牙近中牙槽嵴植入2颗

2mm×9mm Lomas微种植体。微种植体的植入使托槽间距减小，有助于在无牙区域维持弓丝的刚性。因此，相邻牙齿的移动得到了更好的控制。在右侧，第二磨牙（译者注：原著写的是第一磨牙，应是笔误）向前移动，使第三磨牙萌出建立咬合，减小缺牙区范围至单颗牙种植体修复的宽度。在左侧，牙槽嵴微种植体被用来纠正下颌偏斜。左侧颊侧段牙齿被向前牵引，以纠正下颌中线偏斜，而缺牙区近远中宽度得到维持，留下了2颗牙种植体修复的空间。

应用TAD处理受损的上颌中切牙

另一种使用微种植体的多学科治疗的特殊情况是牙弓中一些牙齿预后不良且无法从中获得支抗。图17.5展示一名24岁男性患者，上中切牙根吸收明显，

上颌右侧侧切牙先天缺失。双侧后牙Ⅰ类咬合关系，上颌中切牙的矢状向位置和唇支持度正常。该患者的治疗计划包括使用尖牙替代侧切牙以及使用牙种植体替换2颗显著根吸收的中切牙；或者使用2颗种植体植入于右侧侧切牙和左侧中切牙部位，使用桥体修复右侧中切牙。最终选择第二种方案，因为修复医生相信，软组织，特别是龈乳头高度，在种植体被桥体分开的情况下会获得更好的美学效果。为了实现

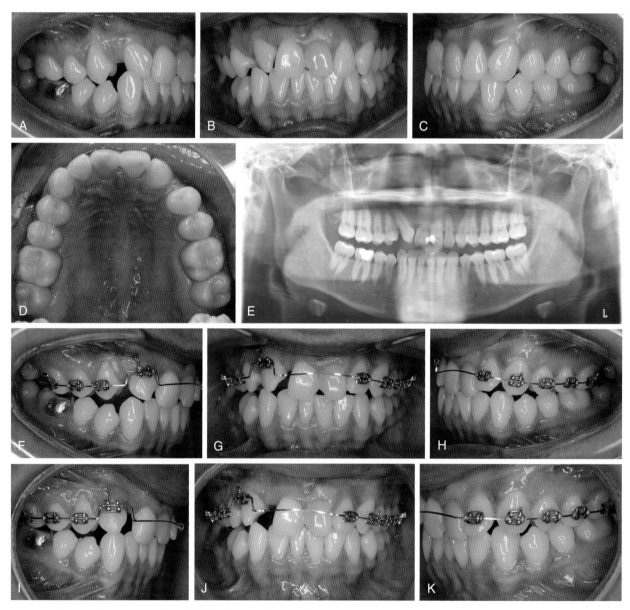

• 图17.5　在上颌中切牙严重牙根吸收患者中，应用颧牙槽嵴区TAD作支抗内收尖牙。（A～D）治疗前口内像、（E）全口曲面断层片。（F～H）远移上颌右侧尖牙的治疗进展，弓丝跨过严重根吸收的切牙。（I～L）先天缺失的上颌右侧侧切牙间隙开辟的治疗进展。（M～P）在远移尖牙后，粘接中切牙托槽，前牙间隙调整至适合从上颌右侧侧切牙到上颌左侧中切牙区行种植体支持的固定桥修复。

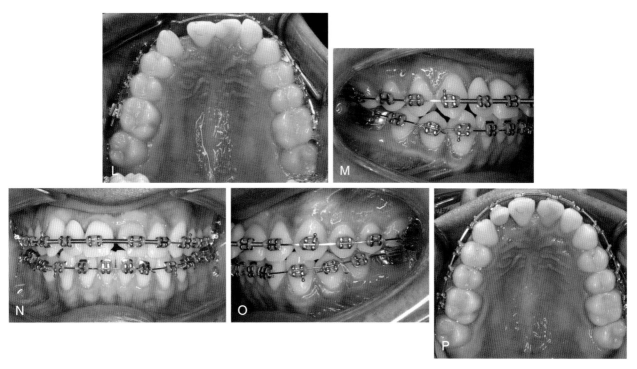

•图17.5（续）

该目标，需要在右侧内收尖牙时获得更强的支抗。这通过植入1颗2mm×9mm Lomas颧牙槽嵴微种植体（Mondeal Medical Systems, Donau, Germany）来提供内收力而实现。使用一根0.019"×0.025"不锈钢丝跨过前牙区，尖牙粘接带有长牵引钩的托槽。尖牙被内收至Ⅰ类咬合关系，然后前牙粘接托槽，精细调整间隙，临时桥美学修复。

正颌手术中的骨支抗

骨支抗在多学科治疗中发挥作用的另一个例子是在正颌手术中。近年来，手术优先的方法已经成为正颌手术治疗牙颌面畸形的一种流行方法，与传统的三阶段的方法相比具有某些优势[4-5]。这些患者中，有些可能侧切牙先天缺失，在患者仍然处于生长期的手术前阶段，可能会接受尖牙替代侧切牙的治疗。采用从腭侧加力的方式，可以在不引人注意的情况下将后方牙齿前牵引至缺失侧切牙位置。

病例5

患者男性，17岁，侧貌为轻度凹面型，面中部

发育不足，Ⅲ类错𬌗，前牙和后牙反𬌗（图17.6）。患者的上颌左侧侧切牙先天缺失。基于他的年龄，医生决定通过拍摄侧位片监控其生长发育，以正确判断其骨骼发育是否停止。在这期间，建议患者接受有限的手术前正畸治疗，在该阶段使用前牵引装置将左侧颊侧段牙齿前移，使尖牙替代侧切牙。在微偏离中缝的两侧，植入2颗1.8mm×8mm IMTEC Ortho微种植体（3M Unitek, Ardmore, Okla）。制造了连接两个O形帽的矫治器（IMTEC Ortho, 3M Unitek, Ardmore, Okla），它含有一根与左侧颊侧段牙弓平行的滑动杆。与磨牙带环舌侧相连的延伸臂的另一端焊有口外弓管，从而与滑动杆相连接，如在图17.1的患者中所描述的一样。在延伸臂与矫治器的牵引钩之间使用螺旋弹簧，施加200g的力，关闭前磨牙近中的间隙。在磨牙前牵7个月之后，检测到骨骼发育完成，粘接全口唇侧矫治器，进行改良式手术优先治疗。该方案中，牙弓在手术前没有进行排齐和整平。在手术前结扎了被动入槽的弓丝。手术后2周，开始正畸治疗排齐和整平牙列，精细调整咬合。术后正畸治疗持续16周，治疗后美学和咬合效果良好。

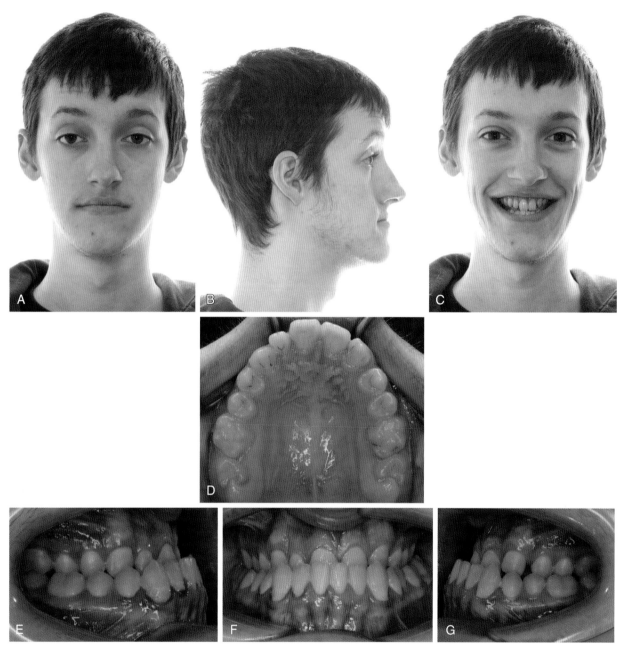

• **图17.6**　正颌手术前应用腭侧TAD前牵颊侧段牙齿至先天缺失的侧切牙位置。治疗前面像（A~C）、口内像（D~G）、头颅侧位片（H）和全口曲面断层片（I）。（J）2颗腭侧IMTE Ortho微种植体支持的左侧磨牙前牵引装置。（K~N）磨牙前牵至前牙间隙已经全部关闭。粘接托槽，准备行改良式手术优先方案治疗。手术后面像（O~Q）和口内像（R~T）。治疗后面像（U~W）、口内像（X~AA）和头颅侧位片（BB）。

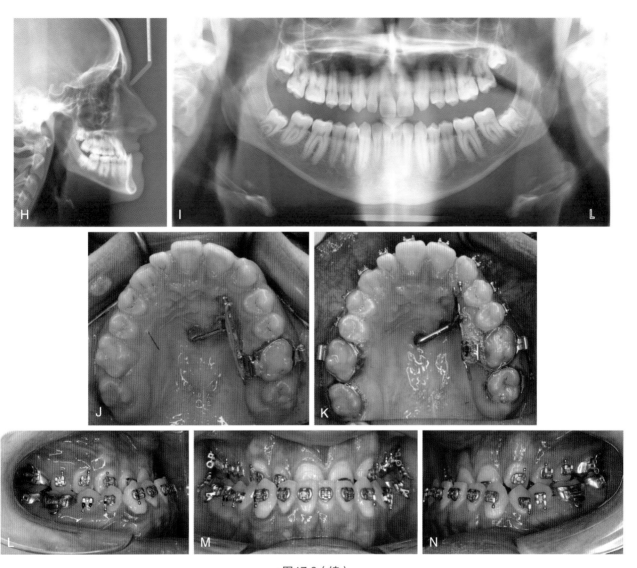

•图17.6（续）

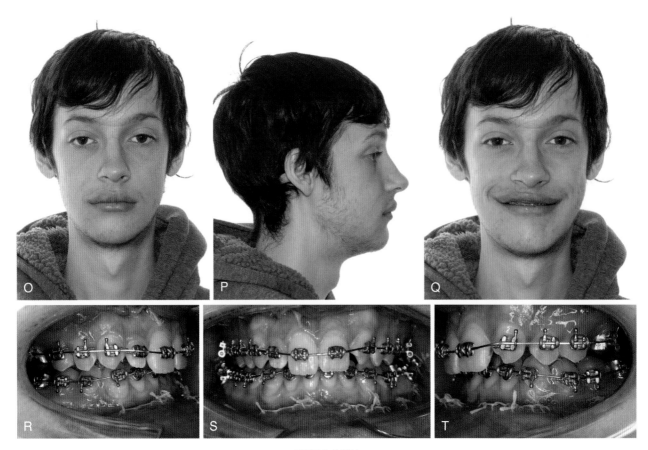

• 图17.6（续）

微种植体在牙槽嵴垂直向增量中的应用

最后，在牙周支持差的患者和前牙美学区域，骨支抗对于牙槽骨的垂直向增量也是一个好工具。牙槽骨垂直向增量可以通过局部使用微种植体提供支抗的方法来实现[6]。

病例6

患者女性，53岁，上颌前牙区牙周附着降低。特殊的是，上颌右侧中切牙和侧切牙有骨丧失和过度萌出，导致这一区域有牙龈退缩和明显"黑三角"等不美观（图17.7）。患者想要解决她上颌前牙区的微笑美学问题。建议治疗方案包括加力促进上颌右侧侧切牙和中切牙萌出，直到获得足够的牙槽骨垂直高度。这个牙槽骨的垂直向的位移也能在牙种植前改善牙龈的结构。因为经济受限，在2颗上颌右侧切牙拔除后仅在中切牙位点植入了1颗种植体。从中切牙种植牙延伸出弧形的单端桥，以模拟对侧侧切牙的牙龈轮廓。

在右侧的两颗切牙之间，植入1颗头部带有槽沟的2mm×9mm Lomas微种植体（Mondeal Medical Systems, Donau, Germany）。在这两颗切牙上粘接托槽，使用0.019"×0.025"不锈钢丝片段弓，被动结扎入槽。在弓丝上焊接一个双管，一个是垂直方向，另一个是水平方向。从微种植体头部槽沟插入另一根0.019"×0.025"不锈钢丝，通过双管中的垂直管。弓丝在龈端留长一点并回弯，放置一个推簧，提供伸长的力。弓丝的下半部分被剪断，以防患者产生不适。最终美学效果显示，通过牙龈缘水平的冠向移动，牙龈"黑三角"减少，微笑美学得到显著改善。

结论

骨支抗能为多学科联合治疗提供有力帮助。接受修复前正畸治疗或者正颌手术的患者，能够从微种植体和微钛板的使用中受益。骨支抗的应用多样，包括修复前间隙调整、牙槽嵴垂直骨增量、在缺牙区增强弓丝刚性，以及正颌手术前一组牙齿的前牵。

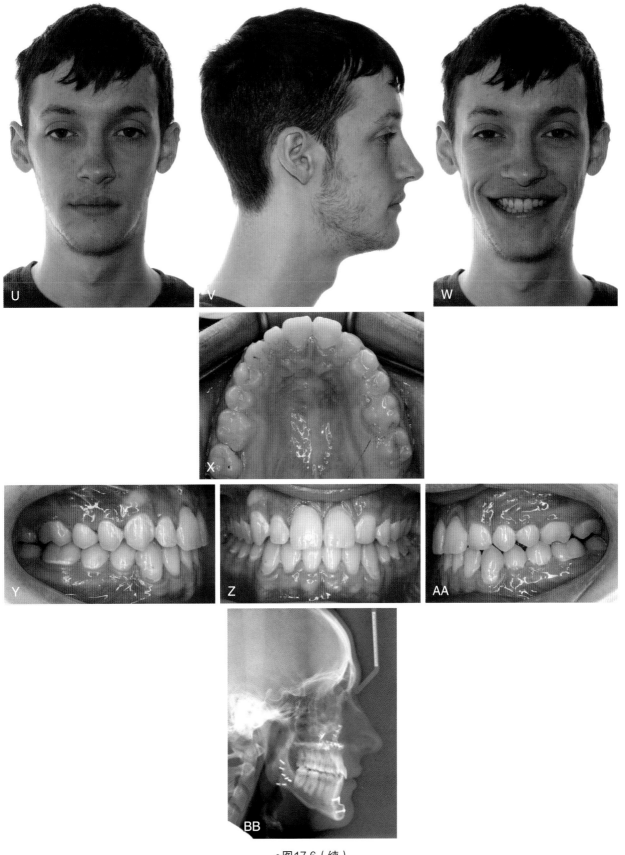

• 图17.6（续）

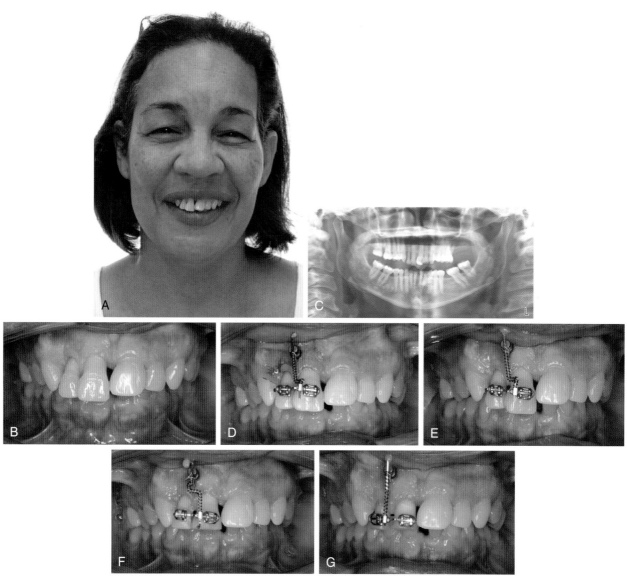

•图17.7　在上颌前牙区应用微种植体进行垂直向牙槽骨增量。（A）微笑像显示前牙美观因牙周附着丧失而受到影响。（B）上颌右侧中切牙和侧切牙过萌产生了不美观的"黑三角"。（C）全口曲面断层片显示上颌右侧切牙牙槽骨水平降低。（D~G）通过植入牙根间TAD来帮助上颌右侧2颗切牙的萌出的治疗进展。

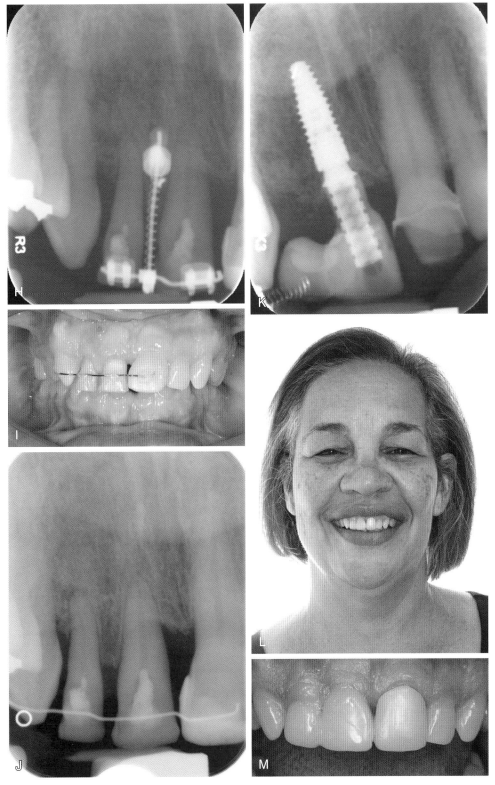

•**图17.7（续）** （H）根尖片显示垂直向牙槽嵴的增高。（I）保持丝固定牙槽嵴的垂直向增高。注意软组织良好的冠方移动。带有保持丝的根尖片显示垂直向牙槽骨增高（J）。上颌中切牙种植后的根尖片（K）。（L）以中切牙种植体为基牙进行单端桥临时修复侧切牙后的微笑像。（M）特写镜头展示了临时修复体后"黑三角"的大幅改善，以及上颌右侧侧切牙位置桥体和牙龈的自然邻接。

致谢

　　我们对参与治疗这些病例的住院医师和全体教职员表示感谢。

参考文献

[1] Keim RG, Gottlieb EL, Vogels DS, Vogels PB: 2017 JCO Orthodontic practice study, *J Clin Orthod* 51:639–656, 2017.

[2] Huang LH, Shotwell JL, Wang HL: Dental implants for orthodontic anchorage, *Am J Orthod Dentofacial Orthop* 127:713–722, 2005.

[3] Weber D, Handel S, Dunham D: Use of osseointegrated implants for orthodontic anchorage, *J Clin Orthod* 51:406–410, 2017.

[4] Nagasaka H, Sugawara J, Kawamura H, Nanda R: "Surgery first" skeletal Class III correction using the skeletal anchorage System, *J Clin Orthod* 43:97–105, 2009.

[5] Yang L, Xiao YD, Liang YJ, Wang X, Li JY, Liao GQ: Does the surgery-first approach produce better outcomes in orthognathic surgery? A systematic review and meta-analysis, *J Oral Maxillofac Surg* 75:2422–2429, 2017.

[6] Fritz UB, Diedrich PR: Clinical suitability of titanium miniscrews for orthodontic anchorage. In: R N, editor: *Temporary anchorage devices in orthodontics*, St. Louis, Missouri, 2009, Elsevier, pp 287–294.

第18章
第二磨牙牵引与第三磨牙直立
Second Molar Protraction and Third Molar Uprighting
UN-BONG BAIK

引言

最近，随着临时支抗装置（TAD）的帮助，下颌第二磨牙充分前移至缺失下颌第一磨牙的间隙（L-6），或者维持伴下颌第二前磨牙缺失的下颌第二乳磨牙（L-E）间隙，均成为可能[1-9]。

当患者有埋伏的第三磨牙时，第二磨牙牵引至缺失牙位置可以促进阻生第三磨牙的萌出。虽然牵引第二磨牙的力学机制在某些病例可能具有挑战性，但是多数水平的第三磨牙可以被直立，并替代种植或修复治疗。

第二磨牙拔除后阻生第三磨牙的特殊变化，如自发性垂直向萌出、水平移动、角度变化等，目前尚不清楚。以往有关第三磨牙萌出或移动的研究，多集中于以正畸为目的而拔除前磨牙或第二磨牙的患者的第三磨牙自然萌出模式[10-17]。本章描述了在第二磨牙前牵后，阻生第三磨牙的移动。

目前已经治疗完成212例第二磨牙前牵至缺失的

第一磨牙或第二前磨牙间隙的病例。其中，第三磨牙先天缺失30例，第三磨牙已经萌出75例，第三磨牙阻生107例。本章描述这107例在第二磨牙前牵后观察到的第三磨牙移位的特殊类型。

当前牵下颌磨牙时，可观察到各种类型的后牙咬合。这些类型特别依赖于缺失后牙的位置。其中，下颌第二磨牙可符合下列4种咬合之一。在本章，"磨牙Ⅰ类咬合关系"被用来描述第二磨牙被移动到第一磨牙位置时的咬合关系。此外，术语"U-6"表示缺失上颌第一磨牙，"NE"表示非拔牙，"U-4"表示拔除上颌前磨牙。

1. U-NE（上颌非拔牙矫治）+ L-6：磨牙Ⅰ类咬合关系（图18.1）。
2. U-6（上颌第一磨牙缺失）+ L-6：磨牙Ⅰ类咬合关系（图18.2）。
3. U-NE + L-E：Ⅲ类磨牙关系（图18.3）。
4. U-4（上颌第一前磨牙拔除）+ L-6：Ⅱ类磨牙关系（图18.4）。

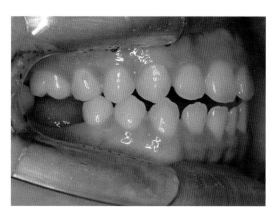 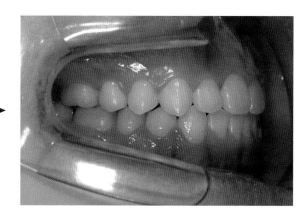

• **图18.1** U-NE + L-6：最终咬合应为磨牙Ⅰ类咬合关系（尖牙关系：Ⅰ类）。

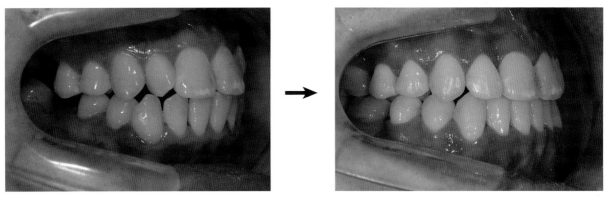

•图18.2　U-6 + L-6：最终咬合应为磨牙 I 类咬合关系（尖牙关系：I 类）。

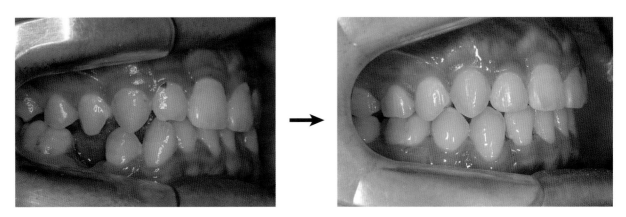

•图18.3　U-NE + L-E：最终咬合应为 III 类磨牙关系（尖牙关系：I 类）。

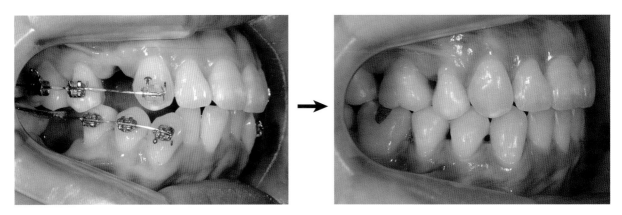

•图18.4　U-4 + L-6：最终咬合应为 II 类磨牙关系（尖牙关系：I 类）。

第三磨牙随着第二磨牙的前牵而改变

很多报道涉及在第二磨牙拔除后第三磨牙的正常发育与移动[10-17]。然而，第二磨牙前牵后阻生第三磨牙的萌出情况尚无充分的研究报道。缺少该项研究的原因是，直到最近TAD应用的发展，才能够进行可预测的磨牙前牵治疗。

阻生第三磨牙自发性移动是多个维度的。因此，

应该在每个方向上分别进行分析。此外，还需要对自发性轴倾度变化和牙槽骨水平进行研究。

我们研究了第二磨牙前牵后阻生下颌第三磨牙垂直向萌出模式，并在最近发表了该结果[18]。该研究能够显示，即使是最严重的阻生下颌第三磨牙也可能会在第二磨牙前牵后自发性萌出，而不借助任何矫治器。在这些病例中，第三磨牙即使牙根早期轻度发育不足，最终也会充分地发育，且能够萌出

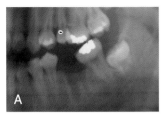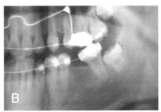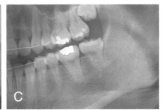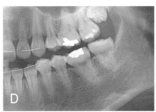

• 图18.5　患者女性，17岁，阻生第三磨牙的自发性垂直向萌出。（A）初始。（B）治疗进展。（C）治疗后。（D）去除矫治器5年8个月后。缺失的下颌左侧第一磨牙间隙被完全关闭。牙根完全移动到位，没有倾斜的迹象。虽然这是一名成人且第三磨牙牙根发育了，但是第三磨牙仍然萌出到口腔，没有使用任何矫治器。

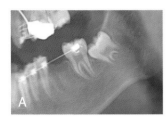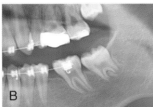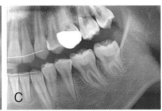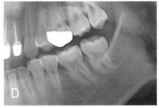

• 图18.6　患者男性，15岁，第三磨牙的自发性萌出与直立。（A）X线片显示拔除了下颌左侧第一磨牙。（B）治疗进展显示间隙的关闭，伴随第三磨牙萌出和直立。（C）治疗后的X线片显示缺失的下颌左侧第一磨牙的间隙被完全关闭；阻生的第三磨牙跟随第二磨牙自发性移动，没有使用任何矫治器。（D）去除矫治器3年6个月后。

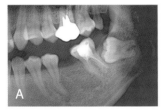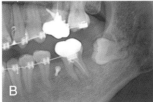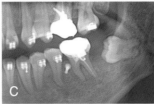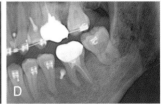

• 图18.7　在下颌第二磨牙前牵后，第三磨牙没有反应。（A）治疗前。（B）第二磨牙前牵的治疗进展。（C）第二磨牙近移至间隙完全关闭的治疗进展。（D）第三磨牙直立后的治疗进展。需要手术暴露和牵引。

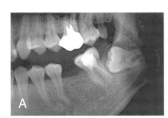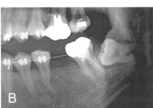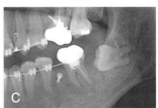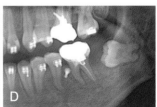

• 图18.8　第二磨牙大量前移后，第三磨牙角度没有变化。（A）治疗前。（B）初期前牵第二磨牙时的治疗进展。（C）间隙即将完全关闭。（D）虽然空间足够，但是没有观察到第三磨牙的明显移动。

（图18.5）。而且，在第三磨牙牙根已经发育完成的成人，也观察到大多数病例萌出到合适位置。在这方面，年龄、性别、牙齿Nolla分期以及第三磨牙轴倾度与阻生第三磨牙的垂直改变没有显示出有明显关联，然而，第三磨牙阻生深度和可用间隙表现出显著的关联性。

一般情况下，阻生下颌第三磨牙随第二磨牙前牵而移动（图18.6）。然而，在某些病例中，第三磨牙不跟随第二磨牙移动（图18.7）。初步研究显示，随着第二磨牙的前牵和第三磨牙的Nolla分期进展，以及当磨牙位置接近𬌗平面时，第三磨牙的近中移动增加。

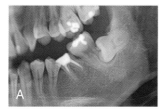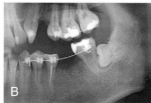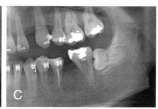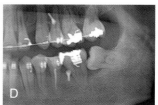

• 图18.9　患者男性，27岁，下颌左侧第一磨牙预后差，第三磨牙自发性直立。（A）治疗前显示第三磨牙完全水平阻生。（B）第一磨牙拔除后的治疗进展。（C）第二磨牙前牵时的治疗进展。（D）实现了大量的间隙关闭，伴随第三磨牙部分直立和萌出。

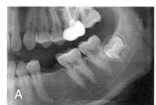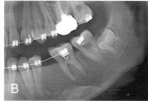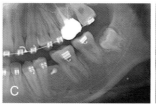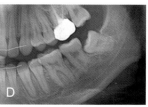

• 图18.10　患者女性，22岁，第三磨牙自发性近中倾斜。（A）治疗前第三磨牙阻生较深。（B）第二磨牙前牵时的治疗进展。（C）间隙几乎完全关闭，第三磨牙萌出。（D）治疗后结果显示，随着第二磨牙前牵，第三磨牙近中倾斜角度增大。

阻生下颌第三磨牙角度的自发性改变非常多样化。角度保持不变（图18.8）；不使用任何矫治器而发生角度改变（图18.9）；某些病例倾斜更严重（图18.10）。评估该变化可预测性的初步研究提示：①年龄更大、第三磨牙发育更多的患者倾向于这类自发性直立；②在第二磨牙前牵之前和之后，第三磨牙可利用的萌出空间与轴倾度的改变没有联系；③第三磨牙萌出速率的增加与其直立相关；④第二磨牙移动速度的增加可能导致第三磨牙近中倾斜。

第二和第三磨牙的牙槽骨变化是值得一提的，因为这种方法时间很长，也需要更长时间地使用矫治器。我们的经验表明，完全阻生的第三磨牙治疗后牙槽骨水平良好；然而，第二磨牙的情况变化较大。特别是远中的牙槽骨水平变化较大。影响这些现象的因素尚不清楚。目前，我们正在进行三维计算机断层扫描研究，以评估这些特殊变化。

第三磨牙水平阻生病例

下面的病例展示了第二磨牙前牵导致的水平阻生的第三磨牙的变化。部分直立、前移和牙冠的萌出，可以使第三磨牙达到适合建立咬合的位置。

病例1

患者女性，29岁，主诉为牙齿前突和拥挤，寻求正畸治疗。II类骨面型。下颌右侧第一磨牙根尖病变，预计预后较差（图18.11）。治疗包括拔除上颌双侧第一前磨牙和下颌右侧第一磨牙。缺失下颌第一磨牙的间隙通过第二磨牙前牵来关闭。磨牙需要显著前移，通常会导致正畸治疗中更多副作用的出现[12]。下颌第三磨牙水平阻生，有对颌牙（图18.12）。

使用0.018″槽沟系统的直丝弓矫治器。在上颌牙弓内收尖牙，在下颌牙弓使用滑动机制前牵引第二磨牙。在下颌右侧前磨牙区植入1颗TAD以前牵第二磨牙（图18.13）。在尖牙内收到一定程度后，在上颌前牙区粘接托槽。下颌第二磨牙大量前移，不伴有倾斜，并且在没有使用过正畸装置的情况下，阻生的第三磨牙萌出并部分直立（图18.14）。

在关闭间隙期间，使用长牵引钩以最大限度利用微种植体内收上颌前牙。在下颌牙弓，使用微种植体作为支抗来纠正中线。在阻生的右侧第三磨牙粘接托槽以控制牙根（图18.15）。

最终建立了良好的尖窝交错的咬合关系，面部侧貌也得到改善。在下颌牙弓，右侧第二和第三磨牙完全直立。双侧磨牙咬合关系为II类。第三磨牙牙槽骨状况和牙周状况均良好。下颌右侧第二磨牙远中牙槽

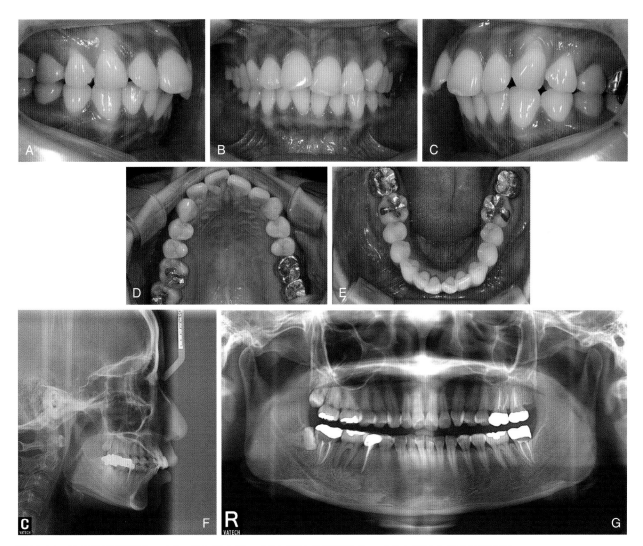

• **图18.11** 治疗前影像记录。（A～E）口内像。（F）初始头颅侧位片。（G）初始全口曲面断层片。

骨显示有垂直向骨缺损。由于治疗前第三磨牙是在第二磨牙之后水平阻生，可能从开始起该区域的牙槽骨就是缺失状态（图18.16）。

　　重叠图显示下颌右侧第二磨牙完全前移至缺失的第一磨牙位置。水平阻生的第三磨牙被直立。上颌前牙和唇部显著内收（图18.17）。

　　3年8个月后，咬合稳定。直立的第三磨牙状况良好。下颌右侧第二磨牙远中牙槽骨缺损没有加重，硬骨板清晰可见。下颌左侧第二磨牙近期因为牙髓问题而拔除（图18.18）。

病例2

　　患者女性，22岁，下颌左侧第二磨牙反𬌗，左侧第一磨牙缺失。起初，反𬌗被纠正，第二磨牙前移。

左侧缺失的第一磨牙间隙通过前牵第二磨牙而完全关闭。最初在较深位置阻生的第三磨牙被直立（图18.19）。

病例3

　　患者女性，22岁，主诉为上颌前牙前突。她的下颌前牙不突，下颌左侧第一磨牙状态不佳。在拔除下颌左侧第一磨牙后，缺失的磨牙间隙需要完全由第二磨牙近移来关闭。在治疗后，缺失的下颌左侧第一磨牙间隙得到了完全的关闭。虽然第三磨牙最初在较深位置阻生，但是在第二磨牙前牵后，它也被完全地直立了。牙周支持组织充足，硬骨板完整，牙槽骨水平良好（图18.20）。

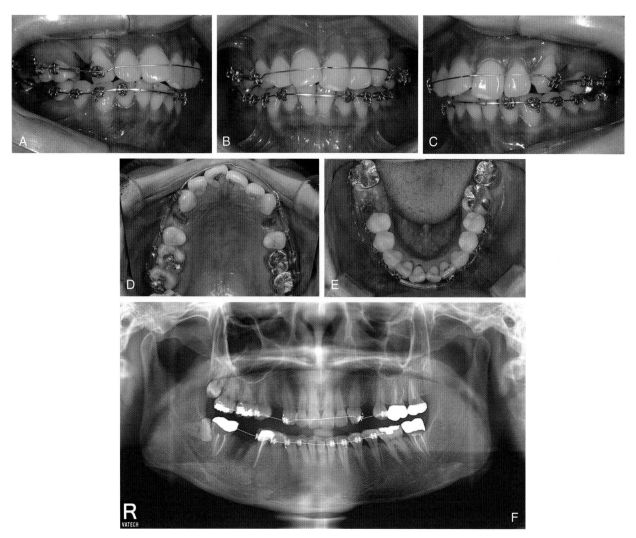

•图18.12 拔牙后治疗进展。（A~E）阶段性口内像。（F）阶段性全口曲面断层片。注意下颌右侧第三磨牙水平阻生。

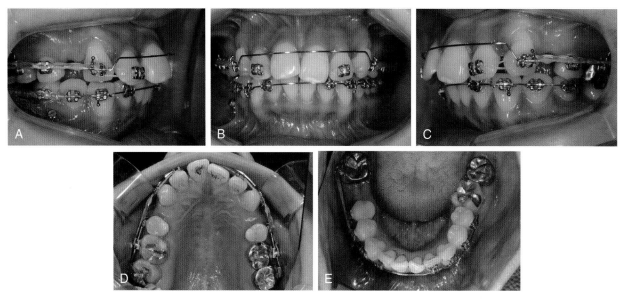

•图18.13 （A~E）治疗进展，关闭间隙初期。

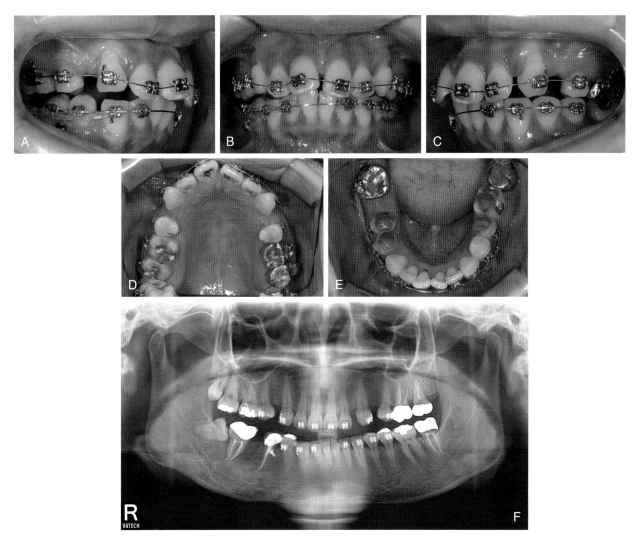

•**图18.14**　治疗进展，粘接上颌全部牙齿的托槽。（A～E）阶段性口内像。（F）阶段性全口曲面断层片。注意下颌右侧第三磨牙稍微直立。

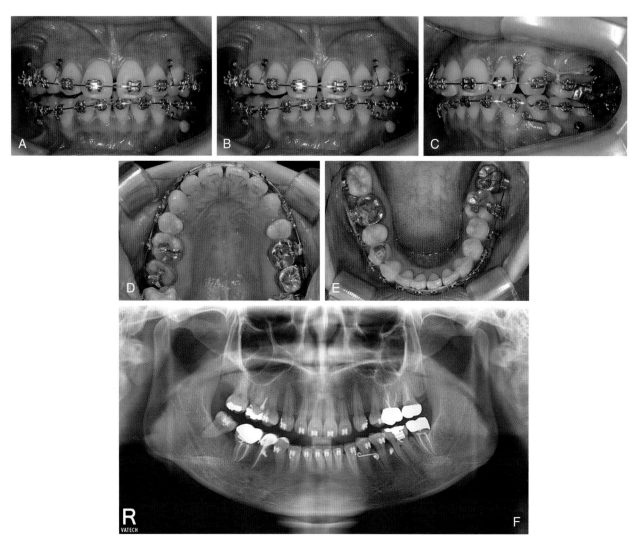

• 图18.15　治疗进展，间隙关闭和下颌中线纠正。（A~E）阶段性口内像。下颌左侧植入微种植体以纠正中线。（F）阶段性全口曲面断层片显示下颌右侧第三磨牙在粘接颊面管后被直立。

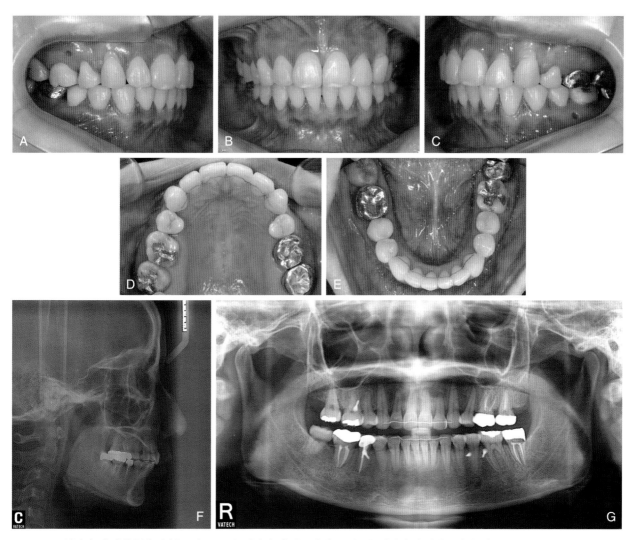

•图18.16　矫治完成时的影像资料。（A~E）矫治完成时口内像。（F）矫治完成时的头颅侧位片。（G）矫治完成时的全口曲面断层片。注意下颌右侧第三磨牙合适的轴倾度。

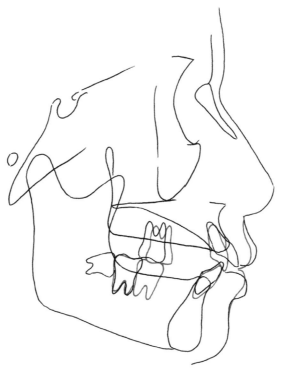

•图18.17　重叠图显示下颌第二磨牙的平移。

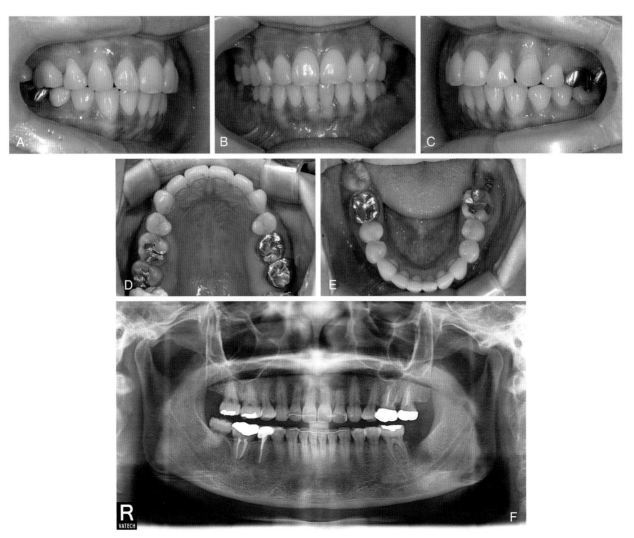

•图18.18　随访3年8个月后的资料。（A～E）保持期随访的口内像。（F）保持期随访的全口曲面断层片。

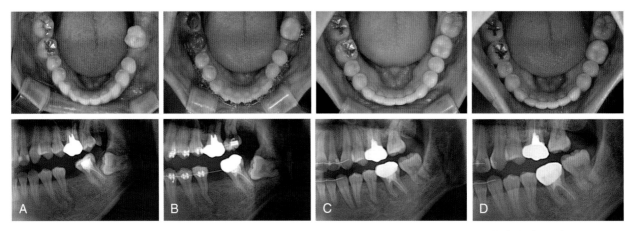

•图18.19　（A）初始。（B）治疗进展。（C）治疗后。（D）矫治结束3年7个月后。（在作者允许下引自 Baik UB, Kim MR, Yoon KH, Kook YA, Park JH. Orthodontic uprighting of a horizontally impacted third molar and protraction of mandibular second and third molars into the missing frst molar space for a patient with posterior crossbites. *Am J Orthod Dentofacial Orthop*. 2017;151[3]:572–582.[8]）

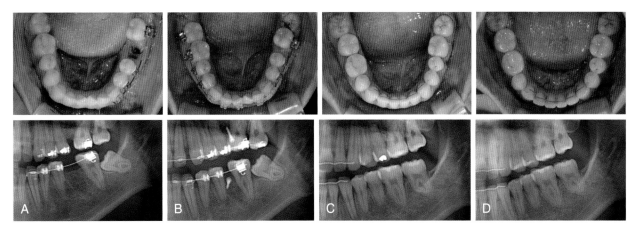

• 图18.20　在无治疗价值的第一磨牙拔除后，前牵下颌左侧第二磨牙。（A）拔除左侧第一磨牙后的初始口内像。（B）治疗进展。（C）治疗后。（D）矫治结束2年7个月后。

结论

当TAD与生物力学方法结合应用时，下颌第二磨牙前牵至缺失的下颌第一磨牙或第二前磨牙间隙是一个可预测的治疗过程。目前我们已完成212例第二磨牙前牵病例，其中4例失败，主要是因为牙周的问题。失败的病例与前牵至第一磨牙位置有关。今后，也许更细致的病例选择及同时进行牙周治疗可降低失败率。

尽管有少量失败病例，该方法仍然对于阻生的第三磨牙具有良好效果。牙科医生和其他专科医生应了解该方法，因为它可能会降低口腔诊疗的费用以及保存天然牙列。

参考文献

[1] Robert WE, Nelson CL, Goodacre CJ: Rigid implant anchorage to close a mandibular first molar extraction site, *J Clin Orthod* 28:693–704, 1994.

[2] Kyung SH, Choi JH, Park YC: Miniscrew anchorage to protract lower second molars into first molar extraction sites, *J Clin Orthod* 37:575–579, 2003.

[3] Nararaj K, Upadhyay M, Yadav S: Titanum screw anchorage for protraction of mandibular second molars into first molar extraction site, *Am J Orthod Dentofacial Orthop* 134:583–591, 2008.

[4] Kravitz ND, Jolley T: Mandibular molar protraction with temporary anchorage devices, *J Clin Orthod* 42:351–355, 2008.

[5] Baik UB, Chun YS, Jung MH, Sugawara J: Protraction of mandibular second and third molars into missing first molar spaces for a patient with an anterior open bite and anterior spacing, *Am J Orthod Dentofacial Orthop* 141(6):783–795, 2012.

[6] Baik UB, Park JH: Molar protraction: orthodontic substitution of missing posterior teeth, *Create Space*, 2013.

[7] Kim KB: *Temporary skeletal anchorage devices: a guide to design and evidence-based solution*, Heidelberg, Germany, 2014, Springer.

[8] Baik UB, Kim MR, Yoon KH, Kook YA, Park JH: Orthodontic uprighting of a horizontally impacted third molar and protraction of mandibular second and third molars into the missing first molar space for a patient with posterior crossbites, *Am J Orthod Dentofacial Orthop* 151(3):572–582, 2017.

[9] Baik UB, Park JH, Kook YA: Correction of bimaxillary protrusion after extraction of hopeless mandibular posterior teeth and molar protraction, *J Clin Orthod* 51(6):353–359, 2017.

[10] Liddle DW: Second molar extraction in orthodontic treatment, *Am J Orthod* 72:599–616, 1977.

[11] Rindler A: Effects on lower third molars after extraction of second molars, *Angle Orthod* 47:55–58, 1977.

[12] Slodov I, Behrents RG, Dobrowski DP: Clinical experience with third molar orthodontics, *Am J Orthod Dentofac Orthop* 96:453–461, 1989.

[13] Richardson ME, Mills K: Late lower arch crowding: the effect of second molar extraction, *Am J Orthod Dentofac Orthop* 98:242–246, 1990.

[14] Richardson ME, Richardson A: Lower third molar development subsequent to second molar extraction, *Am J Orthod Orthop* 104:566–574, 1993.

[15] Orton-Gibbs Sharon, et al.: Eruption of third permanent molars after the extraction of second permanent molars. Part 2: functional occlusion. and periodontal status, *Am J Orthod Dentofac Orthop* 119:239–244, 2001.

[16] De-Ia-Rosa-Gay Cristina, et al.: Spontaneous third molar eruption after second molar extraction in orthodontic patients, *Am J Orthod Dentofac Orthop* 129:337–344, 2006.

[17] De-la-Rosa-Gay C, Valmaseda-Castelloń E, Gay-Escoda C: Predictive model of third molar eruption after second molar extraction, *Am J Orthod DentoFacial Orthop* 137:346–353, 2010.

[18] Baik UB, Kook YA, Bayome M, Park JU, Park JH: Vertical eruption patterns of impacted mandibular third molars after the mesialization of second molars using miniscrews, *Angle Orthod* 86(4):565–570, 2016.

第19章

应用MGBM系统和双重远移系统进行Ⅱ类错殆的非拔牙矫治

Class Ⅱ Nonextraction Treatment with MGBM System and Dual Distal System

B. GIULIANO MAINO, GIOVANNA MAINO, LUCA LOMBARDO, JOHN ROBERT BEDNAR, GIUSEPPE SICILIANI

本章描述了一种针对Ⅱ类错殆畸形的矫治方案，无须患者的依从性，便可以满足患者对美观和功能的双重要求。

在对Ⅱ类错殆畸形进行非拔牙正畸矫治中，我们使用双尺寸技术（Bidimensional Technique），将治疗分为3个明确的阶段。医生可通过仔细监测每阶段的治疗进程，以识别不可预见的问题[1]。

双尺寸技术的3个阶段包括：

第一阶段：远移上颌磨牙，与下颌磨牙形成"超Ⅰ类"关系。

第二阶段：固定上颌切牙的位置，同时内收上颌前磨牙和尖牙，这样在上颌牙弓形成3组牙齿。

第三阶段：通过内收上颌切牙合并3组牙齿。

第一阶段：远移上颌磨牙

MGBM系统[2]由被动支抗系统和主动远中移动系统构成。

被动支抗系统使用2颗1.5mm×10mm微种植体（Spider Screw K1，HDC，Thiene，Italy）与横腭杆连接。

由于上颌第一磨牙腭侧为单根，形成了结构间隙，微种植体可在腭侧安全植入于第二前磨牙和第一磨牙之间[3]。微种植体种植角度相对腭穹隆斜度在30°~40°之间。

在某些病例中，在上颌第一和第二前磨牙间隙较宽时，可将微种植体植入其间。这将使牙齿间的纤维组织受到拉伸，使上颌第二前磨牙向远中漂移，以实现该牙的远中移动。

横腭杆（直径0.036"的不锈钢丝）通过复合树脂粘固在上颌第一前磨牙殆面，并通过0.014"的不锈钢丝紧紧结扎在微种植体上（图19.1）。

横腭杆会预防支抗丧失及第一磨牙旋转、倾斜和扭转这些不良效应。

激活的远中移动系统每侧由0.018"×0.022"的不锈钢丝和200g力量的镍钛推簧构成，该推簧的长度比上颌第一前磨牙托槽远中至第一磨牙颊面管近中的距离长10mm。第二前磨牙此时不粘接托槽以方便放置推簧。

如上颌第二磨牙已经萌出，添加上颌磨牙同步远移系统（Simultaneous Upper Molar Distalizing System，SUMODIS）元件可以同时远移第二磨牙。该元件由一个双管型滑动管、一段0.018"×0.025"镍钛合金丝和两个滑动式游离停止扣构成。在第一前磨牙托槽插入并结扎横断面为0.018"×0.022"不锈钢丝之前，先将该不锈钢丝插入双管型滑动管的殆方管，然后将力量为200g镍钛推簧放置于不锈钢方丝上，将双管型滑动管抵住前磨牙托槽远中。在第二磨牙粘固颊面管，向远中龈方倾斜（图19.2）。两个停止扣加在0.018"×0.025"、力量为200g镍钛弓丝的末端，该镍钛弓丝长度比第一前磨牙托槽远中到第二磨牙颊面管近中的距离长9mm，当它插入双管型滑动管的龈方管及第二磨牙上的颊面管时形成弧形（图19.2）。超长9mm的镍钛弓丝的激活将上颌第二磨牙推向远中，而推簧同步把上颌第一磨牙推向远中。第二磨牙上的颊面管的远中龈向倾斜很关键，它最大限度减小了镍钛

弓丝的弹力造成的第二磨牙牙冠远中倾斜。

在出现严重的前牙深覆𬌗时，患者配合夜间使用3-3活动平面导板以促进下颌磨牙压低、打开咬合、减少对第一前磨牙的𬌗力（图19.3）。

第一阶段临床治疗建议

- 第二磨牙上的颊面管倾斜粘接以补偿因使用弹性镍钛弓丝产生的牙冠远中倾斜。
- 在SUMODIS系统中避免使用过长的镍钛合金丝（超出长度大于9mm），以免造成上颌前庭内软组织受伤。
- 当一侧"超Ⅰ类"远中移动完成早于另一侧，则需用关闭螺簧取代开大螺簧，作为"超Ⅰ类"磨牙侧的间隙保持器，而另一侧远中移动继续进行。

第二阶段：内收上颌前磨牙和尖牙

在上颌磨牙远中移动至与下颌磨牙形成"超Ⅰ

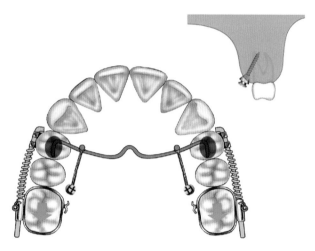

• 图19.1 MGBM系统。微种植体植入硬腭相对腭穹隆斜度在30°~40°之间。横腭杆（直径0.036"的不锈钢）通过复合树脂粘固在上颌第一前磨牙𬌗面，并通过0.014"的不锈钢丝紧紧结扎在微种植体上。

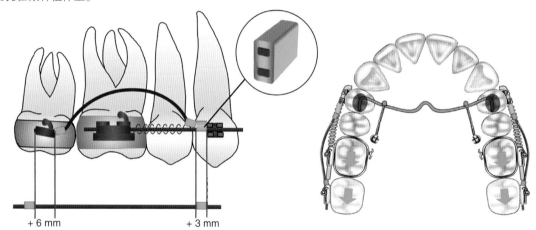

• 图19.2 配有SUMODIS（同步远中移动上颌磨牙系统）的MGBM系统。

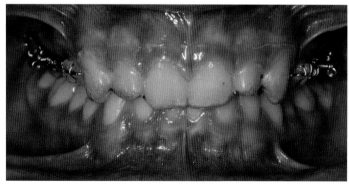
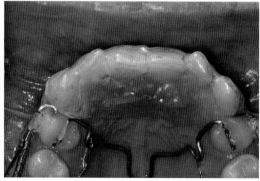

• 图19.3 上颌尖牙之间的活动平面导板。

类"关系时，2颗微种植体（直径为1.5mm，长度为8~10mm，Spider Screw K1，HDC，Thiene，Italy）以垂直或倾斜45°的角度植入于上颌第一磨牙近中颊侧。腭侧的微种植体和改良横腭杆随后被去除。

上颌牙弓进行托槽粘接，用0.016"×0.022"超弹性镍钛弓丝排齐，其中在镍钛弓丝的上颌第一磨牙近中安放停止扣，在上颌尖牙近中安放游离牵引钩。使用0.012"钢结扎丝连接微种植体至游离牵引钩，以防止磨牙向近中迁移及丧失磨牙Ⅰ类咬合关系（图19.4）。在有显著拥挤的情况下，上颌磨牙停止扣可稍微放置在上颌磨牙颊面管近中位置以允许磨牙轻微地从"超Ⅰ类"关系向近中迁移，由此加速上颌牙弓排齐。

前磨牙和尖牙的远中移动可通过在微种植体与牙齿间放置链状橡皮链或力量为50g的镍钛拉簧而即刻启动。

排齐完成时，上颌牙弓放置一根0.016"×0.022"不锈钢弓丝，其中在上颌磨牙近中安放停止扣，在尖牙近中放置游离牵引钩。在微种植体与弓丝上的牵引钩之间放置钢结扎丝（0.012"），利用牙齿与微种植体间产生的100~150g力继续进行上颌尖牙和第一前磨牙同步内收，微种植体提供了直接支抗。

倘若上颌磨牙已经被推向远中形成"超Ⅰ类"关系，多数上颌第二前磨牙会向远中漂移，并在越隔纤维拉力的影响下向微种植体的颊侧移动。

如上颌第二前磨牙需额外远中移动，可使用间接支抗从第一磨牙向第二前磨牙施加Ⅰ类力。可从颊侧或腭侧施加Ⅰ类力以控制不期望的旋转（图19.5）。

对前磨牙和尖牙同步进行内收可以大大缩短治疗时间。

另外，下颌牙弓的治疗可推迟至第二阶段完成后进行，减少龋齿的发生和下颌牙弓托槽脱落的急诊诊疗时间。

第二阶段临床治疗建议

• 0.016"×0.022"不锈钢弓丝上的停止扣必须接触第一磨牙，微种植体和牵引钩之间的金属结扎丝必须完全扎紧。

第三阶段：内收切牙

在双尺寸技术中，切牙的托槽为0.018"×0.025"，尖牙、前磨牙和磨牙的托槽为0.022"×0.028"。切牙内

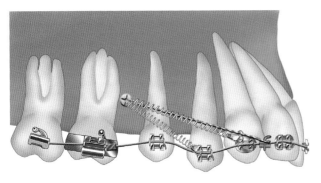

• 图19.4　排齐阶段使用0.016"×0.022"镍钛弓丝，停止扣放置在上颌第一磨牙近中，不锈钢结扎丝连接微种植体至上颌尖牙近中的游离牵引钩。利用轻力开始对尖牙和第一前磨牙进行同步远中移动。

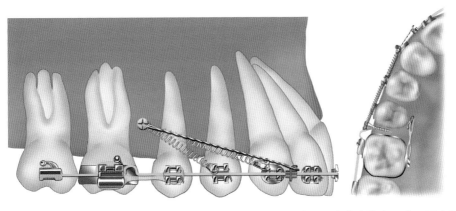

• 图19.5　第二阶段。利用微种植体至牙齿间的拉簧同步内收第一前磨牙和尖牙（直接支抗）。有必要在第一磨牙至第二前磨牙之间放置链状橡皮链来内收第二前磨牙。

收最大弓丝尺寸为0.018"×0.022"，因此在内收切牙时可实现前牙段充分的转矩控制和后牙段的自由滑动。

当上颌形成3组牙齿，且上颌尖牙与下颌尖牙处于Ⅰ类咬合关系时，将0.018"×0.022"不锈钢丝放入预置转矩的切牙托槽（0.018"×0.025"），并将游离牵引钩固定于侧切牙远中，利用滑动内收机制进行上颌切牙内收。这使预置转矩托槽和弓丝形成了完全配对嵌合，因此切牙完全内收形成合适的切牙倾斜度（图19.6）。

3组上颌牙齿之间紧密结合，没有间隙，前牙覆盖减少。

在第二前磨牙托槽和第一磨牙颊面管之间放置一小段关闭螺簧，以防止第一磨牙近中颊根接触微种植体并避免牙根损伤[4-5]。

在微种植体至尖牙之间放置一根0.012"的金属结扎丝以维持尖牙和前磨牙与下牙形成的Ⅰ类咬合关系。力量为300g的拉簧放置在微种植体至上颌游离牵引钩之间以内收上颌切牙（图19.7～图19.15）。

第三阶段临床治疗建议
- 若牙根长度长于平均长度，或任何有必要实施前区转矩控制，可使用更粗的0.018"×0.025"不锈钢丝。

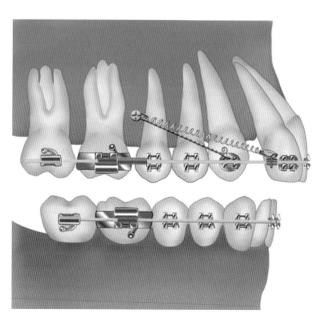

• 图19.7　第三阶段。尖牙通过金属丝结扎至微种植体。用拉簧连接微种植体与弓丝上的牵引钩，进行切牙内收。在第一磨牙和第二前磨牙托槽之间放置一段关闭弹簧，以防止牙根接触微种植体。

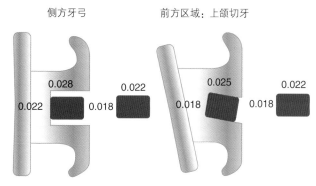

• 图19.6　二维托槽可以让全尺寸的0.018"×0.022"不锈钢丝在预置转矩的托槽槽沟内实现切牙整体内收和侧方牙弓的滑动。

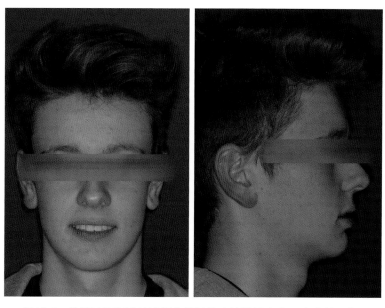

• 图19.8　使用MGBM系统进行非拔牙治疗的男性患者：治疗前面像。

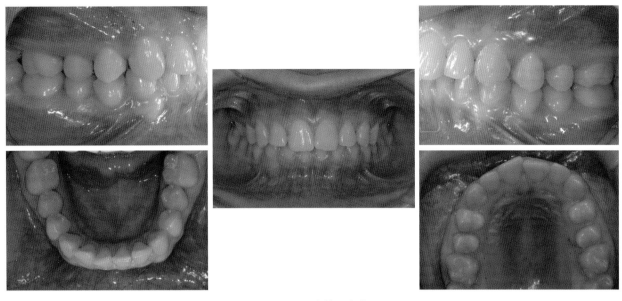

•**图19.9**　治疗前口内像。

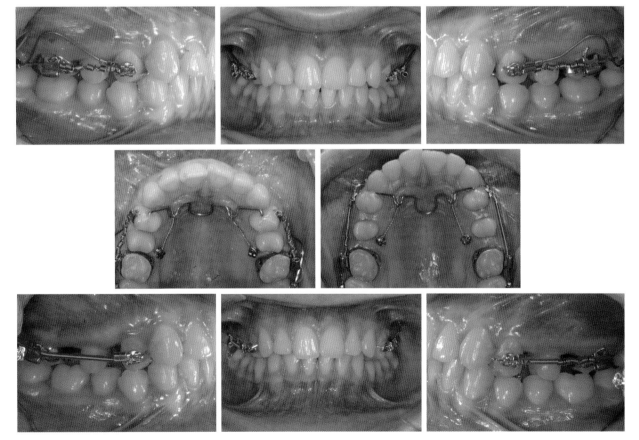

•**图19.10**　第一阶段（磨牙远中移动）：使用SUMODIS（上颌磨牙同步远中移动系统）开始远中移动及使用关闭弹簧作为间隙保持器结束远中移动。

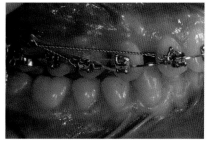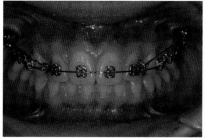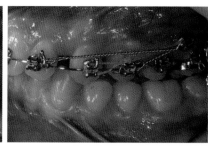

• 图19.11 第二阶段：同步内收前磨牙和尖牙，使用颊侧植入的微种植体作为支抗、在0.016"×0.022"不锈钢丝上贴近磨牙加停止扣、金属结扎丝连接微种植体和弓丝上的游离牵引钩以及链状橡皮链同步内收前磨牙和尖牙。

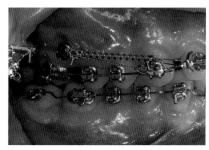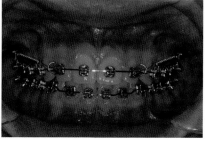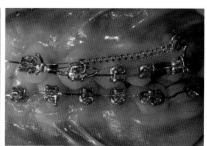

• 图19.12 第三阶段：内收切牙。

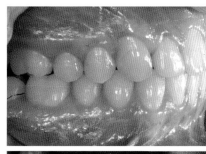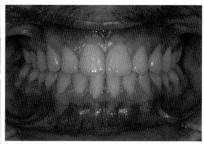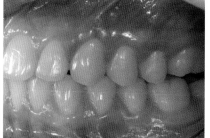

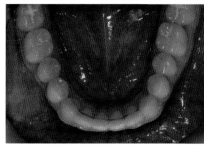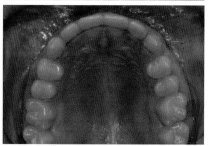

• 图19.13 治疗结束。

大量Ⅱ类错𬌗畸形有深覆𬌗，在内收切牙时需要进行打开咬合。

打开咬合可通过上颌或下颌切牙压低、磨牙的伸长或上述方法相结合来实现，常常取决于微笑美学和生长型[6]。

在使用微种植体作为支抗时，上颌阻抗中心与微种植体的垂直高度几乎一致。微种植体向前牙施力时，内收切牙所产生的力经过切牙阻抗中心的下方，造成下颌平面的顺时针方向的旋转，磨牙压低，切牙伸长[7-9]。可使用动力臂以防止不期望的牙齿旋转；然而，动力臂使牙齿移动减慢、较难清洁并常常造成软组织损伤[10-11]。

值得一提的是，双尺寸技术允许预扭转前牙托槽和弓丝形成完全的配对嵌合，并且在大多数情况下无颌动力臂即可控制不良反应。

如果在上颌牙弓丝内预设较大的Spee曲线，在下颌牙弓丝内预设反Spee曲线，结合在上下颌磨牙间的垂直牵引，便消除了磨牙压低，控制了殆平面的旋转。

因微种植体施力导致的切牙伸长可以通过调整上下弓丝上Spee曲线所产生的力得以控制（图19.16）。

因此动力臂的使用限于非常严重的深覆殆病例（图19.17）。

在第二前磨牙未萌出、第二磨牙早于或与第二前磨牙同步萌出时，微种植体可在腭穹隆处植入而不是根间植入。借鉴MAPA系统指南[12-13]，可从腭侧植入2颗直径为2mm、长度基于腭侧骨板厚度的微种植体。根据"减少就诊次数"原则[14]，连接微种植体并固定于前磨牙腭面或殆面的横腭杆可以在同期放置。粘接在第一前磨牙上的腭杆形成MGBM系统的被动支抗元件。安装在前庭沟侧的主动远中移动系统元件之前已经描述过（图19.18）。

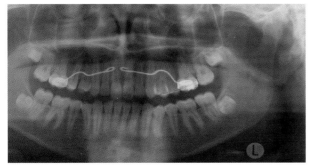
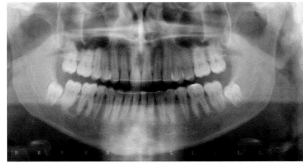

• 图19.14 治疗前后的全口曲面断层片。

双重远移系统

因为不会有牙根的干扰，很多时候腭穹隆是微种植体植入的首选位置。

当选择该位置时，MGBM系统常常结合各种磨牙远中移动系统使用，这些系统仅仅利用腭侧支抗装置[15-16]。事实上，这些腭侧远中移动系统试图实现Ⅰ类咬合关系，但常伴有不期望的上颌磨牙近中扭

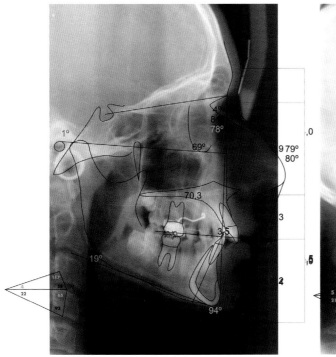
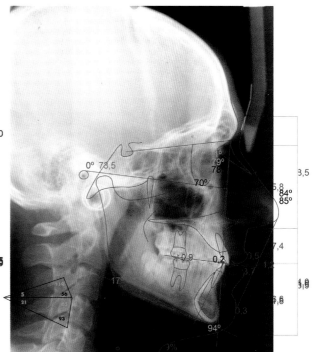

• 图19.15 矫治前后的头颅侧位片。

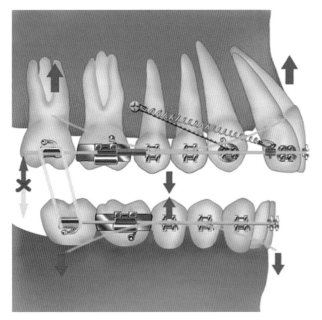

• 图19.16　第三阶段：在上颌牙弓内预设较大的Spee曲线，在下颌牙弓内预设反Spee曲线，以防止切牙伸长。在口腔后部使用垂直牵引以防止磨牙压低。

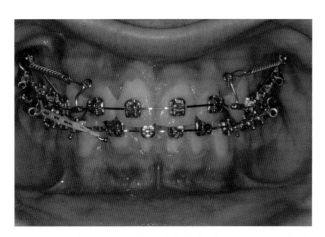

• 图19.17　第三阶段：使用动力臂牵引钩为深覆殆病例内收切牙。

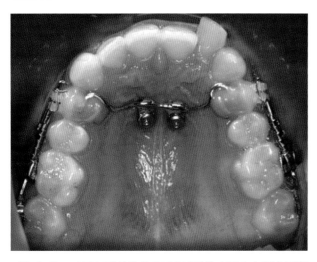

• 图19.18　MGBM系统和SUMODIS系统（同步上颌磨牙远中移动系统）将微种植体植入腭穹隆。

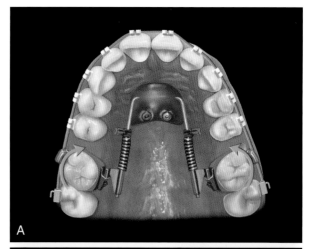

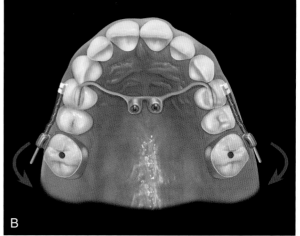

• 图19.19　（A）使用腭侧的力学机制进行矫治对磨牙产生近中扭转。（B）使用MGBM系统对磨牙产生远中扭转。

转，对Ⅰ类咬合关系产生负面影响（图19.19）。

另外，第二磨牙已萌出时，这些腭侧的远中移动系统不能在合理治疗时间内实现理想的远中移动。

在一项远中移动的对比研究中[17]，相较每个月远移磨牙仅0.33mm的腭部支抗系统，MGBM系统每个月远移磨牙0.90mm。因此，在颊侧添加MGBM系统使双重远移系统更为有效，这是由于两系统结合产生了积极的作用（图19.20）。

结论

MGBM系统是一种治疗Ⅱ类错殆畸形的有效方法。

由于牙根间间隙充足，在腭侧植入微种植体更简单。然而，上颌磨牙受到腭侧力量直接作用时，常会

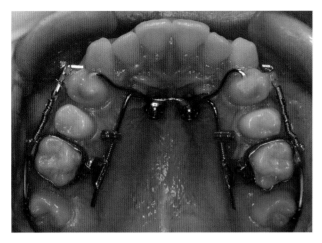

•图19.20　双重远移系统：如第二磨牙已经萌出，为便于磨牙推向远中，在颊面添加配有SUMODIS（上颌磨牙同步远中移动系统）的MGBM系统。

在远中移动中发生近中扭转，而应用在颊侧的MGBM远中移动的力学机制，在整个远中移动过程中消除磨牙扭转和持续控制扭转。在腭穹隆应用微种植体可以单独或与其他方式（如MGBM系统）结合使用以提高效率和进行磨牙控制。

SUMODIS系统的应用是同步推上颌第一、第二磨牙向远中的省时有效的方法。

在第二阶段和第三阶段中使用颊侧微种植体作为直接支抗以内收尖牙、前磨牙和切牙，将磨牙支抗丧失的风险降至最低。如作为直接支抗的微种植体失败，也不会破坏磨牙 I 类位置关系。

双尺寸技术使用两套不同尺寸托槽，分别是在切牙上使用0.018"×0.025"的托槽和在尖牙、前磨牙和磨牙上使用0.022"×0.028"的托槽。这样，在内收切牙、前部弓丝和槽沟完全嵌合，从而形成对切牙的转矩控制，并符合深覆船病例的生物力学。在牙齿远中移动成组、关闭牙间隙时，小于后牙托槽槽沟尺寸的弓丝使滑动力学机制可以顺利使用。

参考文献

[1] Gianelly AA: *Bidimensional technique. Theory and practice*, New York, 2000, GAC Int.

[2] Maino BG, Gianelly AA, Bednar J, Mura P, Maino G: MGBM System: new protocol for Class II non extraction treatment without cooperation, *Prog Orthod* 8(1):130–143, 2007.

[3] Poggio PM, Incorvati C: "Safe zones": a guide for miniscrew positioning in the maxillary and mandibular arch, *Angle Orthod* 76(2):191–197, 2006.

[4] Maino BG, Weiland F, Attanasi A, Zachrisson BU, Buyukyilmaz T: Root damage and repair after contact with miniscrews, *J Clin Orthod* XLI(12):762–766, 2007.

[5] Kadioglu O, Buyukyilmaz T, Zachrisson BU, Maino B G: Contact damage to root surfaces of premolars touching miniscrews during orthodontic treatment, *Am J Orthod Dentofacial Orthop* 134:353–360, 2008.

[6] Zachrisson BU: Esthetic factors involved in anterior tooth display and the smile: vertical dimension, *J Clin Orthod* 32:432–445, 1998.

[7] Jung M, Kim T: Biomechanical considerations in treatment with miniscrew anchorage, Part I: the sagittal plane, *J Clin Orthod* 42(2):79–83, 2008.

[8] Tominaga Jun-ya, Ozaki Hiroya: Effect of bracket slot and archwire dimensions on anterior tooth movement during space closure in sliding mechanics: a 3-dimensional Finite element study, *Am J Orthod Dentofacial Orthop* 146:166–174, 2014.

[9] Ozaki Hiroya, Tominaga Jun-ya, Hamanaka Ryo, et al.: Biomechanical aspects of segmented arch mechanics combined with power arm for controlled anterior tooth movement: a three-dimensional finite element study, *J Dent Biomech* 6:1–6, 2015.

[10] Tominaga J, Tanaka M, Koga Y, Gonzales C, Kobayashi M, Yoshida N: Optimal loading conditions for controlled movement of anterior teeth in sliding mechanics, *Angle Orthod* 79(7):1102, 2009.

[11] Rokutanda Hiromi, Koga Yoshiyuki, Yanagida Hiroko, Tominaga Jun-ya, Fujimura Yuji, Yoshida Noriaki: Effect of power arm on anterior tooth movement in sliding mechanics analyzed using a three-dimensional digital mode, *Orthod Waves* 74:93–98, 2015.

[12] Maino BG, Paoletto E, Lombardo L, Siciliano G: MAPA: a new high-precision 3D method of palatal miniscrew placement, *Eur J Clin Orthod* 3(2):41–47, 2015.

[13] Maino BG, Paoletto E, Lombardo L, Siciliani G: A three-dimensional digital insertion guide for palatal miniscrew placement, *J Clin Orthod* 50(1):12–22, 2016.

[14] Maino BG, Paoletto E, Lombardo L, Siciliani G: From planning to delivery of a bone-borne rapid maxillary expander in one visit, *J Clin Orthod* LI(4):198–207, 2017.

[15] Cozzani M, Zallio F, Lombardo L, Gracco A: Efficiency of the distal screw in the distal movement of maxillary molars, *World J Orthod* 11(4):341–345, 2010.

[16] Wilmes B, Drecher D: Application and effectiveness of the Beneslider: a device to move molar distally, *World J Orthod* 11(4):331–340, 2010.

[17] Cozzani M, Fontana M, Maino BG, Maino G, Palpacelli L, Caprioglio A: Comparision between direct vs indirect anchorage in two miniscrew-supported distalizing devices, *Angle Orthod* 86:399–406, 2016.

第20章
隐形矫治中应用TAD远移下颌磨牙

Anchorage of TADs Using Aligner Orthodontics Treatment for Lower Molars Distalization

KENJI OJIMA, JUNJI SUGAWARA, RAVINDRA NANDA

引言

近年来，隐形矫治中，具有挑战性的磨牙控制问题已经成为一种可能[1-12]。一些研究表明隐形矫治可以较好地实现上颌磨牙远中移动。本章中我们分享两个病例，使用Invisalign矫治器，利用微种植体作为弹性牵引的支抗，实现了下颌磨牙的远中移动。

病例1

患者女性，27岁，主诉为侧方牙齿开𬌗，导致咀嚼效率低，以及下颌前牙拥挤，患者同时希望改善侧貌。

患者面部左右基本对称，下唇略突。口内上下颌中线基本一致，中切牙对刃，上下尖牙和第一磨牙为Ⅲ类咬合关系，前牙拥挤，Spee曲线过大，侧方开𬌗明显。另外，与下颌牙列相比，上颌牙弓狭窄；咬合不稳定。头影测量分析结果显示ANB角为−1.1°，Wits值为−10.0，下颌骨较上颌骨位置靠前，为开张型骨性Ⅲ类咬合关系，且下颌平面角过大。至于切牙牙轴，上下颌切牙都是内倾型。全口曲面断层片未见异常，两侧上下颌第三磨牙已拔除，无病理性牙根吸收迹象（图20.1～图20.3）。

治疗目标

计划将下颌磨牙远中移动以实现Ⅰ类咬合关系，通过改善磨牙关系、中切牙对刃𬌗和侧方开𬌗改善侧貌。

治疗方案选择

要实现上述目标有3种可选治疗方案。第一种方案是正畸−正颌联合治疗，包括下颌升支矢状骨劈开术（BSSO）。疗程将达24个月。第二种方案是非手术治疗，拔除上下颌4颗前磨牙（疗程为24个月）。第三种方案较前两种更具挑战：在不拔牙情况下，使用可摘式隐形矫治器将下颌后牙和侧方牙齿远中移动（预计治疗时长为30～36个月）。在介绍每一种方案优缺点后，患者希望治疗过程不显眼、非手术、不拔牙，接受最低的侧貌改善效果以及期待2年内完成治疗。在综合考虑各种治疗方案后，选择了使用Invisalign系统[13-28]治疗的第三种方案。

治疗过程

首先对牙齿和咬合进行了三维口内扫描，接着使用ClinCheck软件进行治疗模拟。基于模拟情况确定了治疗方案（图20.4）。主要牙齿移动如下：
1. 将下颌磨牙推向远中（约4mm），形成Ⅰ类咬合关系。
2. 下颌磨牙压低，形成合适的覆𬌗。
3. 上颌牙弓扩弓（约7mm）。

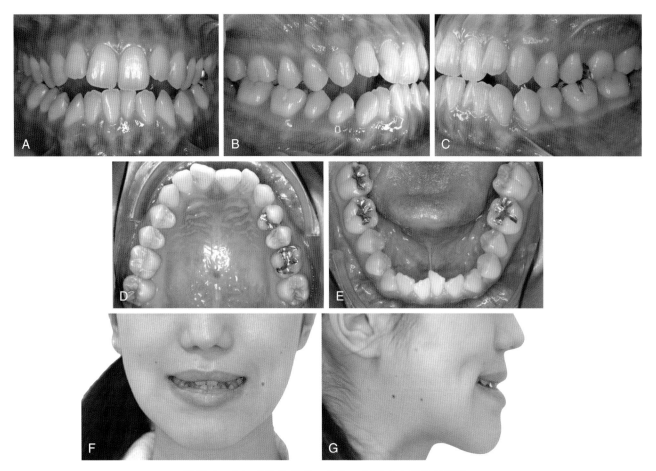

•图20.1 （A~E）治疗前口内像。（F和G）治疗前面像。

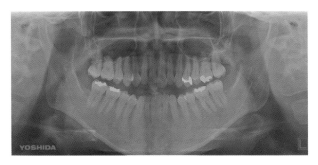

•图20.2 治疗前全口曲面断层片。

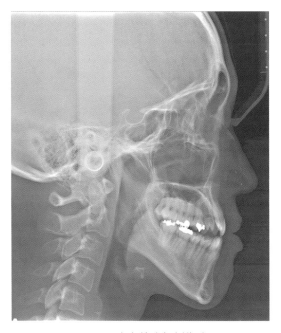

•图20.3 治疗前头颅侧位片。

　　治疗初期未使用附件，治疗1个月后粘接附件。下颌磨牙至尖牙之间粘接矩形附件（图20.5）。2个月后，开始将下颌磨牙远移。计划按顺序一次推移一颗牙齿，从末端磨牙开始。在完成磨牙远中移动后，开始将前磨牙远移（图20.6）。为防止牙齿近中漂移并为牙齿远中移动提供支抗，在下颌第一磨牙和第二磨牙之间植入临时支抗装置（TAD）并使用弹性牵引。完成磨牙和前磨牙的远中移动后，开始将尖牙和

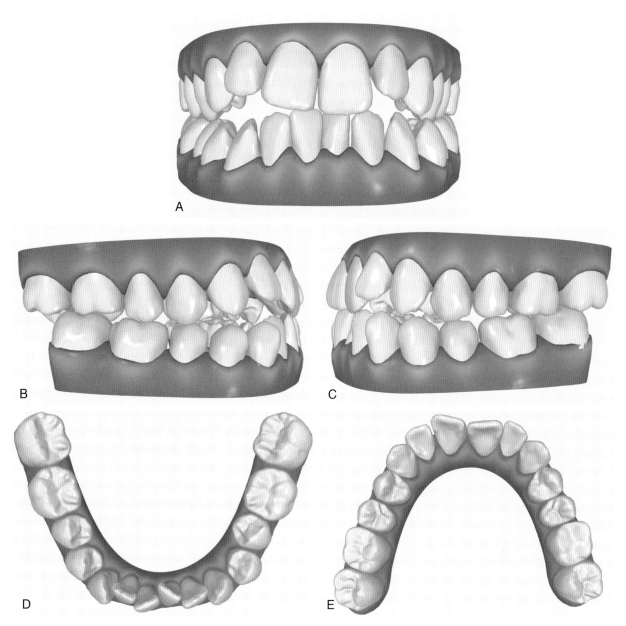

•图20.4　（A～E）在ClinCheck软件中的最初情况。

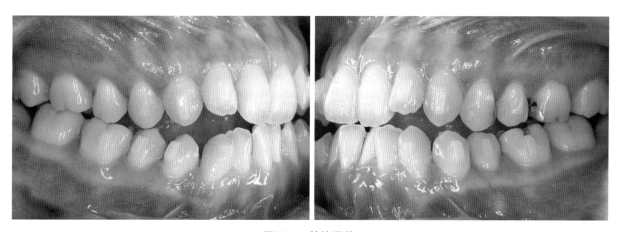

•图20.5　粘接附件。

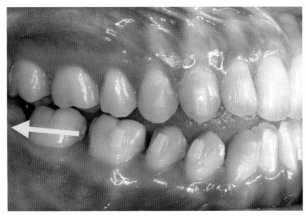 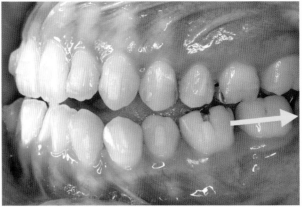

• 图20.6　开始将下颌磨牙远移、压低上颌磨牙。

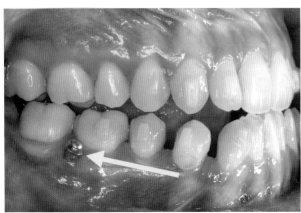 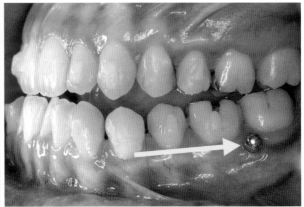

• 图20.7　依次将下颌磨牙远移。然后在36、37和46、47之间植入临时支抗装置（TAD）以内收34、44。

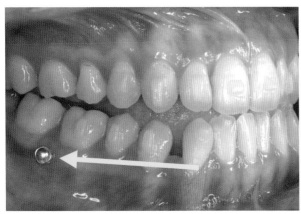 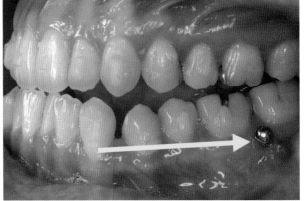

• 图20.8　在前磨牙远移完成后，使用临时支抗装置（TAD）内收33、43。

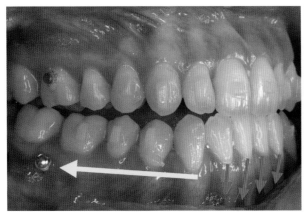 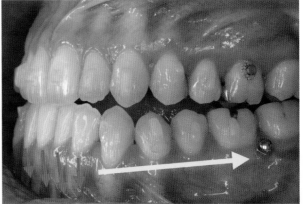

• 图20.9　下颌前牙内收。

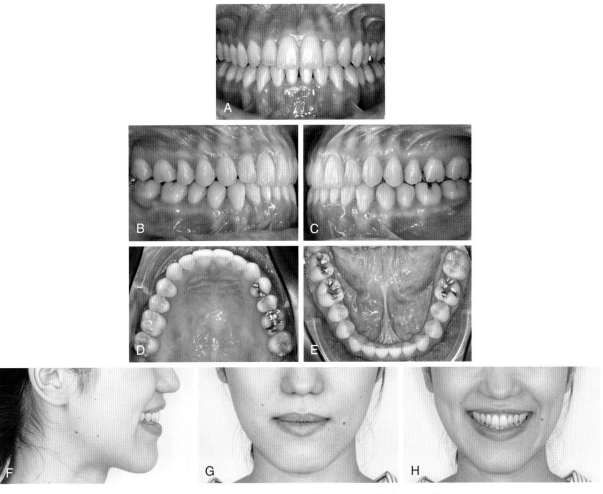

• **图20.10**　（A~E）治疗后口内像。（F~H）治疗后面像。

切牙远中移动，最终前牙形成最佳覆殆（图20.7~图20.9）。在治疗期间，使用隐形矫治器10个月后，发现有些如下颌尖牙和下颌切牙轻微扭转之类微小的不足，并计划使用附加矫治器进行精调和结束治疗（图20.10）。治疗结束后，使用Vivera保持器保持牙齿位置。

治疗结果

治疗后侧貌，可以看出上下唇紧张已有缓解，下唇微微内收。患者对疗效满意。口内像显示形成了合适的覆殆覆盖，上下颌尖牙和磨牙已形成Ⅰ类咬合关系，侧方开殆已完美改善。治疗后，牙弓宽度大大增加，磨牙已形成良好的咬合。治疗结果与ClinCheck软件模拟的最后效果一致（图20.11）。

下颌前牙拥挤已经改善，尽管牙龈乳头有轻微退缩，但不容易注意到且未形成牙周袋。治疗后全口曲面断层片显示牙齿保持了平行，没有明显根吸收（图20.12）。重叠治疗前和治疗后头影测量分析显示，下颌骨没有前后向上的移动、有轻微的逆时针旋转（图20.13）。上颌切牙轻微唇倾和伸长，下颌切牙唇倾和伸长。上颌第一磨牙几乎没有变化（图20.14）。

治疗结束时，在10个月期间使用了20副上颌隐形矫治器和61副下颌隐形矫治器。在精调期间，增加了6个月疗程，额外使用了10副上颌隐形矫治器和34副下颌隐形矫治器，治疗时间总共为16个月。治疗后1年，咬合稳定无变化（图20.15和图20.16）。

病例2

患者男性，18岁，主诉为前牙开殆。初次就诊时，面部、口内和X线检查显示，面下部高度增加，上下颌牙列拥挤、代偿，及前磨牙间开殆。颌骨分析

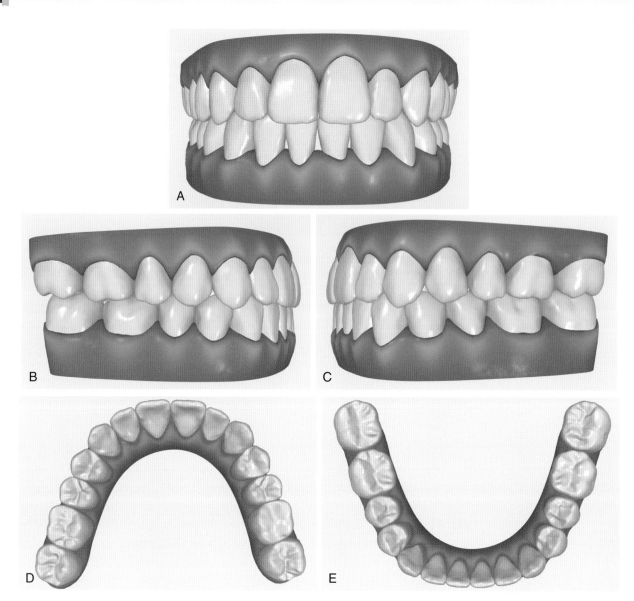

•图20.11　（A～E）治疗后ClinCheck软件模拟情况。

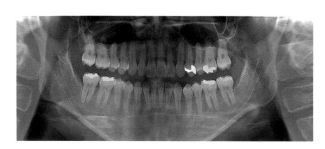

•图20.12　治疗后全口曲面断层片。

可见下颌骨发育过度导致的下颌前突（图20.17和图20.18）。基于这些检查，患者被诊断为骨性下颌前突，为正畸-正颌联合治疗的适应证；正畸治疗使用隐形矫治器和TAD。在治疗前，通过计算机模拟软件（ClinCheck）预测牙齿移动，附件安放如图20.19所

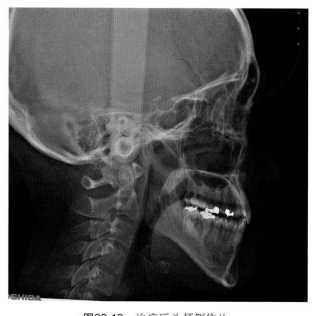

•图20.13　治疗后头颅侧位片。

示。我们诊断该患者是骨性Ⅲ类，为正颌手术的适应证。然而，患者和其母亲强烈反对正颌手术，并仍然希望获得显著的面部改善。因此，我们对该患者的治疗方案采用了在下颌植入TAD，为隐形矫治器的弹性牵引提供支抗，进行掩饰性治疗。

治疗过程

治疗方案是将下颌磨牙远移和同步使用TAD相结合。考虑到牙齿的生物力学特性，计划使用TAD进行弹性牵引将下颌磨牙远移，将旋转中心定在下颌前磨牙处，通过压低上下颌磨牙、伸长上颌前牙，从而逆时针旋转下颌（图20.20）。

治疗结果

在治疗期间，使用TAD将下颌磨牙依次远移和通过压低磨牙逆时针旋转下颌骨是同步进行的。不仅前牙深覆𬌗得以改善，而且在磨牙区建立了功能性Ⅰ类咬合关系（图20.21和图20.22）。治疗时长为43个

月，正如ClinCheck软件所模拟的，咬合形态得到改善（图20.23）。在完成正畸治疗后2个月，咬合状态已经稳定。头影测量重叠图，如治疗前所预测的，可观察到通过逆时针旋转下颌体而前移下颌骨，且前牙深覆𬌗得以显著改善（图20.24）。

讨论

在使用Invisalign系统这样的数字化工具制订治疗方案时，你不仅要考虑ClinCheck软件，还要考虑是否使用TAD作为支抗，以及治疗方案中的生物力学和反作用力。此外，在制订下颌磨牙远移方案时，你还必须考虑颌骨和牙根的情况。文献中已经提出，通过使用TAD保护支抗，的确已经使磨牙远移成为可能。然而，最有效的牙齿移动方案不是同步的而是按阶段序列进行的。

自推出以来，现代隐形矫治器系统历经各种改进，发展到扩大可能的治疗范围到更广泛的复杂错𬌗畸形。然而，相较于使用方丝弓正畸的悠久历史，以高度确定的程度预测该治疗方法的安全性和完成精确度会很有挑战性。另外，我们认为，在开𬌗病例中进行磨牙远移时，避免磨牙升高的楔形效应是影响治疗成功与否的关键，我们决定不用TAD或者口外力进行大范围移动，而是采纳更费时但更安全的治疗方案，即单颗牙移动，这将更有效地控制牙齿。我们向患者解释，用隐形矫治器进行治疗将耗时长达3年，而且侧貌不会有大幅改善。患者同意使用TAD，以避免远移到位的牙齿近中移动。我们特别关注的是下颌第一和第二磨牙的远移，在第二磨牙远移至全部移动距离一半时，开始第一磨牙的远移。在开始内收前磨牙时，为了防止已远移到位的磨牙的近中移动，我们在第一和第二磨牙之间植入TAD，但很遗憾在治疗中期

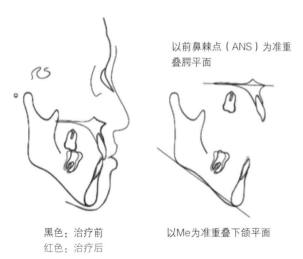

以前鼻棘点（ANS）为准重叠腭平面

黑色：治疗前
红色：治疗后

以Me为准重叠下颌平面

• **图20.14**　治疗前和治疗后头颅侧位片的整体、上颌与下颌重叠图。上下颌切牙轻微唇倾和伸长。上颌第一磨牙几乎没有变化。

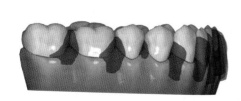
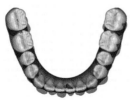
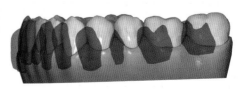

• **图20.15**　ClinCheck软件重叠。

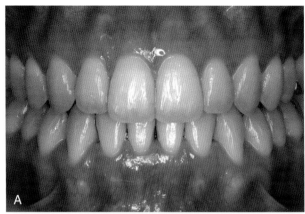

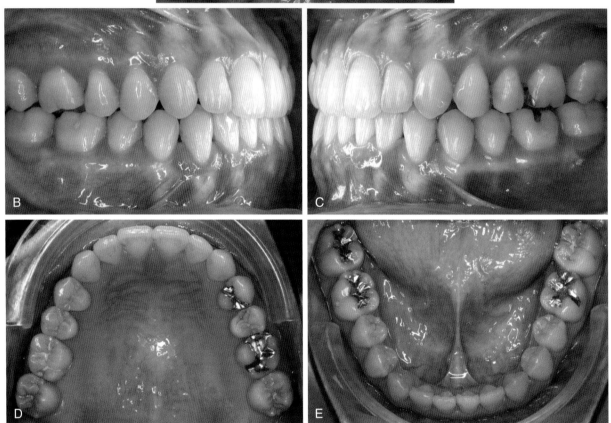

• 图20.16 （A～E）保持1年后口内情况。

TAD松动，我们重新将其植入于在第二磨牙远中的位置。

在改善覆𬌗时，我们的主要目标是增加前牙覆𬌗的深度。Schupp曾报告在其隐形矫治器治疗中使用附件以实现不是相对而是绝对的牙齿伸长。Kim使用多曲方丝弓（MEAW）技术时，报道称有必要改变𬌗平面[28-32]。目前的研究结果也表明需要通过前牙绝对伸长和𬌗平面倾斜来加深覆𬌗。

在我们使用隐形矫治器移动牙齿的方案中，牙齿移动可以粗略地分为下颌后牙远移，之后是切牙内收。患者每次复诊，我们检查牙齿移动是否与ClinCheck软件一致以确保每副隐形矫治器足够贴合[33-38]。因此，隐形矫治器数量和整体治疗时长很自然增加了。原治疗方案需要61步，每一阶段在2周时间内最多移动0.25mm，这等同于超过30个月的治疗时长。为缩短治疗时长，我们用了OrthoAccel公司的AcceleDent——一款加速正畸装置，该装置我们已经多次使用，获得了有效的结果[39-44]（见保持1年后口内像，图20.16）。

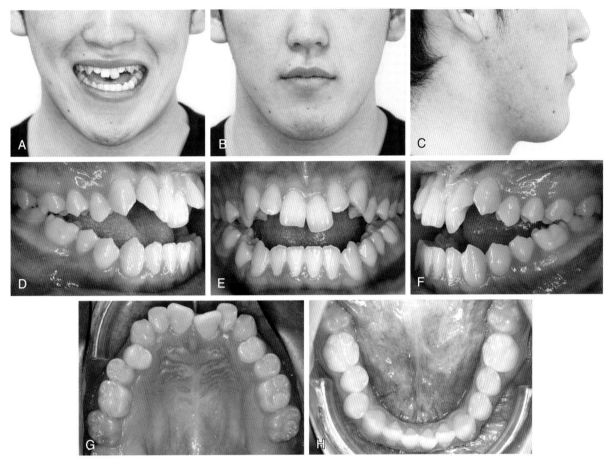

• 图20.17　（A~C）治疗前面像。（D~H）治疗前口内像。

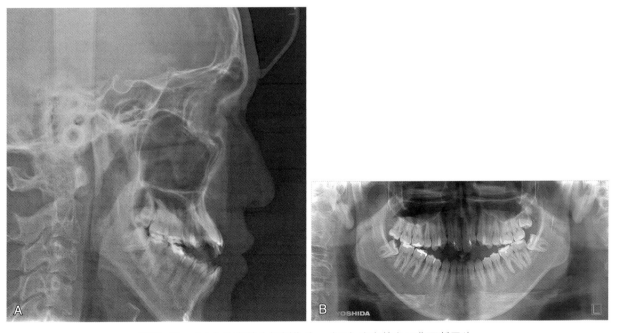

• 图20.18　（A）治疗前头颅侧位片。（B）治疗前全口曲面断层片。

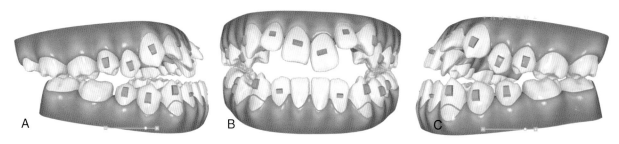

• 图20.19 （A~C）在ClinCheck软件中粘贴附件的初始情况。

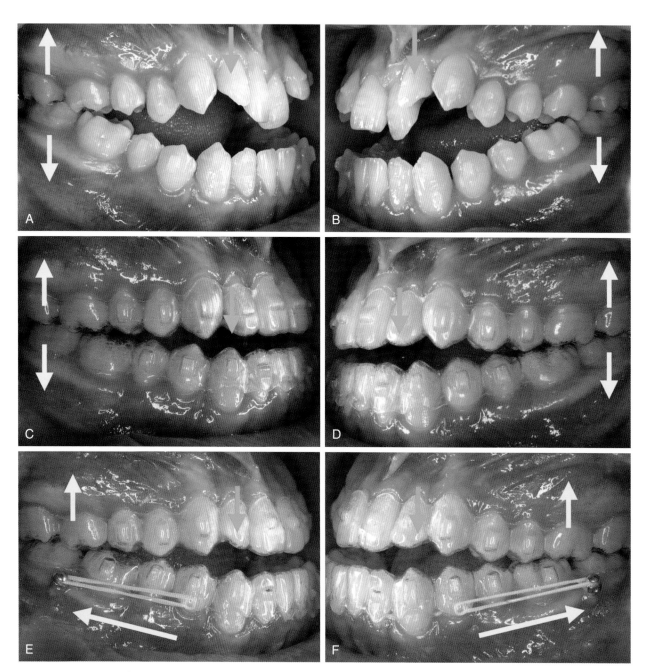

• 图20.20 （A和B）首先上下颌磨牙压低、前牙伸长。（C和D）上颌磨牙压低、前牙伸长。使用临时支抗装置（TAD）依次远移磨牙。（E~L）TAD植入后，使用TAD内收33和43，之后内收下颌前牙。

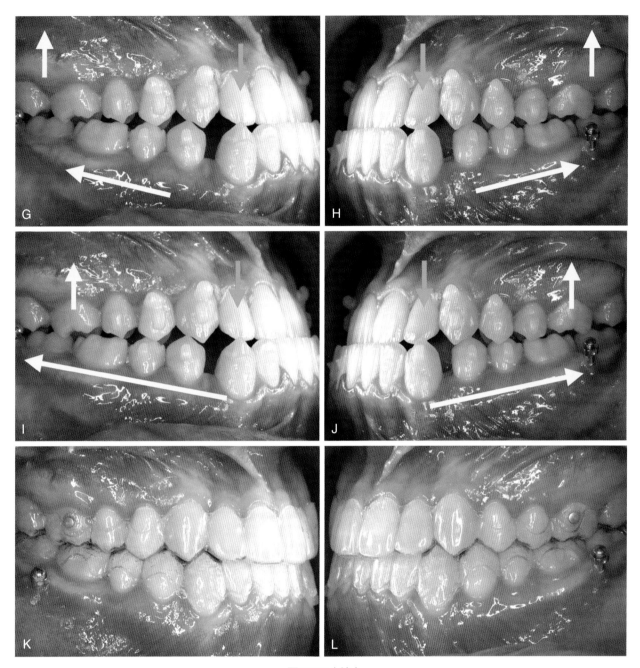

• 图20.20（续）

目前这一装置的有效性仍有争议。学者们认为托槽系统的有效性取决于多个因素，包括托槽类型、弓丝尺寸和形状及结扎方法。没有钢丝、依靠包裹牙齿来使其移动的隐形矫治器，很难说不会受到类似限制，因而，要说隐形矫治器是最合适的装置是不可能的。不过，通过使用加速正畸装置，不仅缩短了治疗时长、改善隐形矫治器贴合程度，也可减轻更换矫治器初期常伴随的疼痛和不适。加速正畸治疗的好处不仅局限于正畸医生，也扩展到了患者本身。

结论

在本研究中，对Ⅲ类患者使用隐形矫治器对下颌实施了非拔牙、远移牙列的治疗，达到了较理想的咬合。另外，正畸加速装置的使用大大缩短了整体治疗时长，而且每隔7天更换隐形矫治器似乎进展顺利，较之前治疗时间缩短了50%。笔者相信隐形矫治需要符合其本身特性的治疗方案和方法，需要考虑独特的生物力学作用。

笔者认为，隐形矫治器由于对牙齿进行了全覆

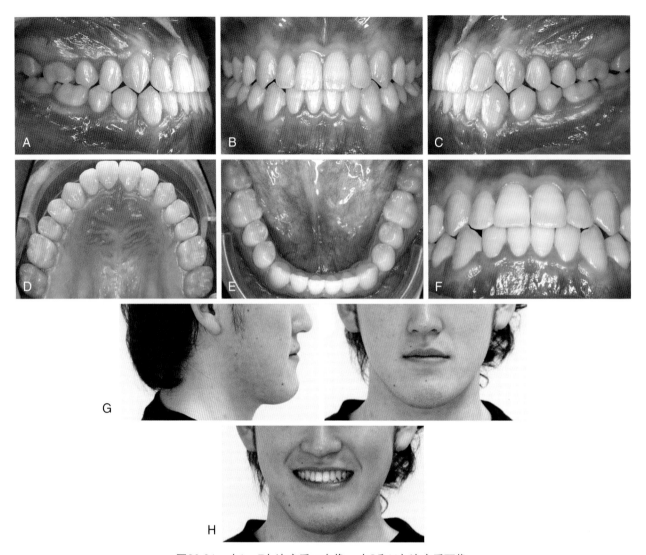

• 图20.21 （A~F）治疗后口内像。（G和H）治疗后面像。

盖，相对于传统托槽系统的矫治，其独特优势之一在于能够有效利用咬合力。除了能够较容易实现磨牙压低外，隐形矫治器的简易、优雅以及其力学结构使其成为对患者威胁较小的正畸治疗选择。另外，相较于类似的外观洁净、隐形的正畸系统（如舌侧托槽），患者可以保持更好的口腔卫生状态，产生炎症风险更

小。隐形矫治器的吸引力在于，除了TAD，它们能在就餐时完全可摘，对患者压力较小，最终成为更高治疗动机的一个因素。隐形矫治器的治疗范围已远远超出简单的前牙拥挤病例，现在可以有效矫治各类错𬌗畸形，如拔除4颗前磨牙病例、远移上颌磨牙的非拔牙病例、开𬌗和深覆𬌗病例。

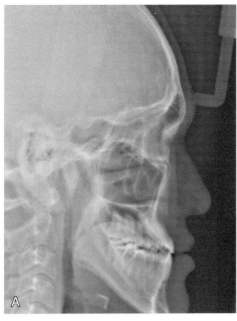
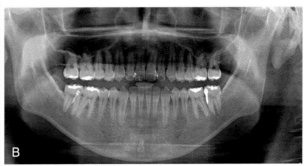

• 图20.22　（A）治疗后头颅侧位片。（B）治疗后全口曲面断层片。

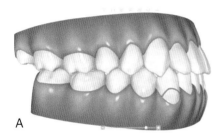
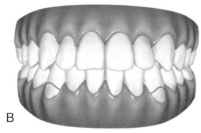
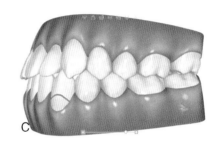

• 图20.23　（A～C）治疗后ClinCheck软件模拟。

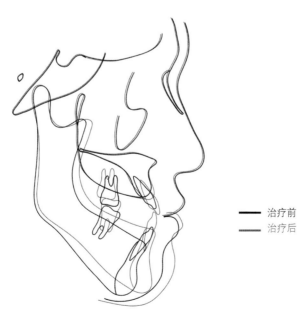

—— 治疗前
—— 治疗后

• 图20.24　治疗前和治疗后头影测量重叠图。

参考文献

[1] Yazdani AA: Transparent aligners: an invisible approach to correct mild skeletal class III malocclusion, *J Pharm BioAllied Sci* 7:301–306, 2015.

[2] Schupp W, Haubrich J, Hermens E: Möglichkeiten und grenzen der schienentherapie in der kieferorthopädie, *Zahnmed Update* 2:171–184, 2013.

[3] Schupp W, Haubrich J, Neumann I: Class II correction with the Invisalign system, *J Clin Orthod* 44:28–35, 2010.

[4] Bowman SJ, Celenza F, Sparaga J, et al.: Creative adjuncts for clear aligners, Part 3: extraction and interdisciplinary treatment, *J Clin Orthod* 49:249–262, 2015.

[5] Bowman SJ, Celenza F, Sparaga J, et al.: Creative adjuncts for clear aligners, part 2: intrusion, rotation, and extrusion, *J Clin Orthod* 49:162–172, 2015.

[6] Bowman SJ, Celenza F, Sparaga J, et al.: Creative adjuncts for clear aligners, part 1: class II treatment, *J Clin Orthod* 49:83–194, 2015.

[7] Schupp W, Haubrich J: *Aligner orthodontics*, Berlin, 2015, Quintessence Publishing.

[8] Lin JC, Tsai SJ, Liou EJ, Bowman SJ: Treatment of challenging malocclusions with invisalign and miniscrew anchorage, *J Clin Orthod* 48:23–36, 2014.

[9] Ojima K, Dan C, Nishiyama R, Ohtsuka S, Schupp W: Accelerated treatment with invisalign, *J Clin Orthod* 48:487–499, 2014.

[10] Orton-GibbsS, Kim NY: Clinical experience with the use of pulsatile forces to accelerate treatment, *J Clin Orthod* 49:557–573, 2015.

[11] Bowman SJ: The effect of vibration on the rate of leveling and alignment, *J Clin Orthod* 48:678–688, 2014.

[12] Nagasaka H, Sugawara J, Kawamura H, Nanda R: "Surgery first" skeletal class III correction using the skeletal anchorage system, *J Clin Orthod* 43:97–105, 2009.

[13] Vlaskalic V, Boyd R: Orthodontic treatment of a mildly crowded malocclusion using the Invisalign system, *Austral Orthod J* 17:41–46, 2001.

[14] Boyd RL, Miller RJ, Vlaskalic V: The Invisalign system in adult orthodontics: mild crowding and space closure cases, *J Clin Orthod* 34:203–212, 2000.

[15] Giancotti A, Di Girolamo R: Treatment of severe maxillary crowding using Invisalign and fixed appliances, *J Clin Orthod* 43:583–589, 2009.

[16] Schupp W, Haubrich J, Neumann I: Treatment of anterior open bite with the Invisalign system, *J Clin Orthod* 44:501–507, 2010.

[17] Guarneri MP, Oliverio T, Silvestre I, Lombardo L, Siciliani G: Open bite treatment using clear aligners, *Angle Orthod* 83:913–919, 2013.

[18] Krieger E, Seiferth J, Marinello I, et al.: Invisalign treatment in the anterior region, *J Orofac Orthop* 73:365–376, 2012.

[19] Fiorillo G, Festa F, Grassi C: Upper canine extraction in adult cases with unusual malocclusions, *J Clin Orthod* 46:102–110, 2012.

[20] Simon M, et al.: Treatment outcome and efficiency of an aligner technique—regarding incisor torque, premolar derotation and molar distalization, *BMC Oral Health* 14:68–74, 2014.

[21] Giancotti A, Farina A: Treatment of collapsed arches using the Invisalign system, *J Clin Orthod* 44:416–425, 2010.

[22] Boyd RL: Esthetic orthodontic treatment using the Invisalign appliance for moderate to complex malocclusions, *J Dent Educ* 72:948–967, 2008.

[23] Castroflorio T, Garino F, Lazzaro A, Debernardi C: Upper-incisor root control with Invisalign appliances, *J Clin Orthod* 47:346–351, 2013.

[24] Schupp W, Haubrich J, Neumann I: Invisalign treatment of patients with craniomandibular disorders, *Int Orthod* 8:253–267, 2010.

[25] Womack WR: Four-premolar extraction treatment with Invisalign, *J Clin Orthod* 40:493–500, 2006.

[26] Boyd RL: Complex orthodontic treatment using a new protocol for the Invisalign appliance, *J Clin Orthod* 41(9):525–547, 2007.

[27] Lagravere MO, Flores-Mir C: The treatment effects of Invisalign orthodontic aligners: a systematic review, *J Am Dent Assoc* 136:1724–1729, 2005.

[28] Giancotti A, et al.: A mini screw-supported intrusion auxiliary for open-bite treatment with Invisalign, *J Clin Orthod* 48(6):348–358, 2014.

[29] Kim YH: Anterior openbite and its treatment with multiloop edgewise archwire, *Angle Orthod* 57:290–321, 1987.

[30] Handelman CS: The anterior alveolus: its importance in limiting orthodontic treatment and its influence on the occurrence of iatrogenic sequence, *Angle Orthod* 66:95–109, 1996.

[31] Yang WS, Kim BH, Kim YH: A study of the regional load deflection rate of multiloop edgewise arch wire, *Angle Orthod* 71(2):103–109, 2001.

[32] Janson D, et al.: Orthodontic treatment alternative to a class III subdivision malocclusion, *J Appl Oral Sci* 17(4):354–363, 2009.

[33] Oh YH, Park HS, Kwon TG: Treatment effects of micro implant-aided sliding mechanics on distal retraction of posterior teeth, *Am J Orthod Dentofacial Orthop* 139:470–481, 2011.

[34] Chung K, Kim SH, Kook Y: C-Orthodontic micro implant for distalization of mandibular dentition in class III correction, *Angle Orthod* 75:119–128, 2005.

[35] Baik UB, Chun YS, Jung MH, Sugawara J: Protraction of mandibular second and third molars into missing first molar spaces for a patient with an anterior open bite and anterior spacing, *Am J Orthod Dentofacial Orthop* 141:783–795, 2012.

[36] Safavi SM, Younessian F, Kohli S: Miniscrew-assisted mandibular molar distalization in a patient with skeletal class-III malocclusion: a clinical case report, *APOS Trends Orthod* 3:83–88, 2013.

[37] Bourgui F: Issues in contemporary orthodontics. In *Paulo Beltrão. Class III high angle malocclusion treated with orthodontic camouflage (MEAW Therapy)*, Intech, 2015, pp 219–241.

[38] Ravera S, Castroflorio T, Garino F: Maxillary molar distalization in adult patients with Invisalign, *Eur J Clin Orthod* 2:3, 2014.

[39] Yadav S, et al.: The effect of low-frequency mechanical vibration on retention in an orthodontic relapse model, *Eur J Orthod* 38:44–50, 2015.

[40] Brugnami F, Caiazzo A, Dibart S: Lingual orthodontics: accelerated realignment of the "social six" with piezocision, *Compend. Cont Ed Dent* 34:608–610, 2013.

[41] Camacho AD, Velásquez Cujar SA: Dental movement acceleration: literature review by an alternative scientific evidence method, *World J Methodol* 4:151–162, 2014.

[42] Kau CH, Nguyen JT, English JD: The clinical evaluation of a novel cyclical force generating device in orthodontics, *Orthod Pract U.S* 1:10–15, 2010.

[43] Woodhouse NR, DiBiase AT, Johnson N, et al.: Supplemental vibrational force during orthodontic alignment: a randomized

trial, *J Dent Res* 94:682–689, 2015.

[44] Orton-Gibbs S, Kim NY: Clinical experience with the use of pulsatile forces to accelerate treatment, *J Clin Orthod* 49:557–573, 2015.